"十四五"河南重点出版物

护理专业学生综合实践能力培养系列教程

外科护理学综合实践能力训练教程

WAIKE HULIXUE
ZONGHE SHIJIAN NENGLI XUNLIAN JIAOCHENG

主编 娄小平

郑州大学出版社

图书在版编目(CIP)数据

外科护理学综合实践能力训练教程/娄小平主编. —郑州:郑州大学出版社,2020.5(2023.7 重印)

护理专业学生综合实践能力培养系列教程

ISBN 978-7-5645-6796-5

Ⅰ.①外… Ⅱ.①娄… Ⅲ.①外科学-护理学-高等学校-教材 Ⅳ.①R473.6

中国版本图书馆 CIP 数据核字(2019)第 234452 号

郑州大学出版社出版发行
郑州市大学路 40 号　　邮政编码:450052
出版人:孙保营　　发行电话:0371-66966070
全国新华书店经销
郑州市今日文教印制有限公司印制
开本:787 mm×1 092 mm　1/16
印张:22.25
字数:527 千字
版次:2020 年 5 月第 1 版　　印次:2023 年 7 月第 5 次印刷

书号:ISBN 978-7-5645-6796-5　　定价:99.00 元

编审委员会名单

编委名单

主　编　娄小平

副主编　底瑞青　何　琨　张文强

编　委　(以姓氏笔画为序)

王志霞　河南省人民医院

冯英璞　河南省人民医院

孙贝贝　郑州大学第一附属医院

李　英　郑州大学第一附属医院

李育红　河南省人民医院

何　琨　郑州大学护理与健康学院

张文强　郑州大学护理与健康学院

张俊娟　河南省人民医院

张晓利　河南省人民医院

张增梅　郑州大学第一附属医院

底瑞青　郑州大学第一附属医院

郑　元　郑州大学第一附属医院

郑　晓　郑州大学第一附属医院

娄小平　郑州大学第一附属医院

栗　英　郑州大学第一附属医院

职晨阳　郑州人民医院

编写说明

为深入贯彻新时代高等教育“以本为本”、推进“四个回归”的政策精神，全面振兴护理本科教育，落实郑州大学“加强通识、夯实基础、强化实践、激励创新”的本科人才培养途径，在郑州大学出版社苗萱主任的倡议、鼓励和有力推进下，郑州大学护理与健康学院结合近年护理学专业教育发展的特点，针对“本科临床实践能力相对薄弱、临床思维训练不足”的问题，组织郑州大学护理学科中的骨干人才参与编写“护理专业学生综合实践能力培养系列教程”丛书，拟全方位改革实验实践教学体系，尽快提升护理专业学生、新入职护士的护理临床综合实践能力。

该丛书的编写得到郑州大学护理与健康学院、郑州大学第一附属医院、第二附属医院、第三附属医院、第五附属医院、郑州大学人民医院（河南省人民医院）、附属中心医院护理部领导及部分专科护士长们的大力支持，各位编委们认真讨论操作细节、案例编制，精心设计操作图片，为丛书出版付出大量心血。该丛书是郑州大学护理学科临床与教学团队的智慧结晶，也是信息技术与实验教学融合渗透发展的体现。经过多轮讨论，将临床最新护理技术操作流程编写到丛书中，并附上了评分标准。

本丛书最大的特色在于：设置案例引导学生建立临床科研思维模式，并依据教育部《护理专业教学质量标准》的要求，增加了护理研究综合实验设计内容，引导学生进阶式开展科研实践见习、实习反思。此外，依据前期对学生的实验实践教学现状调查及征求学生意见，将在校实训与校外实习、见习内容衔接，体现护理技术操作、临床思维训练“一本通”特点。因此，本丛书也可供在校生、在岗护理人员参考。

鉴于丛书编写时间短，参编人员精力有限，可能在具体编写过程中还有部分细节有纰漏，欢迎广大读者积极提出宝贵的修改建议，编委会全体成员将衷心感谢读者的关注，并愿意修订丛书，为促进郑州大学“双一流”高校建设做出应有贡献。

编委会

2019 年 8 月 28 日

前言

护理专业学生的临床实践能力是高等院校护理专业教学的重要内容，是学生必须具备的基本能力。为了贯彻落实《"健康中国2030"规划纲要》，全面践行《全国护理事业发展规划（2016—2020年）》，根据学科特点和培养目标需要，以岗位胜任力为导向，以案例教学、人文关怀为切入点，郑州大学护理与健康学院组织河南省多家临床教学医院，共同编写了"护理专业学生综合实践能力培养系列教程"。其中《外科护理学综合实践能力训练教程》分册作为外科护理学教材的辅助用书，对实践教学内容进行整合并优化，构成相对独立的实践课程体系，以帮助学生达到学以致用、融会贯通的目的，同时可作为教师安排教学活动的参考。

本书分为综合型实验和技能型实验两大类，包括12个模块，共52个项目。内容包括外科基础护理技术、手术部（室）护理技术、神经系统疾病护理技术、心脏和胸部疾病护理技术、胃肠疾病护理技术、肝胆疾病护理技术、泌尿系统疾病护理技术、骨科疾病护理技术、小儿疾病外科护理技术、周围血管疾病护理技术、损伤患者护理技术、皮肤病患者护理技术。各项目内容由学习目标、实验目的、临床案例、操作流程、操作要点、注意事项、操作评分标准、选择题、评判性思考等方面组成。

本书编写结合院、校不同教学特点，在内容、结构、形式等方面突出了以下特色。①实践性强：在完善基础实践项目的基础上，补充更新了临床已开展的新业务、新技术相关的护理实践项目，丰富了训练教程的内涵，突出护理实践特点对临床护理实践教学更具指导意义。②启发思考：编写整理了临床典型案例，模拟临床实际场景，以问答形式启发学生主动思考，提高分析判断和解决实际问题的能力；每个项目最后增添了选择题、评判性思考等内容，使学生及时练习、增强记忆、掌握重点，提高归纳总结和举一反三的学习能力。③形式新颖：操作流程均以流程图形式呈现，并在关键环节配有相应图片，图片以二维码的形式展示，使操作过程简明扼要，层次清晰，图文呼应，好学易懂，可操作性强。④体现人文关怀：通过学习操作流程中的模拟语言交流，指导学生沟通技巧，提高人文关怀意识，培养人文关怀能力。

本书由多位长期从事护理学教学和临床经验丰富的双师型教师在总结多年

实践教学经验的基础上，运用循证方法，结合相关研究成果共同合作编写而成。在编写过程中得到了郑州大学第一附属医院、河南省人民医院等多家临床教学医院医疗护理专家、护理管理者及护理骨干的大力支持与帮助，谨在此一并表示诚挚的谢意！

本书编写旨在提升学生临床护理实践能力，指导学生更好更快地融入临床工作。但随着临床技术不断发展更新，新技术、新业务层出叠见，本书由于编写时间和水平所限，难免有疏漏和不妥之处，敬请广大师生及读者不吝赐教，以便我们在今后修订中不断完善。

编　者

2020 年 2 月

目录

模块一　外科基础护理技术

项目一 备皮法

术前对拟手术区域皮肤进行清洁、消毒，以期杀灭该区域病原微生物的一项技术。

【实验学时】

2 学时。

【实验类型】

技能型实验。

【学习目标】

1. 识记　备皮用物。
2. 理解　备皮操作流程。
3. 运用　备皮过程中能与患者交流，并对患者和家属进行健康教育。

【实验目的】

术前皮肤清洁、消毒，预防切口感染。

【临床案例】

患者，李××，男，36 岁，主诉“酒宴后上腹部疼痛伴恶心、呕吐 6 h”，诊断“急性胰腺炎”。

现病史：患者 6 h 前进食后出现上腹疼痛并呈持续性加重，向腰背部放射，咳嗽及活动时加重，伴恶心、呕吐，呕吐物为食物、胃液和胆汁，呕吐后症状无缓解。发病以来无咳嗽、胸痛、腹泻及排尿异常。

既往史：患者既往有溃疡病史，近期有胃痛。既往无药物过敏史，无肝炎、肺结核、糖尿病、高血压病史。

体格检查：急性面容，T 39 ℃，P 105 次/min，R 20 次/min，BP 130/80 mmHg，上腹部轻度肌紧张，压痛明显。

辅助检查：血常规示白细胞计数 18.4×10^{9}/L，血清淀粉酶 6 000 U/L。

入院后遵医嘱给予胃肠减压、禁食等治疗。现遵医嘱实施急诊手术。

【操作流程图】

操作前准备

用物准备：治疗碗、弯盘、一次性备皮刀、纱布、无菌手套、肥皂水、卫生纸、治疗巾、手电筒、毛巾、脸盆、温水、速干手消毒剂，必要时备棉签、75%酒精、绷带、屏风。

（1）护士准备：规范着装，戴帽子、口罩，洗手。
（2）评估患者：评估病情、意识、合作程度和心理状态。评估拟手术部位皮肤有无炎症、破损等情况。
（3）环境准备：安静、清洁，光线明亮，温度适宜，注意保护患者隐私。

↓

核对

（1）核对医嘱。
（2）核对床头卡及腕带信息，解释操作目的及配合方法。

↓

解释

参考解释语：您好，请问您叫什么名字？（患者：李××。）让我核对一下您的腕带好吗？（患者：好的。）李先生，为了减少手术时感染的风险，便于手术操作，遵医嘱为您进行术区“备皮”。最近，您此处皮肤有无不适症状？您以前有无过敏等情况发生？您不要害怕，只需按我说的配合就可以了，您现在需要去卫生间吗？（患者：不需要。）

↓

操作过程

（1）洗手，戴口罩。
（2）协助患者安置平卧位，确定备皮范围。
（3）铺治疗巾保护床单位，充分暴露备皮部位。
参考解释语：李先生，您好，请您保持放松就可以了，不要紧张。（患者：好的。）
（4）再次核对。洗手、戴手套。治疗碗内倒入肥皂水，纱布浸湿，以不滴水为宜。用纱布擦涂局部。一手用纱布绷紧皮肤，另一手持备皮刀剃毛。分区剃净，动作轻柔，切勿剃破皮肤。
（5）剃毕用手电筒照射，检查有无毛发残留或割痕、裂缝及发红等异常状况。卫生纸擦净毛发，用浸温水毛巾洗净局部。

↓

操作后处理

（1）安置患者，整理床单位，协助患者取舒适体位。
（2）交代备皮后注意事项。
（3）整理用物。
（4）洗手，记录。
参考解释语：李先生，现“备皮”已经成功，请您避免此处皮肤破损，“备皮”处有什么不适请随时叫我。（患者：好的。）

↓

操作后评价

（1）患者和家属了解备皮的目的、注意事项，能够配合操作。
（2）备皮区皮肤无破损。
（3）物品使用后放置到指定容器内。
（4）操作中给予患者心理护理。

【操作要点】

1. 患者取合适体位，根据手术要求正确选择备皮范围（切口周围至少 15 ~ 20 cm 的区域）。

2. 备皮时应用手绷紧皮肤，动作轻柔并自上而下顺着毛发生长方向剃除毛发，勿剃破皮肤。

3. 备皮后保持皮肤清洁。

4. 注意保暖及保护患者隐私。

【注意事项】

1. 备皮时间尽量近手术前，充分清洁手术野后剃除毛发。

2. 四肢手术患者，需先剪指（趾）甲。

3. 如手术区域皮肤发生损伤、发红、丘疹、感染等异常情况，应通知医生并记录。

4. 备皮范围包括拟切口周围至少 15 cm，各部位备皮范围如下。

（1）颅脑手术：术前 2 h 剃净头部及颈部的毛发。

（2）颜面部及口腔手术：尽量保留眉毛。

（3）颈部手术：前面自唇下至乳头连线，侧面至斜方肌前缘。

（4）胸部手术：上至锁骨上部，下至髂嵴，前自健侧腋前线或乳头线，后背过正中线，前后包括患侧胸、上腹、上臂、腋下。

（5）上腹手术：自乳头至耻骨联合平面，两侧到腋后线。

（6）下腹部与腹股沟手术：自脐平面至大腿上 1/3，包括外阴部。

（7）肾区手术：上起乳头水平线，下至耻骨联合，前后均过正中线。

（8）会阴及肛门手术：自髂前上棘至大腿上 1/3，包括会阴部。

（9）四肢手术：以切口为中心上下各 20 cm 以上。

（10）骨、关节、肌腱手术：术前 3 d 开始皮肤准备，第 1、2 天先用肥皂水洗净患侧，并用 75% 酒精消毒后再用无菌巾包裹。第 3 天进行剃毛、刷洗，75% 酒精消毒后，用无菌巾包扎手术野，待手术晨重新消毒后，用无菌巾包扎。

【操作评分标准】

备皮法操作评分标准见表 1–1。

表 1–1　备皮法操作评分标准

项目	评分细则	得分	扣分	备注
评估（5 分）	1. 评估患者病情、意识、合作程度和心理状态	3		
	2. 评估拟手术部位皮肤有无炎症、破损等情况	2		

续表 1-1

项目	评分细则	得分	扣分	备注
准备质量（5分）	1. 仪表端庄	1		
	2. 操作前洗手，戴口罩、帽子	2		
	3. 用物齐全，摆放有序	2		
操作流程质量（70分）	1. 携用物至患者床旁，核对患者信息	4		
	2. 告知患者备皮的目的及配合方法	4		
	3. 根据患者病情，取平卧位	4		
	4. 铺治疗巾，暴露备皮部位	5		
	5. 洗手，戴手套，检查备皮刀	4		
	6. 治疗碗内倒入肥皂水，浸湿纱布，以不滴水为宜。用纱布涂局部皮肤，一手用纱布绷紧皮肤，另一手持备皮刀分区剃净毛发	20		
	7. 剃毕，用手电筒照射或利用自然光，仔细检查毛发是否剃净，皮肤有无损伤	5		
	8. 先用卫生纸擦净毛发，再用毛巾浸温水洗净局部	5		
	9. 石蜡油清除脐部污垢，再用棉签蘸 75% 酒精清除脐部污垢	5		
	10. 整理用物及床单位，交代注意事项	5		
	11. 协助患者取舒适卧位	4		
	12. 整理用物，洗手，记录	5		
全程质量（20分）	1. 严格查对制度，关心患者	2		
	2. 操作熟练，动作轻柔	3		
	3. 注意事项			
	（1）剃毛时应绷紧皮肤，不能逆行剃除毛发，以免损伤毛囊	5		
	（2）备皮时间尽量在手术前，充分清洁拟手术部位皮肤后剃除毛发，若切口不涉及头、面部、腋毛、阴毛，且切口周围毛发比较短小，不影响手术操作，可不必剃除毛发	8		
	（3）手术区皮肤准备范围包括切口周围至少 15 cm	2		

【选择题】

1. 关于备皮技术，下列哪项正确　　（　　）
   A. 清除或者杀灭术区表面病原微生物　　B. 便于手术操作
   C. 减少手术感染率　　D. 备皮时间尽量靠近术前
   E. 以上均对
2. 备皮范围原则上至少超出切口周围　　（　　）
   A. 10 cm　　B. 15 cm

C. 20 cm　　D. 25 cm

E. 30 cm

3. 关于备皮,下列哪项正确　(　　)

A. 颈部手术:前面自颌下至乳头连线,侧面至斜方肌前缘

B. 胸部手术:上至喉结,下至髂嵴,前自健侧腋前线或乳头线,后背过正中线,前后包括患侧胸、上腹、上臂、腋下

C. 上腹手术:自乳头至脐平面,两侧到腋后线

D. 下腹部与腹股沟手术:自剑突下平面至大腿上1/3,包括外阴部

E. 肾区手术:上起乳头水平线,下至耻骨联合,前后均过正中线

4. 关于备皮,下列哪项说法正确　(　　)

A. 尽量保持皮肤完整性

B. 尽量靠近手术开始时间进行备皮

C. 除非毛发妨碍手术操作,否则不要备皮

D. 如需备皮,应使用专用备皮器或脱毛剂

E. 以上均对

5. 下列哪项不是目前所用备皮方法　(　　)

A. 剃毛法　　B. 化学脱毛法

C. 备皮器法　　D. 不剃毛备皮法

E. 拔除法

【选择题答案】

1. E　2. B　3. E　4. E　5. E

【评判性思考】

1. 术前为何要备皮?
2. 急诊手术可以不备皮吗?
3. 备皮时皮肤破损对手术的影响是什么?

项目二 伤口换药及拆线

换药是观察、处理伤口和更换敷料的总称。通过检查伤口的愈合情况，及时消除影响伤口愈合的不利因素，促进伤口早日愈合。

【实验学时】

2 学时。

【实验类型】

技能型实验。

【学习目标】

1. 识记 伤口换药及拆线的操作要点及注意事项。
2. 理解 伤口换药及拆线的操作流程。
3. 运用 伤口换药及拆线过程中与患者交流，并对患者和家属进行健康教育。

【实验目的】

通过观察、处理伤口和更换敷料及按时拆线，促进伤口尽快愈合。

【临床案例】

患者，王××，男，26 岁，主诉"腹痛伴恶心、呕吐 10 h"，诊断"急性阑尾炎"。

现病史：患者 1 d 前晚餐后腹部不适，病后呕吐 2 次，为胃内容物。

既往史：患者既往体健。无药物过敏史，无肝炎、肺结核、肾病、糖尿病、高血压病史。

体格检查：急性面容，T 38.7 ℃，P 120 次/min，R 25 次/min，BP 100/70 mmHg。腹平，肝脾未触及，无包块，全腹压痛，尤以右下腹麦氏点为著，无腹肌紧张，肠鸣音 10 ~ 15 次/min。

辅助检查：血常规示白细胞计数 $24.6\times10^{9}/L$，中性粒细胞百分比 86%，尿常规(-)，大便常规示稀水样便，WBC 3 ~ 5/高倍镜，RBC 0 ~ 2/高倍镜，肝功能正常。

入院后遵医嘱充分术前准备后实施急诊手术。现遵医嘱实施术后第一次伤口换药。

【操作流程图】

操作前准备

- 用物准备：治疗盘、无菌换药碗、治疗巾、镊子、拆线剪、碘伏棉球、速干手消毒剂、生理盐水棉球、凡士林纱布、无菌纱布、绷带、胶布。必要时备引流物、探针、刮匙、血管钳、剪刀、无菌手套、石蜡油或汽油等、医疗废物装放容器、生活垃圾桶。
- （1）护士准备：按要求规范着装，戴帽子、口罩，洗手。
  （2）评估患者：评估病情、意识、合作程度和心理状态。评估伤口及周围皮肤情况。
  （3）环境准备：室内温度和光线适宜，注意保护患者隐私。

↓

核对

（1）核对医嘱。
（2）核对床头卡及腕带信息，解释操作目的及配合方法。

↓

解释

参考解释语：您好，请问您叫什么名字？（患者：王××。）让我核对一下您的腕带好吗？（患者：好的。）王先生，为了观察您的伤口愈合情况，减少感染的风险，促进伤口早日愈合，现遵医嘱为您进行伤口“换药”。揭开敷料时会有些疼痛，我会尽量动作轻柔，请您不必过分担心。最近，您伤口处有无不适症状？您以前换过药吗？您不要害怕，只需按我说的配合就行了，您现在需要去卫生间吗？（患者：不需要。）

↓

安置体位

（1）协助患者取平卧位，充分暴露换药及拆线部位。
（2）观察伤口敷料情况及伤口周围皮肤情况。
（3）铺治疗巾，放置弯盘。

↓

揭除敷料

（1）再次核对。戴手套。
（2）轻按伤口周围皮肤，撕开胶布，用手揭去外层敷料，污面向上放入弯盘内。
（3）内层敷料用无菌镊除去，敷料与创面粘贴紧密时，用无菌生理盐水浸湿软化使敷料与创面分离，再沿切口长轴方向轻轻揭起敷料，以免损伤肉芽组织和新生上皮组织。
（4）采用双手执镊操作。左手镊子从换药碗中夹取无菌物品的上部递给右手，右手镊子夹无菌物品的下部，两镊不可接触。右手镊子持物接触伤口。

↓

观察、处理伤口

根据伤口情况进行处理：
（1）一期缝合伤口：碘伏棉球自伤口边缘由内向外消毒伤口周围皮肤2次，消毒范围大于敷料面积。
（2）感染伤口：碘伏棉球由外向内消毒伤口周围皮肤2次，再用生理盐水棉球轻拭创口内的分泌物及脓液，较深者可冲洗，坏死组织多时，用生理盐水冲洗，脓液多时用0.02%呋喃西林纱布湿敷。根据创面、伤口情况选用引流物。放置引流物时应注意记清数目，从伤口底部开始，满而不紧，引流物外端应露出伤口。
（3）特殊感染伤口：遵守隔离原则，用过的器械单独处理，物品应立即焚烧。
（4）创面如肉芽组织正常，用等渗盐水或凡士林纱布覆盖创面；肉芽组织生长过度，将肉芽组织剪平，再用生理盐水棉球拧干压迫止血；肉芽水肿，用3%～5%高渗盐水湿敷。
（5）慢性溃疡先去除病因，必要时手术切除溃疡后植皮。
（6）拆线伤口用碘伏棉球消毒创口、缝线及伤口周围皮肤后，用镊子将线结轻轻提起拉出皮肤0.1～0.2 cm，剪刀尖一叶插入线结下，紧贴针眼将线剪断，用镊子向剪线侧拉出缝线。再次用碘伏消毒伤口。

↓

覆盖伤口

碘伏棉球消毒创面周围皮肤后，覆盖无菌干纱布5～6层（应完全盖住伤口，并留有适当宽度），胶布或绷带固定。

↓

操作后处理

（1）安置患者：整理床单位，协助患者取舒适体位。
（2）交代注意事项。
（3）整理用物：分类、统一处理。
（4）洗手，记录。
参考解释语：王先生，现在换药操作已完成，请您活动时注意避免活动幅度过大，导致伤口裂开及敷料脱落，注意保持伤口敷料干燥，避免被液体浸湿。（患者：好的。）

↓

操作后评价

（1）患者和家属了解换药的目的、注意事项，能够配合操作。
（2）伤口处理完好。
（3）护士操作熟练。
（4）操作中给予患者心理护理。

【操作要点】

1. 环境应保持清洁,换药前半小时内不可打扫卫生,光线要充足,温度要适宜。

2. 严格无菌操作,动作轻柔,尽量减轻患者痛苦。

3. 安排好换药顺序。区分所需换药伤口的种类,若几位患者需同时换药,换药顺序为无菌伤口→污染伤口→感染伤口→特异性感染伤口。

4. 换药次数应根据伤口情况而定。一般缝合伤口术后 3 ~ 5 d 换药 1 次,其他伤口根据需要而定。

5. 拆线时禁忌皮肤外的线再经皮下拉出,防止拆线后伤口再感染。

6. 根据情况可间断拆线。

【注意事项】

1. 换药过程中两把换药镊子要始终保持其中一把处于相对无菌状态,一把镊子接触伤口,另一把接触无菌敷料,接触伤口的镊子始终处于接触敷料镊子的下方。

2. 观察伤口及周围皮肤:伤口的位置、大小、气味、渗液,有无潜行、窦道或瘘管,周围皮肤情况有无浸渍、颜色异常等。

3. 评估有无影响伤口愈合的因素。

4. 伤口长期不愈合者,应检查原因,排除异物存留、结核感染、引流不畅以及线头、死骨等,并核对引流物的数目是否正确。换药动作必须轻柔,注意保护健康的肉芽组织及上皮。

5. 术后无菌伤口,如无特殊反应,3 ~ 5 d 后换药 1 次;感染伤口,分泌物较多,每天换药 1 次;新鲜肉芽创面,隔 1 ~ 2 d 换药 1 次;严重感染或放置引流的伤口及粪瘘等,应根据引流量的多少决定换药的次数。

6. 遵医嘱或按照伤口各部位建议的时间进行拆线,勿过早拆线。

7. 告知患者避免剧烈活动、沾水、抓挠以防伤口开裂。

【操作评分标准】

清洁伤口换药及拆线操作评分标准见表 1-2。

表 1-2 清洁伤口换药及拆线操作评分标准

项目	评分细则	得分	扣分	备注
评估(5 分)	1. 评估患者病情、意识、合作程度和心理状态	3		
	2. 评估伤口敷料及周围皮肤情况	2		
准备质量(5 分)	1. 仪表端庄	1		
	2. 操作前洗手,戴口罩、帽子	2		
	3. 用物齐全,摆放有序	2		

续表 1-2

项目	评分细则	得分	扣分	备注
操作流程质量(70分)	1. 携用物至患者床旁,核对患者信息	3		
	2. 告知患者伤口换药、拆线的目的及配合方法	3		
	3. 根据患者病情取平卧位,观察伤口敷料情况	5		
	4. 铺治疗巾,弯盘置于伤口旁	3		
	5. 洗手,戴手套	3		
	6. 暴露伤口,遮挡其他部位	3		
	7. 用手揭开外层敷料(胶布应由伤口外侧向伤口方向揭去)。再用镊子轻夹内层敷料,若粘连较紧,应先用盐水浸湿后再揭去,以免损伤肉芽组织或引起创面出血。揭去内层敷料时应和伤口纵向保持一致,以免伤口裂开	15		
	8. 伤口周围皮肤消毒:用0.5%碘伏对伤口周围皮肤进行消毒。左手持一把无菌镊子将无菌治疗碗内的0.5%碘伏棉球传递给右手的另一把镊子操作,用以消毒伤口周围皮肤3～5 cm。清洁伤口先由创缘向外擦洗	15		
	9. 覆盖伤口,包扎固定:覆盖无菌干纱布,面积要超过伤口四周3～5 cm,以达隔离作用。胶布固定时,其方向应与肢体或躯干长轴垂直。胶布不宜固定时,可用绷带包扎	15		
	10. 整理衣被,协助患者取舒适卧位	3		
	11. 整理用物,洗手,记录	2		
全程质量(20分)	1. 严格查对制度,关心患者	2		
	2. 操作熟练,动作轻柔	3		
	3. 注意事项			
	(1)观察伤口及周围皮肤:伤口的位置、大小、气味、渗液,有无潜行、窦道或瘘管,周围皮肤情况有无浸渍、颜色异常等	5		
	(2)评估有无影响伤口愈合的因素	4		
	(3)始终保持其中一把镊子处于相对无菌状态,一把镊子接触伤口,另一把接触无菌敷料,接触伤口的镊子始终处于接触敷料镊子的下方	4		
	(4)告知患者避免剧烈活动、沾水、抓挠以防伤口开裂	2		

【选择题】

1. 无菌术后伤口第一次换药时间为　　(　　)

A. 当天　　B. 2 d

C. 3～5 d　　D. 7 d

E. 14 d

2. 关于揭开内层敷料的说法，哪一项正确 （ ）

A. 向上揭开
B. 顺伤口长轴揭开
C. 垂直伤口长轴揭开
D. 由远端至近端方向
E. 任意方向

3. 换药伤口周围皮肤消毒范围应达到 （ ）

A. 1 cm
B. 2 cm
C. 4 cm
D. 5 cm
E. 10 cm

4. 肢体不同部位的拆线时间正确的是 （ ）

A. 头、颈、面部伤口 7 ~ 10 d 拆线
B. 下腹部、会阴部 11 ~ 14 d 拆线
C. 胸、上腹、背、臀部伤口 3 ~ 4 d 拆线
D. 四肢伤口 2 ~ 3 d 拆线
E. 减张切口 14 ~ 16 d 拆线

5. 换药后整理工作，下列不正确的是 （ ）

A. 需重复使用的引流管应清洗内腔并消毒浸泡
B. 敷料应倒入污物桶
C. 浸泡后的物品仍需重新消毒
D. 术后器械需用 2% 戊二醛浸泡 1 ~ 2 h
E. 尚未使用的物品可放回原处

【选择题答案】

1 C　2. B　3. D　4. E　5. E

【评判性思考】

1. 如采用可吸收缝合线，其吸收时间的影响因素有哪些？
2. 拆线时为何要在线结下剪断？

项目三 负压封闭引流护理

负压封闭引流(vacuum sealing drainage,VSD)是指用含有引流管的聚乙烯酒精水化海藻盐泡沫敷料(VSD 敷料),来覆盖或填充皮肤、软组织缺损的创面,再用生物半透膜对之进行封闭,使其成为一个密闭空间,最后把引流管接通负压源,通过可控制的负压来促进创面愈合的一种全新的治疗方法。

【实验学时】

2 学时。

【实验类型】

技能型实验。

【学习目标】

1. 识记　VSD 操作、注意事项,常见护理问题及处理。
2. 理解　VSD 的概念和内容。
3. 运用　观察伤口,保证引流,促使伤口早日愈合,并行相应记录。

【实验目的】

通过 VSD 相关护理促进伤口愈合。

【临床案例】

患者,王××,男,55 岁,主诉“6 h 前被汽车撞倒,致左膝部着地,左小腿血流不止”,诊断“左小腿软组织损伤”。

现病史:患者 6 h 前被汽车撞击后即感左小腿处疼痛难忍,伴血流不止。随即转入医院急诊科就诊。

既往史:患者既往体健,否认传染病史;否认高血压、冠心病、糖尿病等慢性病史;否认手术、外伤、输血史;否认药物及食物过敏史。

体格检查:T 37 ℃,P 84 次/min,R 18 次/min,BP 133/70 mmHg,左胫骨粗隆前侧有一约 1 cm×4 cm 皮肤破损,渗血较多,伤口边缘不整,污染较重,左膝部稍肿胀,疼痛,左下肢末梢感觉及血运良好,左足部颜色及皮温正常。

辅助检查:血常规示白细胞计数 $13.5×10^9$/L,中性粒细胞百分比 80%,淋巴细胞百分比 15%。凝血四项正常,肝肾功能、电解质、传染病检查未见异常。肝、胆、胰、脾 B 超检查未见异常。

入院后行“创面探查+VSD 覆盖术”。

【操作流程图】

操作前准备

用物准备：治疗盘、治疗巾、一次性清创包、VSD 敷料、医用生物半透膜、引流管 2 根、三通管、无菌纱布、碘状、手套、弯盘、血管钳、记号笔、速干手消毒剂、无菌棉签、引流管固定装置 1 个，一次性负压引流器、管道标识、无菌手套 1 副、生活垃圾桶、医疗废物装放容器。

（1）护士准备：仪表端庄，服装整洁。戴口罩、帽子，洗手。
（2）评估患者：评估病情、意识及合作程度和心理状态。评估创面愈合情况及敷料情况。
（3）环境准备：治疗室内安静、清洁，光线明亮，温度适宜，注意保护患者的隐私。

↓

核对

（1）核对医嘱。
（2）核对床头卡及腕带信息，解释操作目的及配合方法。

负压封闭引流护理

↓

解释

参考解释语：您好，请问您叫什么名字？（患者：王××。）能让我核对一下您的腕带吗？（患者：好的。）王先生，为了观察伤口情况，减少感染的风险，促进伤口早日愈合，遵医嘱为您进行伤口“VSD覆盖”。您不要害怕，只需按我说的配合就好了，您现在需要去卫生间吗？（患者：不需要。）

↓

安置体位，清创

（1）协助清醒患者取坐位或卧位。
（2）再次核对。观察创面情况。
参考解释语：您好，我现在要进行操作了，请您不要紧张，我会动作轻柔，有不适请及时告知我。（患者：好的。）
（3）铺治疗巾，放置弯盘，戴手套。局部麻醉效果满意后消毒创面周围皮肤。开放所有腔隙，彻底清除创面的坏死失活组织、异常分泌物和异物等，尽可能保护软组织和骨组织床的血供。

↓

放置引流物

（1）准备合适大小的带有侧孔的 VSD 敷料。
（2）缝合固定准备好的 VSD 敷料。

↓

封闭

擦干净创面周围皮肤，用医用生物半透膜封闭 VSD 敷料覆盖的整个创面。

↓

接负压

根据需要用三通管将所有引流管合并为一个出口，引流管接引流瓶，再用一根引流管一端接引流瓶，一端接负压装置，开放负压。将负压调节在 −450 ~ −125 mmHg 的压力。保证 VSD 敷料无明显瘪陷，薄膜下无液体聚集。

检查固定

确认引流通畅，固定引流装置。脱手套，撤治疗巾，粘贴管道标识。

操作后处理

（1）安置患者：整理床单位，协助患者取舒适体位。
（2）交代注意事项：在置管期间要防止管道受压、脱出。
（3）整理用物：分类、统一处理。
（4）洗手，记录。
参考解释语：王先生，现在 VSD 敷料覆盖已完成，请您活动时幅度不要过大，以免引流管脱出。（患者：好的。）

操作后评价

（1）患者和家属了解引流的目的、注意事项，能够配合操作。
（2）引流管妥善固定，避免脱出。
（3）护士操作熟练，动作轻柔。

【操作要点】

1. VSD 创面部位彻底清创，敷料覆盖创面前应根据创面情况选择合适的大小。

2. 覆盖 VSD 敷料时：应擦净创面周围皮肤，医用生物半透膜封闭 VSD 敷料覆盖整个创面，覆盖范围应包括创面周围正常皮肤 2 cm 的范围。

3. 引流时可根据需要用三通管将引流管合并为一个出口。

4. 负压-450 ~ -125 mmHg，根据 VSD 敷料瘪陷情况及薄膜下有无液体聚集调整。

5. 检查负压吸引管道通畅，无漏气。

6. 引流管固定牢固，防止脱落。

7. 严格执行无菌操作，定期观察 VSD 敷料情况。

【注意事项】

1. 清创时应尽可能彻底清除创面内的坏死组织和异物。

2. VSD 敷料应充分接触整个创面，缝合固定不留死腔。

3. 引流管的所有侧孔和顶端应全部包埋在泡沫内；引流管距 VSD 材料边缘的距离不宜超过 2 mm。

4. 术后密切观察与处理，引流 1 周左右揭除薄膜。

5. 创面封闭要严密。

6. 保持负压的持续有效性

（1）有效负压的可靠标志是 VSD 材料明显收缩变硬（可通过薄膜观察触摸到），负压一旦消失，应立即检查封闭是否严密，引流管是否阻塞，必要时加以弥补。

（2）要确保各管道通畅、紧密连接，并妥善固定引流管。

（3）注意观察引流液。

7. 根据细菌培养选择适当的抗生素治疗。5 ~ 7 d 后拆除 VSD 敷料，最长不超过 10 d。

【操作评分标准】

负压封闭引流护理操作评分标准见表 1–3。

表 1–3 负压封闭引流护理操作评分标准

项目	评分细则	得分	扣分	备注
评估（5 分）	1. 评估患者病情、意识状态、合作程度	3		
	2. 评估创面及周围皮肤情况	2		
准备质量（5 分）	1. 仪表端庄	1		
	2. 操作前戴口罩、帽子，规范洗手	2		
	3. 用物齐全，摆放有序	2		
操作流程质量（70 分）	1. 携用物至患者床旁，核对患者信息	3		
	2. 告知 VSD 的目的及配合方法	3		
	3. 协助患者取合适体位	3		
	4. 规范洗手，戴手套	3		
	5. 铺治疗巾，弯盘置于其上	5		
	6. 检查创面及周围皮肤情况	5		
	7. 根据创面情况制作合适大小的 VSD 敷料	7		
	8. 缝合固定准备好的 VSD 敷料	7		
	9. 擦净创面周围皮肤，用透性粘贴薄膜封闭 VSD 敷料覆盖整个创面	5		
	10. 用三通管将所有引流管合并为一个出口，引流管接引流瓶，再用一根引流管一端接引流瓶，一端接负压装置，开放负压。将负压调节在–450 ~ –125 mmHg的压力。保证 VSD 敷料无明显瘪陷，薄膜下无液体聚集	15		
	11. 确保引流通畅，固定引流管	5		
	12. 观察引流液的颜色、性质和量	3		
	13. 协助患者取舒适卧位	3		
	14. 整理用物，规范洗手，记录	3		
全程质量（20 分）	1. 严格查对制度，关心患者	4		
	2. 用物是否摆放有序，质量合格，符合患者需要	4		
	3. 操作熟练，流畅	4		
	4. 严格无菌操作	3		
	5. 保持引流系统的密闭、无菌、引流通畅	3		
	6. 注意观察患者病情变化，如有不适及时处理	2		

【选择题】

1. 关于 VSD 的特点，下列哪项不正确　　（　　）
   A. 可控制的负压，促进血流量增长和蛋白合成，促进肉芽生长，加快创面愈合
   B. 生物半透膜的封闭，隔绝了创面与外环境接触的感染机会
   C. 是全方位的引流，是将传统的点状或局部引流变为面状引流，保证了能随时将创面的坏死组织和渗出液，及时排出体外
   D. 治疗时间明显缩短减少患者痛苦
   E. 费用低廉
2. 下列哪项不是 VSD 的适应证　　（　　）
   A. 重软组织挫裂伤及软组织缺损　　B. 大的血肿或积液
   C. 骨筋膜室综合征　　D. 开放性骨折可能或合并感染者
   E. 植皮后的供皮区
3. VSD 的操作中不包括　　（　　）
   A. 覆盖 VSD 敷料前应彻底清除创面内的坏死组织和异物
   B. 在无菌条件下按创面大小和形状修剪高分子泡沫材料，可用力按压将 VSD 敷料充分接触整个创面
   C. 创面要密闭
   D. 连通引流管的负压可用吸引器
   E. 负压不可过高，既要保证引流有效性，又要防止高压导致出血的可能
4. VSD 的护理中哪项不正确　　（　　）
   A. 保持创面持续有效的负压吸引　　B. 引流瓶应低于创面，利于引流
   C. 详细记录引流液的色、质、量　　D. 引流瓶满后及时更换
   E. 在引流期间可加强饮食护理，促进创面早日愈合
5. VSD 更换步骤下列哪项不正确　　（　　）
   A. 先夹引流管，再关负压源，然后更换吸引瓶
   B. 先关闭负压源，再夹闭引流管，然后更换吸引瓶
   C. 严格无菌操作，避免医源性感染的发生
   D. 更换时注意动作轻柔，避免管道脱落，发生漏气现象
   E. 使用过的负压瓶可用 500 mg/L 的含氯消毒液浸泡 30 min

【选择题答案】

1. E　2. E　3. B　4. D　5. B

【评判性思考】

1. 恶性肿瘤患者伤口可以使用 VSD 吗？
2. VSD 负压引流管可连接吸引器吗？

项目四 引流袋(负压引流器)更换

【实验学时】

2学时。

【实验类型】

技能型实验。

【学习目标】

1. 识记　引流袋(负压引流器)的更换操作流程;判断引流液的颜色、性质、量,并正确处理。

2. 理解　引流的原理、适应证、目的和注意事项。

3. 运用　操作过程中能与患者交流,并对患者和家属进行健康教育。

【实验目的】

1. 充分引流渗液,防止感染。
2. 保证引流的有效性。
3. 早期发现并及时处理并发症。

【临床案例】

患者,赵××,男,52岁。主诉"排便次数增多、粪便不成形3个月,间断带暗红色血迹1个月"。诊断为"结肠癌"。

现病史:患者3个月前无诱因出现排便次数增多,3~6次/d,粪便不成形。1个月前出现粪便间断带暗红色血迹。无明显腹胀及恶心、呕吐,无发热,进食可,有中下腹胀痛。近来明显乏力,体重下降3 kg。

既往史:患者既往有胆石症,无慢性上腹痛史,无反酸。

体格检查:T 37 ℃,P 108次/min,R 15次/min,BP 120/80 mmHg,心肺正常。右侧腹部触及9 cm×10 cm大小肿块。

辅助检查:粪便隐血试验(+),CT示结肠癌。

入院后行"结肠癌切除术",术后遵医嘱进行腹腔引流袋更换。

【操作流程图】

操作前准备	用物准备：治疗盘、治疗巾、碘伏、棉签、一次性引流装置、管道标识、速干手消毒剂、无菌手套 2 副、无齿血管钳 2 把、别针、弯盘、医疗废物装放容器。
	（1）护士准备：仪表端庄，服装整洁。戴口罩、帽子，洗手。 （2）评估患者：评估病情、意识及合作程度和心理状态。评估引流口和引流管引流情况。 （3）环境准备：安静、清洁，光线明亮，温度适宜，必要时屏风遮挡。
核对	（1）核对医嘱，选择合适的引流装置。 （2）核对床头卡及腕带信息，解释操作目的及配合方法。
解释	参考解释语：您好，请问您叫什么名字？（患者：赵××。）让我核对一下您的腕带好吗？（患者：好的。）赵先生，为了保证引流通畅，减少感染的风险，促进伤口早日愈合，遵医嘱为您进行伤口“引流袋的更换”。您不要害怕，只需按我说的配合就可以了，您现在需要去卫生间吗？（患者：不需要。）
安置	（1）协助患者取平卧位。 （2）检查引流管的引流情况。
分离	（1）再次核对。卫生手消毒。打开引流装置包装，戴手套，铺治疗巾于引流管下。 参考解释语：赵先生，您好，我现在要进行操作了，请您不要紧张，我会动作轻柔，有不适请及时告知我。（患者：好的。） （2）使用血管钳夹紧引流管近端。 （3）分离需换下的引流管与引流袋（负压引流器）接头处。 （4）更换手套。
消毒	消毒引流管外口端，再消毒引流管内口端。
连接固定	（1）用新的引流袋（负压引流器）与引流管连接，别针固定。 （2）粘贴标识，注明日期和时间。 （3）再次核对。
观察引流情况	松开血管钳，观察引流情况，确认引流通畅。记录引流管更换的时间，引流液的颜色、性质、量。

引流袋（负压引流器）更换

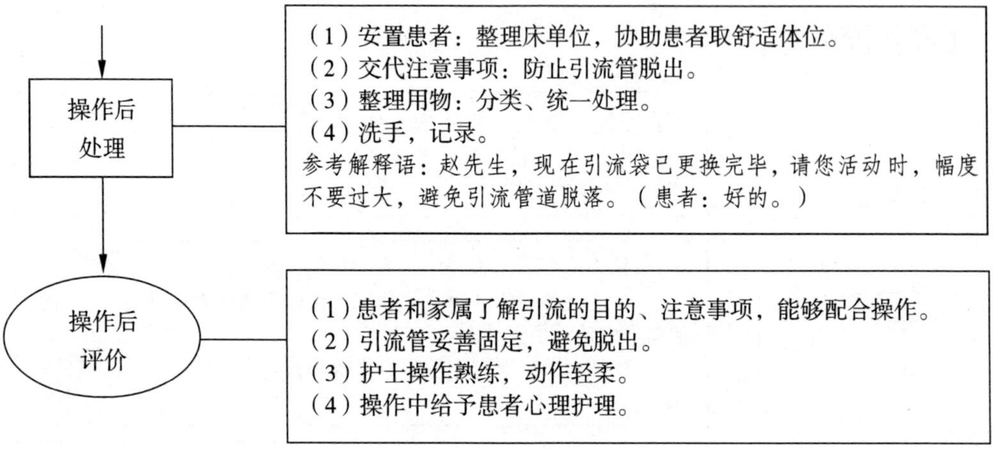

【操作要点】

1. 分离接口时注意用力的方向，防止拔出引流管。
2. 分离接口时要夹紧引流管，防止引流液漏出。
3. 固定时要留出足够长度，方便患者翻身活动。
4. 严格执行无菌操作，按要求定期更换引流袋。

【注意事项】

1. 严格无菌操作，预防感染。
2. 定期更换引流袋（负压引流器）。
3. 引流管留出一定长度并用别针固定床单上，以防患者翻身活动时压迫、扭曲和移动管道。
4. 负压吸引以能吸出引流液为宜，负压过大容易吸附导管周围组织导致出血，负压过小会使引流不畅导致引流无效，根据引流量、引流物的黏稠度调整流量、负压。
5. 观察引流液的色、质、量，并准确记录 24 h 出入量。根据引流液的颜色、性质观察有无术后并发症的可能，为病情提供动态信息。

【操作评分标准】

引流袋（负压引流器）更换操作评分标准见表 1-4。

表 1-4　引流袋（负压引流器）更换操作评分标准

项目	评分细则	得分	扣分	备注
评估（5 分）	1. 评估患者病情、意识状态和心理状态	3		
	2. 评估患者情况，引流液的颜色、性质、量	2		

续表 1–4

项目	评分细则	得分	扣分	备注
准备质量(5 分)	1. 仪表端庄	1		
	2. 操作前洗手、戴口罩、帽子	2		
	3. 用物齐全,摆放有序	2		
操作流程质量(70 分)	1. 携用物至患者床旁,核对患者信息	5		
	2. 告知患者更换引流袋的目的及配合方法	5		
	3. 根据患者病情取舒适卧位	5		
	4. 洗手,戴手套。打开引流装置包装	5		
	5. 铺治疗巾于引流管下, 夹闭引流管	5		
	6. 分离引流管与引流袋/瓶接头	5		
	7. 更换手套,消毒引流管外口端,再消毒引流管内口端;由内向外消毒引流管管口及外周	5		
	8. 将新的引流袋/瓶与引流管相接	5		
	9. 松开血管钳,观察引流情况,确认引流通畅	5		
	10. 固定引流袋/瓶	5		
	11. 撤治疗巾,整理床单位	5		
	12. 向患者进行健康教育	5		
	13. 协助患者取舒适卧位	5		
	14. 整理用物,洗手,记录	5		
全程质量(20 分)	1. 严格查对制度,关心患者	5		
	2. 操作熟练,动作轻柔	5		
	3. 操作过程中无漏液、无污染	5		
	4. 引流管固定稳妥,引流通畅,引流效果好	5		

【选择题】

1. 关于保持 T 管引流的有效性,下列哪项不正确　(　　)
   A. 定期以向心方向挤捏
   B. 不可以受压、扭曲、折叠
   C. 平卧时引流管的高度不可以高于腋中线,站立或活动时低于腹部切口
   D. 引流袋太低,可以使引流过量
   E. 若有阻塞可用注射器回抽
2. 更换引流袋操作,以下错误的是　(　　)
   A. 暴露引流管与引流袋连接处　　B. 引流管下铺治疗巾,置弯盘
   C. 用血管钳夹紧引流管近端　　D. 分离引流管与引流袋接头

E. 由外向内消毒引流管管口及外周

3. 引流管护理的原则是 ( )

A. 有效地连接引流管
B. 妥善固定
C. 保持引流通畅
D. 观察记录
E. 以上均是

4. 尿道引流管拔除前需进行膀胱功能训练,正确的做法是 ( )

A. 拔管前 1 d 开始间歇夹管,每 3 ~4 h 开放 1 次,有尿意、胀满感随时放尿
B. 拔管前 2 d 开始间歇夹管,每 3 ~4 h 开放 1 次
C. 拔管前 1 d 开始间歇夹管,每 1 ~2 h 开放 1 次,如无不适 3 ~4 h 开放 1 次
D. 拔管前 1 d 开始间歇夹管,每 3 ~4 h 开放 1 次,如无不适 7 ~8 h 开放 1 次
E. 拔管前 2 d 开始间歇夹管,每 1 ~2 h 开放 1 次

5. 搬动胸腔闭式引流的患者过床时,最重要的是 ( )

A. 保证引流管通畅
B. 引流瓶不能高于患者胸腔平面
C. 避免引流管受压、折曲
D. 注意管内水柱波动情况
E. 夹紧引流管,暂停引流

【选择题答案】

1. A 2. E 3. E 4. A 5. E

【评判性思考】

1. 患者卧床或活动时如何妥善固定引流管并保持有效引流?
2. 引流管阻塞的原因可能有哪些? 如何处理?

模块二　手术部(室)护理技术

项目一　手术人员无菌准备

任务一　外科手消毒

外科手消毒(surgical hand antisepsis)指手术人员通过机械刷洗和化学消毒方法清除并杀灭双手和前臂的暂驻菌和部分常驻菌,达到消毒皮肤的目的。

【实验学时】

2 学时。

【实验类型】

技能型实验。

【学习目标】

1. 识记　外科手消毒的概念、目的、操作要点和注意事项。
2. 理解　外科手消毒技术操作流程。
3. 运用　在手术开始前进行外科手消毒。

【实验目的】

清除并杀灭手和前臂表面的暂驻菌,减少常驻菌,抑制手术过程中皮肤表面微生物的生长,减少手和前臂皮肤细菌的释放,防止病原微生物在医务人员和患者之间传播,有效预防手术部位感染发生。

【操作流程图】

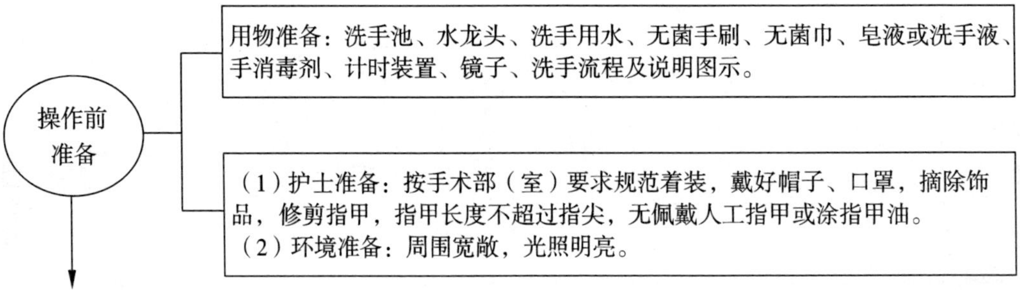

洗手和手臂	(1)挽起衣袖至上臂下 1/3 以上。 (2)用流动水冲洗双手、前臂和上臂下 1/3。 (3)取适量皂液或洗手液按七步洗手法揉搓双手和手腕，螺旋向上揉搓前臂至上臂下 1/3。 (4)指尖朝上，手高于肘部，沿一个方向用流动水冲洗手和手臂，换另一侧。
刷手及手臂	(1)无菌手刷湿润后接取适量皂液或洗手液。 (2)三阶段双手交替刷手、前臂和上臂下 1/3。 (3)将手刷弃置于固定容器内。 (4)指尖朝上，手高于肘部，沿一个方向用流动水冲洗手和手臂，换另一侧。 (5)无菌巾依次擦干手、前臂和上臂下 1/3 后弃置于固定容器内。
手及手臂消毒	(1)取手消毒剂于一侧手心，揉搓一侧指尖、手背、手腕，将剩余手消毒剂环形揉搓至前臂、上臂下 1/3，换另一侧。 (2)再次取适量手消毒剂，按照七步洗手法揉搓至干燥。
操作后处理	保持拱手姿势，进入手术间。
操作后评价	(1)操作熟练，符合操作程序。 (2)操作全程无污染。 (3)刷手服无溅湿。 (4)物品使用后放置到指定容器内。

外科手消毒

【操作要点】

1. 揉搓清洁双手时,应特别注意清洁指甲下的污垢和手部皮肤的皱褶处。
2. 冲洗的顺序为:手→前臂→上臂下 1/3。
3. 刷手三阶段为:手和手腕、前臂和肘部、上臂下 1/3。
4. 刷手的顺序为:甲缘→甲沟→指蹼→手指→手掌→手背→腕部(环形)→前臂(纵向)→肘部(环形加强)→上臂下 1/3(螺旋形)。
5. 刷手时间约 3 min 或遵照洗手液产品说明。
6. 手消毒剂应揉搓至干燥。

【注意事项】

1. 手和手臂皮肤应无破损。
2. 冲洗时双手应位于胸前并高于肘部,保持指尖朝上,使水由指尖流向肘部,避免倒流。
3. 冲洗时避免溅湿刷手服。
4. 外科手消毒后未戴手套前,避免污染双手。
5. 手消毒剂开启后应标明日期、时间,易挥发的醇类开瓶后使用期不超过 30 d,不易挥发的产品开瓶后使用期不超过 60 d。

6. 手消毒剂的取液量、揉搓时间及使用方法应遵照产品使用说明。

【操作评分标准】

外科手消毒操作评分标准见表 2-1。

表 2-1 外科手消毒操作评分标准

项目	评分细则	得分	扣分	备注
评估（5 分）	1. 评估环境宽敞、明亮	1		
	2. 无菌巾和无菌手刷灭菌合格、在有效期内	2		
	3. 手消毒剂在有效期内	1		
	4. 用物功能完好，处于备用状态	1		
准备质量（5 分）	1. 着装符合手术部(室)要求	1		
	2. 正确佩戴帽子和口罩	1		
	3. 摘除饰品	1		
	4. 指甲长度不超过指尖，无佩戴人工指甲或涂指甲油	1		
	5. 用物齐全，放置合理	1		
操作流程质量（70 分）	1. 挽起衣袖至上臂下 1/3 以上	3		
	2. 用流动水冲洗双手、前臂和上臂下 1/3	5		
	3. 取适量皂液或洗手液清洗双手、前臂和上臂下 1/3	8		
	4. 指尖朝上，手高于肘部，沿一个方向用流动水冲洗手和手臂	7		
	5. 用无菌手刷接取适量皂液或洗手液	3		
	6. 三阶段双手交替刷手、前臂和上臂下 1/3，顺序为：甲缘→甲沟→指蹼→手指→手掌→手背→腕部(环形)→前臂(纵向)→肘部(环形加强)→上臂下 1/3(螺旋形)	10		
	7. 将手刷冲洗后弃置于固定容器内	2		
	8. 指尖朝上，手高于肘部，沿一个方向用流动水冲洗手和手臂	8		
	9. 用无菌巾依次擦干手、前臂和上臂下 1/3 后弃置于固定容器内	7		
	10. 取手消毒剂于一侧手心，揉搓一侧指尖、手背、手腕，将剩余手消毒剂环形揉搓至前臂、上臂下 1/3，换另一侧	8		
	11. 再次取适量手消毒剂，按照七步洗手法揉搓双手及手腕，揉搓至干燥，换另一侧	5		
	12. 保持拱手姿势，进入手术间	4		
全程质量（20 分）	1. 操作熟练，符合操作程序	5		
	2. 操作全程无污染	5		
	3. 刷手服无溅湿	4		
	4. 刷手时间约 3 min 或遵照产品说明	3		
	5. 物品使用后放置到指定容器内	3		

【选择题】

1. 外科手消毒的目的是　(　　)
   A. 清除并杀灭手表面暂驻菌和常驻菌
   B. 清除并杀灭手表面暂驻菌,减少常驻菌
   C. 清除并杀灭手表面常驻菌,减少暂驻菌
   D. 减少常驻菌和暂驻菌
   E. 以上都不是
2. 刷手时间约　(　　)
   A. 1 min　　B. 2 min
   C. 3 min　　D. 4 min
   E. 6 min
3. 刷手的顺序是　(　　)
   A. 甲缘→甲沟→指蹼→手指→手背→手掌→腕部→前臂→肘部→上臂下 1/3
   B. 甲缘→甲沟→手指→指蹼→手掌→手背→腕部→前臂→肘部→上臂下 1/3
   C. 甲缘→甲沟→指蹼→手掌→手指→手背→腕部→前臂→肘部→上臂下 1/3
   D. 甲缘→甲沟→指蹼→手指→手背→手掌→腕部→前臂→肘部→上臂下 1/3
   E. 甲缘→甲沟→指蹼→手指→手掌→手背→腕部→前臂→肘部→上臂下 1/3
4. 外科手消毒前操作人员的准备,不正确的是　(　　)
   A. 穿刷手服,自身衣服不外露
   B. 穿手术部(室)专用鞋
   C. 正确佩戴帽子、口罩,头发、口不外露,鼻可外露
   D. 摘除饰品
   E. 修剪指甲,指甲长度不应超过指尖,不应佩戴人工指甲
5. 手消毒剂开启后,易挥发的醇类使用期不得超过　(　　)
   A. 30 d　　B. 45 d
   C. 60 d　　D. 90 d
   E. 120 d

【选择题答案】

1. B　2. C　3. E　4. C　5. A

【评判性思考】

1. 外科手术前既然要戴手套,为什么还要进行外科手消毒?
2. 刷手必须按照顺序进行吗?
3. 为什么冲洗要从手开始?
4. 为什么涂抹两次手消毒剂?

任务二 穿无菌手术衣

无菌手术衣(sterile surgical gown)指用于手术部(室)规范环境下的无菌服装,其性能要求应符合 YY/T 0506.2-2016 的规定。无菌手术衣有 3 对系带:领口一对系带;左叶背部与右侧腋下各一系带组成一对;右叶上一系带与腰部前方的腰带组成一对。

【实验学时】

1 学时。

【实验类型】

技能型实验。

【学习目标】

1. 识记　无菌手术衣的概念,穿无菌手术衣的目的、操作要点、注意事项。
2. 理解　穿无菌手术衣技术操作流程。
3. 运用　熟练穿脱手术衣并指导他人穿脱手术衣。

【实验目的】

避免和预防手术过程中医护人员衣物上的病原微生物污染手术切口,同时保障手术人员安全,预防职业暴露。

【操作流程图】

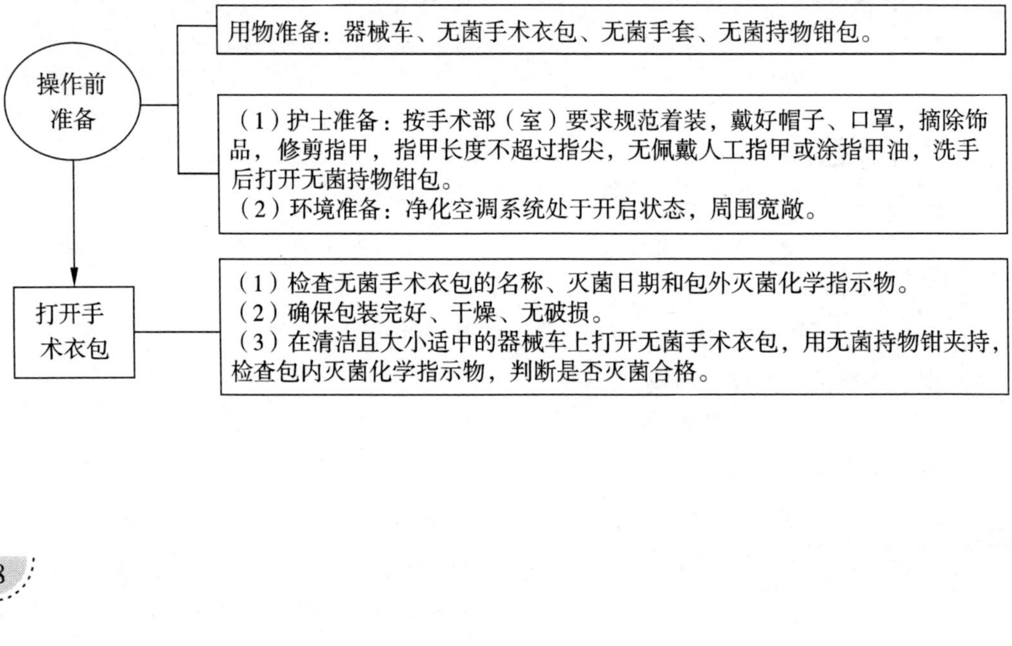

外科手消毒	
穿无菌手术衣	(1)拿取无菌手术衣，选择较宽敞处站立，面向无菌台。 (2)手提衣领，抖开手术衣，使无菌手术衣的另一端下垂。 (3)两手提住衣领两角，衣袖向前，将手术衣展开，举至与肩同齐水平，使手术衣的内侧面面对自己，顺势将双手和前臂伸入衣袖内，向前平行伸展，手不可露出袖口。 (4)巡回护士在穿衣者背后抓住衣领内面，协助将袖口后拉，并系好领口的一对系带及左叶背部与右侧腋下的一对系带。
系腰间系带	解开腰间活结，将右叶腰带递至已戴好无菌手套的手术人员或交由巡回护士用无菌持物钳夹取，旋转后与左手腰带系于胸前，使手术衣右叶遮盖左叶。
保持无菌状态	双手放置于胸前或插入胸前口袋。
脱无菌手术衣	先解开腰间系带，巡回护士解开衣领系带和背部系带，脱下手术衣。
操作后处理	将手术衣弃置于污衣袋内，脱手套后洗手。
操作后评价	(1)操作熟练，符合操作程序。 (2)全程无污染。 (3)穿戴整齐，系带无松开。 (4)生活垃圾、医疗废物分类处置。

穿无菌手术衣

【操作要点】

1. 手提衣领后方可抖开无菌手术衣。
2. 面向无菌台穿无菌手术衣。
3. 操作者未戴手套时，手不可触摸无菌手术衣的外面。
4. 解开腰间活结旋转时，避开其他人员。

【注意事项】

1. 穿无菌手术衣须在相应手术间进行，四周宽敞，以免污染。
2. 无菌手术衣大小、长短合适，要求无污染、潮湿、破损，背部形成足够的无菌面。
3. 拿取无菌手术衣时只可触及手术衣内面，无菌手术衣不可触及其他非无菌区域，如疑似污染应立即更换。
4. 穿无菌手术衣时，手不可伸出袖口。

5. 协助穿无菌手术衣时不可触及手术衣外面及器械护士的手臂。

6. 戴好手套后方可解开腰间活结或接取腰带,未戴手套的手不可拉衣袖或触及其他部位。

7. 无菌手术衣的无菌区范围为肩以下、腰以上及两侧腋前线之间。

8. 手术过程中手术衣被血液、体液或者冲洗液污染时应及时更换。

9. 脱手术衣时应由巡回护士解开衣领和背部的系带,先脱手术衣再脱手套。

【操作评分标准】

穿无菌手术衣操作评分标准见表2-2。

表2-2　穿无菌手术衣操作评分标准

项目	评分细则	得分	扣分	备注
评估(5分)	1. 净化空调系统开启,周围宽敞	1		
	2. 器械车清洁、干燥	1		
	3. 无菌手术衣包在有效期内、包装完好、无潮湿	1		
	4. 无菌持物钳包灭菌合格、在有效期内,包装完好、无潮湿	1		
	5. 无菌手套在有效期内,包装完好、无潮湿和污染	1		
准备质量(5分)	1. 着装符合手术部(室)要求	1		
	2. 正确佩戴帽子和口罩	1		
	3. 摘除饰品	1		
	4. 指甲长度不超过指尖,无佩戴人工指甲或涂指甲油	1		
	5. 洗手,打开无菌持物钳包	1		
操作流程质量(70分)	1. 检查无菌手术衣包的名称、灭菌日期和包外灭菌化学指示物;确保包装完好、干燥、无破损	8		
	2. 在清洁且大小适中的器械车上打开无菌手术衣包,用无菌持物钳夹取包内灭菌化学指示物,判断灭菌是否合格	7		
	3. 外科手消毒后拿取无菌手术衣,选择较宽敞处站立,面向无菌台	6		
	4. 手提衣领,抖开手术衣,使无菌手术衣的另一端下垂	8		
	5. 两手提住衣领两角,衣袖向前,将手术衣展开,举至与肩同齐水平,使手术衣的内侧面面对自己,顺势将双手和前臂伸入衣袖内,向前平行伸展,双手不露出袖口	10		
	6. 巡回护士在穿衣者背后抓住衣领内面,协助将袖口后拉,并系好领口的一对系带及左叶背部与右侧腋下的一对系带,无接触式戴手套	6		
	7. 解开腰间活结,将右叶腰带递至已戴好无菌手套的手术人员或交由巡回护士用无菌持物钳夹取,旋转后与左手腰带系于胸前,使手术衣右叶遮盖左叶	8		

续表 2-2

项目	评分细则	得分	扣分	备注
操作流程质量(70分)	8. 双手放置于胸前或插入胸前口袋	5		
	9. 脱无菌手术衣时先解开腰间系带,巡回护士解开衣领系带和背部系带,脱下手术衣并弃置于污衣袋内	7		
	10. 脱手套后弃置于医疗废物装放容器内,洗手	5		
全程质量(20分)	1. 操作熟练,符合操作程序	6		
	2. 全程操作无污染	5		
	3. 手术衣大小、长短合适,背部形成足够的无菌面	3		
	4. 穿戴整齐,手术衣系带无松开	3		
	5. 生活垃圾、医疗废物分类处置	3		

【选择题】

1. 穿无菌手术衣的目的不正确的是 ( )
   A. 避免手术过程中医护人员衣物上的病原微生物污染手术切口
   B. 预防手术过程中医护人员衣物上的病原微生物污染手术切口
   C. 保障手术人员安全
   D. 预防职业暴露
   E. 清除或者杀灭暂驻菌,减少常驻菌
2. 下列哪项不是拿取无菌手术衣包时应检查的内容 ( )
   A. 名称　B. 灭菌日期
   C. 包装的完好性及有无潮湿　D. 包外灭菌化学指示物
   E. 包内灭菌化学指示物
3. 穿无菌手术衣时操作错误的是 ( )
   A. 穿无菌手术衣必须在相应手术间进行,四周宽敞,以免污染
   B. 拿取无菌手术衣时只可触及手术衣外面,不可接触其他非无菌区域,如疑似污染应立即更换
   C. 外科手消毒后拿取无菌手术衣,选择较宽敞处站立,面向无菌台
   D. 巡回护士向后拉衣领时,不可触及无菌手术衣的外面及器械护士的手臂
   E. 戴好手套后方可解开腰间活结或接取腰带,未戴手套的手不可拉衣袖或触及其他部位
4. 无菌手术衣的无菌区范围为 ( )
   A. 头以下,腰以上,两侧腋前线之间　B. 头以下,腰以上,两侧腋中线之间
   C. 肩以下,腰以上,两侧腋前线之间　D. 肩以下,腰以上,两侧腋中线之间
   E. 头以下,腰以上,两侧腋中线之间
5. 穿无菌手术衣时注意事项不正确的是 ( )

A. 穿无菌手术衣须在相应手术间进行
B. 无菌手术衣大小、长短合适,要求无污染、潮湿、破损,背部形成足够的无菌面
C. 穿无菌手术衣时,手不可伸出袖口
D. 手术过程中手术衣被血液、体液或者冲洗液污染时应及时更换
E. 脱手术衣时器械护士解开衣领和背部的系带,先脱手术衣再脱手套

【选择题答案】

1. E 2. E 3. B 4. C 5. E

【评判性思考】

1. 为什么戴好手套后才能解开腰间系带?
2. 手术衣被血液、体液或者冲洗液污染时,是否可以不进行外科手消毒直接更换手术衣?
3. 穿好无菌手术衣后肘部疑似接触了非无菌物品该如何处理?

任务三 无接触式戴无菌手套

无接触式戴无菌手套(closed gloving/non-contact gloving)指手术人员在穿无菌手术衣时手不露出袖口独自完成或由他人协助完成戴手套的方法。

【实验学时】

1 学时。

【实验类型】

技能型实验。

【学习目标】

1. 识记 无接触式戴无菌手套的概念、目的、操作要点、注意事项。
2. 理解 无接触式戴无菌手套技术操作流程。
3. 运用 熟练无接触式戴无菌手套并指导他人无接触式戴无菌手套;协助他人无接触式戴无菌手套。

【实验目的】

避免和预防病原微生物污染手术切口,同时保障手术人员安全,预防职业暴露。

【操作流程图】

操作前准备

用物准备：无菌手套、器械车、无菌持物钳包、无菌手术衣包、医疗废物装放容器、生活垃圾桶、速干手消毒剂。

（1）护士准备：按手术部（室）要求规范着装，正确佩戴帽子和口罩，摘除饰品，修剪指甲，指甲长度不超过指尖，无佩戴人工指甲或涂指甲油。洗手，打开无菌手术衣包和无菌持物钳包。
（2）环境准备：净化空调系统处于开启状态，周围宽敞。

↓

打开无菌手套

（1）检查无菌手套的型号和有效期。
（2）确保包装完好、干燥、无污染。
（3）双手持无菌手套封口处两页，相反方向打开无菌手套外包装，使外包装无菌面向外反折。
（4）巡回护士用无菌持物钳夹取无菌手套（连同手套内层包装），置于无菌台上。

↓

穿无菌手术衣

↓

无接触戴手套

（1）双手勿伸出袖口，隔衣袖将手套倒置放置并打开。
（2）左手隔衣袖将手套置于同侧的掌侧面，指端朝向前臂，拇指相对，反折边与袖口平齐。
（3）右手隔衣袖将手套反折边完全上翻，左手五指张开伸入手套。
（4）右手隔衣袖将手套置于同侧的掌侧面，指端朝向前臂，拇指相对，反折边与袖口平齐。
（5）已戴好手套的左手将右手手套反折边完全上翻，右手五指张开伸入手套。

无接触式戴无菌手套

↓

协助戴手套

（1）被戴者双手下垂。
（2）器械护士将手套从反折处撑开。
（3）被戴者对准五指伸入手套后，器械护士向上提拉手套并展开反折处包裹手术衣袖口。

↓

脱手套

（1）用戴手套的手抓取另一只手套的外面，翻转脱下。
（2）用已脱手套的拇指伸入另一只手套的里面，翻转脱下。

↓

操作后处理

将手套弃置于医疗废物装放容器内，洗手。

↓

操作后评价

（1）操作熟练，符合操作程序。
（2）全程无污染。
（3）未在无菌台上方戴手套。
（4）双手及手腕无外露。
（5）手套贴合双手。
（6）摘除手套时手无污染。

【操作要点】

1. 打开无菌手套前检查手套的型号、有效期和外包装。

2. 夹取手套时只可将持物钳的前端伸入无菌台内，手套完全放置在无菌台内，不可露出无菌台边缘。

3. 戴手套时倒置手套放置，隔衣袖将手套置于同侧的掌侧面，指端朝向前臂，拇指相对。

4. 手套反折边反折后遮盖全部的袖口。

5. 未脱手套的手不能接触手套的内面，已脱手套的手不能接触手套的外面。

【注意事项】

1. 严格执行无菌技术操作，避免污染。

2. 无菌手套破损或污染时立即更换。

3. 双手始终不能露于衣袖外，所有操作双手均在衣袖内。

4. 佩戴手套时面对无菌台，稍退后一步，不可在无菌台正上方佩戴手套。

5. 五指伸入手套后，向近心端拉衣袖时用力不可过猛，袖口拉到拇指关节处即可。

6. 戴好无菌手套后器械护士的手应保持在肩以下、腰以上及两侧腋前线之间。

7. 协助戴手套时，器械护士戴好手套，避免触及被戴者皮肤，被戴者手下垂不可过腰。

8. 手术结束后先脱手术衣再脱手套。

【操作评分标准】

无接触式戴无菌手套操作评分标准见表 2-3。

表 2-3　无接触式戴无菌手套操作评分标准

项目	评分细则	得分	扣分	备注
评估（5 分）	1. 净化空调系统开启，周围宽敞	1		
	2. 无菌手套型号合适、在有效期内，包装完好、无潮湿和污染	2		
	3. 无菌持物钳包灭菌合格、在有效期内，包装完好、无潮湿	1		
	4. 无菌手术衣包灭菌合格、在有效期内，包装完好、无潮湿	1		
准备质量（5 分）	1. 着装符合手术部（室）要求	1		
	2. 正确佩戴帽子和口罩	1		
	3. 摘除饰品	1		
	4. 指甲长度不超过指尖，无佩戴人工指甲或涂指甲油	1		
	5. 洗手，打开无菌持物钳包和无菌手术衣包	1		

续表 2-3

项目	评分细则	得分	扣分	备注
操作流程质量(70分)	1. 检查无菌手套型号和有效期,确保无菌手套包装完好、干燥、无污染	6		
	2. 双手持无菌手套封口处两页,相反方向打开无菌手套外包装,使外包装无菌面向外反折	5		
	3. 巡回护士用无菌持物钳夹取无菌手套(连同手套内层包装),置于无菌台上	3		
	4. 外科手消毒、穿手术衣后,双手勿伸出袖口,隔衣袖将手套倒置并打开	8		
	5. 左手隔衣袖将手套置于同侧的掌侧面,指端朝向前臂,拇指相对,反折边与袖口平齐	7		
	6. 右手隔衣袖将手套反折边完全上翻,左手五指张开伸入手套	8		
	7. 右手隔衣袖将手套置于同侧的掌侧面,指端朝向前臂,拇指相对,反折边与袖口平齐	7		
	8. 已戴好手套的左手将右手手套反折边完全上翻,右手五指张开伸入手套	8		
	9. 整理手套,手指充满手套指端,使其贴合双手	4		
	10. 被戴者双手下垂,器械护士将手套从反折处撑开	5		
	11. 被戴者对准五指伸入手套后,器械护士向上提拉手套并展开反折处包裹衣袖口	5		
	12. 用戴手套的手抓取另一只手套的外面,翻转脱下;用已脱手套的拇指伸入另一只手套的里面,翻转脱下	4		
全程质量(20分)	1. 操作熟练,符合操作程序	4		
	2. 操作全程无污染	4		
	3. 未在无菌台上方戴手套	3		
	4. 双手及手腕无外露	4		
	5. 手套贴合双手	2		
	6. 摘除手套时手无污染	3		

【选择题】

1. 无接触式戴无菌手套对操作者指甲的要求不正确的是　(　　)

A. 修剪指甲　　B. 指甲长度不超过指尖

C. 无佩戴人工指甲　　D. 不涂指甲油

E. 洗手

2. 下列哪项不是打开无菌手套前应检查的内容　(　　)

A. 型号　　B. 有效期

C. 包装　　D. 有无污染

E. 灭菌化学指示物

3. 无接触式戴无菌手套的方法是 (　　)

A. 隔衣袖取手套置于对侧的掌侧面，手套指端朝向指尖，拇指相对，反折边与袖口平齐

B. 隔衣袖取手套置于同侧的掌侧面，手套指端朝向袖口开口处，拇指相对，反折边与袖口平齐

C. 隔衣袖取手套置于同侧的掌侧面，手套指端朝向前臂，拇指相对，反折边与袖口平齐

D. 隔衣袖取手套置于对侧的掌侧面，手套指端朝向前臂，拇指相对，反折边与袖口平齐

E. 隔衣袖取手套置于对侧的掌侧面，手套指端朝向袖口开口处，拇指相对，反折边与袖口平齐

4. 下列关于无接触式戴无菌手套时注意事项不正确的是 (　　)

A. 无菌手套破损或污染时立即更换

B. 双手始终不能露于衣袖外，所有操作双手均在衣袖内

C. 佩戴手套时面对无菌台，稍退后一步，不可在无菌台正上方佩戴手套

D. 向近心端拉衣袖时用力不可过猛，袖口拉到拇指关节处即可

E. 先脱手套，再脱手术衣

5. 脱手套时以下操作正确的是 (　　)

A. 未脱手套的手不能接触手套的内面，已脱手套的手不能接触手套的外面

B. 未脱手套的手不能接触手套的外面，已脱手套的手不能接触手套的内面

C. 未脱手套的手不能接触手术衣的内面，已脱手套的手不能接触手套的内面

D. 未脱手套的手不能接触手套的外面，已脱手套的手不能接触手术衣的内面

E. 未脱手套的手不能接触手套的内面，已脱手套的手不能接触手套的内面

【选择题答案】

1. E　2. E　3. C　4. E　5. A

【评判性思考】

1. 无接触式戴无菌手套时，若手腕外露该怎样处理？

2. 协助他人戴手套时，器械护士戴手套的手不慎接触了被戴者的手，是否可以不用更换手套直接用碘伏消毒接触部位？

项目二 常见手术体位安置

任务一 仰卧位

仰卧位(supine position)是患者仰卧于床面,头部放于枕上,两臂置于身体两侧或自然伸开,两腿自然伸直的一种体位。根据手术部位及手术方式的不同摆放各种特殊的仰卧位,包括头(颈)后仰卧位、头高脚低仰卧位、头低脚高仰卧位、人字分腿仰卧位等。

【实验学时】

2 学时。

【实验类型】

技能型实验。

【学习目标】

1. 识记　仰卧位的概念,安置仰卧位的目的、操作要点、注意事项。
2. 理解　安置仰卧位技术操作流程。
3. 运用　根据不同手术对手术野要求及手术患者身体活动度和皮肤情况安置合适仰卧位。

【实验目的】

1. 充分显露手术野,避免不必要的裸露。
2. 合理分散压力,保护患者皮肤完整性。
3. 减少仰卧位并发症的发生。
4. 保障手术患者安全舒适。

【临床案例】

患者,王××,男,45 岁。主诉“腹痛伴全身皮肤发黄 2 个月”,诊断“胰腺癌?”。

现病史:入院前 2 个月出现腹痛,中上腹持续性隐痛不适,向腰背部放射痛,仰卧及脊柱伸展时加重,弯腰时可缓解,出现全身皮肤黏膜黄染,食欲减退、腹胀明显。

既往史:有肝炎病史 8 年,否认有高血压、糖尿病、高脂血症病史;否认有结核病史;

否认有中毒及药物、食物过敏史；否认有重大外伤、手术及输血史。

体格检查：消瘦，浅表淋巴结未扪及肿大。上腹叩痛明显，上腹压痛，无反跳痛及肌紧张。胆囊肿大。叩诊移动性浊音(-)。

辅助检查：CT 检查胰头占位，肿瘤大小为 4 cm×5 cm。

术前检查完善，拟全身麻醉下行“胰头占位切除术”。

【操作流程图】

操作前准备

用物准备：头枕 1 个、托手板 1 个、软垫 1 个、上下肢约束带 3～4 根、足跟垫 2 个、速干手消毒剂等。

（1）护士准备：按手术部（室）要求规范着装，戴好帽子、口罩，摘除饰品；修剪指甲，指甲长度不超过指尖，无佩戴人工指甲或涂指甲油；洗手。
（2）评估患者：患者信息核对无误，评估病情、意识、合作程度和心理状态。
（3）环境准备：操作环境符合要求，手术床及其附件性能良好、清洁干燥。
（4）人员准备：巡回护士必须在手术医师、麻醉医师共同参与下进行体位安置。

↓

解释

参考解释语：您好，能再次告诉我您的名字吗？（患者：王××。）让我核对一下您的腕带好吗？（患者：好的。）王先生，请问您哪里不舒服需要做手术？（患者：胰腺。）让我先看看您的左手好吗？（患者：好的。）我需要在您左手留置一个静脉针，便于术中给药，您睡着后再摆放仰卧位（就是面朝上平躺）。您现在躺着有哪里不舒服吗？（患者：没有。）手术大约4 h，请您放心，整个手术过程中我会和麻醉医师、手术医师共同守护着您，请您放心。（患者：好的。）

仰卧位

↓

备齐用物 移动患者

（1）用物按使用先后顺序合理摆放于推车上，推至手术床尾。
（2）核对无误后，协助患者移至手术床上，为患者盖被保暖，注意保护患者隐私。

↓

安置头部

麻醉成功、各项准备工作完成后开始安置体位。头部垫高度适宜的头枕，使头和颈椎处于中立位置。

↓

固定上肢

右上肢掌心朝向身体，肘部微屈用布单固定，松紧适宜；左上肢外展不超过 90° 水平置于托手板上，防止过度外展损伤臂丛神经。约束带固定松紧适宜，远端关节略高于近端关节，利于上肢肌肉韧带放松和静脉回流。

↓

固定下肢

（1）膝下垫软垫，在距膝关节上 5 cm 处用约束带固定，松紧适宜，以免损伤腓总神经。
（2）足跟下垫足跟垫。

↓

操作后检查

（1）减少皮肤暴露，注意保暖，整理床单位。
（2）再次检查体位安置是否符合上述要求，各生命体征监测导线及液体通路连接是否正常。
（3）整理用物，洗手，记录。

操作后评价

（1）动作规范，顺序正确。
（2）符合节力原则。
（3）主动与患者沟通，体现以患者为中心的护理人文关怀。

【操作要点】

1. 保持患者各肢体、关节的生理功能体位，防止过度牵拉、扭曲导致血管神经损伤。
2. 保持呼吸道通畅、生命体征稳定。
3. 注意压力分散，防止局部长时间受压，保护皮肤完整性。
4. 规范约束患者，维持体位稳定，防止术中移位、坠床。

【注意事项】

1. 避免患者身体直接接触手术床、麻醉架、器械托盘等金属物品。
2. 保持患者身体各关节处于功能位置。
3. 患者身体长时间受压部位要做好压力性损伤防护。
4. 避免患者双下肢直接接触。

【操作评分标准】

仰卧位操作评分标准见表 2–4。

表 2–4　仰卧位操作评分标准

项目	评分细则	得分	扣分	备注
评估(5分)	1. 环境安全，符合要求	1		
	2. 手术床及其附件处于功能状态，手术床周围环境适宜	1		
	3. 用物呈备用状态	1		
	4. 患者病情、意识、合作程度和心理状态	1		
	5. 人员充足，麻醉医生、手术医生到位	1		
准备质量(5分)	1. 仪表端庄，正确佩戴帽子、口罩	1		
	2. 操作前洗手	2		
	3. 用物齐全，摆放有序	2		

续表 2-4

项目	评分细则	得分	扣分	备注
操作流程质量(70分)	1. 将用物按使用的先后顺序合理摆放于推车上,推至手术床尾	5		
	2. 核对无误后,协助患者移至手术床上,为患者盖被保暖,注意保护患者隐私	5		
	3. 麻醉成功,各项准备工作完成后开始安置体位。头部置高度适宜头枕,并使头和颈椎处于中立位置	8		
	4. 右上肢掌心朝向身体,肘部微曲用布单固定,松紧适宜	8		
	5. 左上肢外展不超过90°水平置于托手板上,防止过度外展损伤臂丛神经。约束带固定松紧适宜,远端关节略高于近端关节,利于上肢肌肉韧带放松和静脉回流	10		
	6. 膝下放软垫	6		
	7. 在距膝关节上 5 cm 处用约束带固定,松紧适宜,以免损伤腓总神经	8		
	8. 足跟下垫足跟垫	5		
	9. 减少皮肤暴露,注意保暖,整理床单位	5		
	10. 再次检查体位安置是否符合上述要求,各生命体征监测导线及液体通路连接是否正常	5		
	11. 整理用物,洗手,记录	5		
全程质量(20分)	1. 动作规范,顺序正确	10		
	2. 符合节力原则	5		
	3. 主动与患者沟通,体现以患者为中心的护理人文关怀	5		

【选择题】

1. 不符合手术体位摆放原则的是 (　　)
   A. 防止局部长时间受压　　B. 在不影响生理功能前提下充分暴露手术野
   C. 远端关节低于近端关节　　D. 保持人体正常生理弯曲及生理轴线
   E. 保持患者正常的呼吸、循环功能
2. 下列哪类手术不宜采取仰卧位 (　　)
   A. 腹部手术　　B. 颈部手术
   C. 髋关节置换术　　D. 颌面部手术
   E. 下肢手术
3. 仰卧位时为避免损伤臂丛神经,肩关节外展不超过 (　　)
   A. 45°　　B. 60°
   C. 70°　　D. 90°
   E. 120°
4. 仰卧位时,不是主要受力点的部位是 (　　)
   A. 枕部　　B. 双侧肩胛部

C. 骶尾部　　D. 双侧肘部
E. 足背部

5. 对仰卧位描述,以下不正确的是　(　　)
A. 头低脚高仰卧位时床头不超过30°
B. 人字分腿仰卧位时,两腿分开不超过90°
C. 特殊仰卧位时颈下垫颈垫,可使颈部过伸、头部悬空后仰,充分显露手术部位
D. 仰卧位适用头颈部、颜面部、胸腹部、四肢手术
E. 仰卧位时颈部过度扭曲、牵拉容易造成臂丛神经损伤

【选择题答案】

1. C　2. C　3. D　4. E　5. C

【评判性思考】

1. 为什么要重视手术体位的摆放?
2. 预防仰卧位低血压综合征发生的要点及时机有哪些?

任务二　侧卧位

侧卧位(lateral position)是将患者向一侧自然侧卧,头偏向健侧方向,双臂自然向前伸展,双下肢自然屈曲,前后分开放置,头部与脊柱处于一条水平线上,保持正常生理弯曲的一种手术体位。

【实验学时】

2学时。

【实验类型】

技能型实验。

【学习目标】

1. 识记　侧卧位的概念,安置侧卧位的目的、操作要点、注意事项。
2. 理解　安置侧卧位技术操作流程。
3. 运用　根据不同手术对手术野要求及手术患者身体活动度和皮肤情况安置合适侧卧位。

【实验目的】

1. 充分显露手术野,避免不必要的裸露。

2. 合理分散压力，保护患者皮肤完整性。

3. 减少侧卧位并发症的发生。

4. 保障患者安全和舒适。

【临床案例】

患者，王××，男，28 岁，主诉“突发性胸闷胸痛 1 d”，诊断“气胸”。

现病史：患者前日 18 时无明确诱因突发胸闷、胸痛不适，以右侧胸闷症状为主，胸痛为间断阵发性钝痛，疼痛严重时伴有呼吸困难，无咳嗽、发热、咯血不适，遂急诊入院。胸部 CT 检查显示右侧气胸并肺组织压缩、右侧胸腔积液、右侧甲状腺低密度结节，建议超声检查。发病以来，神志清楚，精神可，饮食及睡眠尚可，大小便正常，体重无明显增减。

既往史：5 年前行“右侧腹股沟疝修补术”，术后恢复可。否认高血压、心脏病史；否认糖尿病、脑血管疾病病史；否认肝炎、结核、疟疾病史；预防接种史随当地进行；否认外伤、输血、献血史；否认食物、药物过敏史。

体格检查：T 36.8 ℃，P 80 次/min，R 20 次/min，BP 110/60 mmHg。胸廓对称无畸形，左侧呼吸运动及语颤正常，无增强或减弱，无胸膜摩擦感；右侧呼吸运动及语颤减弱，无胸膜摩擦感。胸骨无叩痛，左肺叩诊清音，呼吸音清，未闻及湿啰音，语音传导正常，未闻及胸膜摩擦音。右肺叩诊过清音，呼吸音清，未闻及湿啰音，未闻及胸膜摩擦音。

辅助检查：胸部平片提示“右侧气胸”。

术前检查完善，拟全身麻醉下行“胸腔镜下右侧肺大疱切除术”。

【操作流程图】

操作前准备

用物准备：头枕 1 个、托手板 1 个、可调节托手架 1 个、胸垫 1 个、上下肢约束带 3～4 根、下肢支撑垫 1 个、固定挡板 2 个、足跟垫 2 个、软垫若干、速干手消毒剂等。

（1）护士准备：按手术部（室）要求规范着装，戴好帽子、口罩，摘除饰品，修剪指甲，指甲长度不超过指尖，无佩戴人工指甲或涂指甲油，洗手。
（2）患者准备：患者信息核对无误，评估病情、意识、合作程度和心理状态。
（3）环境准备：操作环境符合要求，手术床及其附件性能良好、清洁干燥。
（4）人员准备：巡回护士必须在手术医师、麻醉医师共同参与下进行手术体位安置。

↓

解释

参考解释语：您好，能再次告诉我您的名字吗？（患者：王××。）王先生，让我看一下您的腕带好吗？（患者：好的。）您知道今天做什么手术吗？（患者：右侧肺大疱切除。）您手术前需要先输上液体，便于麻醉药的使用和手术中血压的维持，待全身麻醉后会将您摆放成侧卧位，平常睡觉时左边侧躺没有不舒服吧?有的话请您告诉我。（患者：好的。）手术估计1 h，整个手术过程中我会和麻醉医师、手术医师共同守护着您，请您放心。（患者：好的。）

侧卧位

↓

备齐用物 移动患者

（1）用物按使用的先后顺序合理摆放于推车上，推至手术床尾。
（2）放置托手板和可调节托手架于适宜高度固定备用。
（3）手术患者核对无误后安置于手术床上，注意保暖及保护患者隐私。

↓

轴线翻身安置体位	麻醉成功、各项准备工作完成后，麻醉医师位于患者头颈部，手术医师和巡回护士分别位于患者躯干两侧，手术助手位于患者下肢处，统一步调、整体托起患者并进行轴线翻身，取健侧卧位，头下置头枕，高度平下侧肩高，使头与脊柱处于同一水平线，可使用整体侧卧位垫或腋下距肩峰 10 cm 处垫胸垫，避免腋窝受压。
固定下肢	（1）双下肢约 45° 自然屈曲，保持两腿呈跑步时姿态屈曲位，足下垫足跟垫，两腿间用支撑垫承托上侧下肢。 （2）距膝关节上、下 5 cm 处分别用约束带固定，松紧适宜，防止损伤腓总神经。
固定背侧腹侧	背侧用挡板固定骶尾部或肩胛区（距手术野至少 15 cm），腹侧用固定挡板支持耻骨联合，共同维持患者 90° 侧卧位。
固定上肢	（1）下侧上肢外展于托手板上并固定，远端关节高于近端关节；术侧上肢屈曲呈抱球状，置于可调节托手架上并固定，远端关节稍低于近端关节，共同维持胸廓自然舒展。 （2）肩关节外展或上举不超过 90°，两肩连线和手术台呈 90°。
操作后处理	（1）减少皮肤暴露，注意保暖，整理床单位。 （2）再次检查体位安置是否符合上述要求，各生命体征监测导线及液体通路连接是否正常。 （3）整理用物，洗手，记录。
操作后评价	（1）动作规范，顺序正确。 （2）符合节力原则。 （3）主动与患者沟通，体现以患者为中心的护理人文关怀。

【操作要点】

1. 保持患者各肢体、关节的生理功能体位，防止过度牵拉、扭曲导致血管神经损伤。
2. 保持呼吸道通畅、生命体征稳定。
3. 注意压力分散，防止局部长时间受压，保护皮肤完整性。
4. 规范约束患者，松紧适宜，维持体位稳定，防止术中移位、坠床。

【注意事项】

1. 避免患者身体直接接触金属物品。
2. 翻转患者时须与手术医生、麻醉医生协调一致，防止气管插管脱出。
3. 垫于腋下的胸垫高度及部位适宜，防止臂丛神经损伤。
4. 头下头枕高度适宜，保持头与脊柱在同一水平线上，避免颈部过度拉伸。
5. 肩关节外展或上举不超过 90°。
6. 防止健侧眼睛、耳郭及男性患者外生殖器受压。
7. 避免固定挡板压迫腹股沟导致下肢缺血或深静脉血栓形成。
8. 体位安置后须妥善固定，防止身体前倾压迫上肢，致神经受损及静脉回流受阻。

【操作评分标准】

侧卧位操作评分标准见表2-5。

表2-5　侧卧位操作评分标准

项目	评分细则	得分	扣分	备注
评估(5分)	1. 环境安全,符合要求	1		
	2. 手术床及其附件处于功能状态,手术床周围环境适宜	1		
	3. 用物呈备用状态	1		
	4. 患者病情、意识、合作程度和心理状态	1		
	5. 人员充足,麻醉医生、手术医生到位	1		
准备质量(5分)	1. 仪表端庄,正确佩戴帽子、口罩	1		
	2. 操作前洗手	2		
	3. 用物齐全,摆放有序	2		
操作流程质量(70分)	1. 用物按使用的先后顺序合理摆放于推车上,推至手术床尾	5		
	2. 放置托手板和可调节托手架于适宜高度固定备用	5		
	3. 手术患者核查无误后安置于手术床上,注意保暖及保护患者隐私	5		
	4. 麻醉成功,各项准备工作完成后,麻醉医生位于患者头颈部,手术医生和巡回护士分别位于患者躯干两侧,手术助手位于患者下肢处,统一步调,整体托起患者并进行轴线翻身,取健侧卧位,头下置头枕,高度平下侧肩高,使头与脊柱处于同一水平线,可使用整体侧卧位垫或腋下距肩峰10 cm处垫胸垫,避免腋窝受压	10		
	5. 双下肢约45°自然屈曲,保持两腿呈跑步时姿态屈曲位,足下垫足跟垫,两腿间用支撑垫承托上侧下肢	6		
	6. 距膝关节上、下5 cm处分别用约束带固定,松紧适宜,防止损伤腓总神经	6		
	7. 背侧用挡板固定骶尾部或肩胛区(距手术野至少15 cm),腹侧用固定挡板支持耻骨联合,共同维持患者90°侧卧位	6		
	8. 下侧上肢外展于托手板上并固定,远端关节高于近端关节;术侧上肢屈曲呈抱球状,置于可调节托手架上并固定,远端关节稍低于近端关节,共同维持胸廓自然舒展	6		
	9. 肩关节外展或上举不超过90°,两肩连线和手术台呈90°	6		
	10. 减少皮肤暴露,注意保暖,整理床单位	5		
	11. 再次检查体位安置是否符合上述要求,各生命体征监测导线及液体通路连接是否正常	5		
	12. 整理用物,洗手,记录	5		

续表 2-5

项目	评分细则	得分	扣分	备注
全程质量(20分)	1. 动作规范,顺序正确	10		
	2. 符合节力原则	5		
	3. 主动与患者沟通,体现以患者为中心的护理人文关怀	5		

【选择题】

1. 不适用侧卧位进行手术的部位是 (　　)
   A. 肺　　B. 食管
   C. 髋关节　　D. 胃
   E. 肾
2. 侧卧位易受压部位不包括 (　　)
   A. 耳郭　　B. 下侧肩部
   C. 髋部　　D. 下侧膝关节外部
   E. 上侧外踝
3. 摆放侧卧位时,胸垫放于腋下距肩峰的距离为 (　　)
   A. 5 cm　　B. 10 cm
   C. 15 cm　　D. 20 cm
   E. 25 cm
4. 下列关于侧卧位上侧上肢的描述,正确的是 (　　)
   A. 远端关节低于近端关节　　B. 水平置于托手板上
   C. 远端关节高于近端关节　　D. 不需使用可调节托手架
   E. 需外展 120°
5. 摆放侧卧位时,两肩连线与手术床的夹角是 (　　)
   A. 30°　　B. 45°
   C. 60°　　D. 90°
   E. 120°

【选择题答案】

1. D　2. E　3. B　4. A　5. D

【评判性思考】

1. 侧卧位易造成的并发症有哪些?
2. 怎样预防侧卧位常见并发症的发生?

任务三 俯卧位

俯卧位(prone position)是患者俯卧于床面、腹部朝下、背部朝上、保证胸腹部最大范围不受压、双下肢自然屈曲的手术体位。

【实验学时】

2 学时。

【实验类型】

技能型实验。

【学习目标】

1. 识记　俯卧位的概念,安置俯卧位的目的、操作要点、注意事项。
2. 理解　安置俯卧位技术操作流程。
3. 运用　根据不同手术对手术野要求及手术患者身体活动度和皮肤情况安置合适俯卧位。

【实验目的】

1. 充分显露手术野,避免不必要的裸露。
2. 合理分散压力,保护患者皮肤完整性。
3. 减少俯卧位并发症的发生。
4. 保障手术患者安全和舒适。

【临床案例】

患者,王××,男,57 岁,主诉“发现枕部包块 8 年余,逐渐增大 1 个月余”,诊断“后枕部皮下占位性病变”。

现病史:8 年前发现枕部有包块,触之无疼痛,未予治疗。1 个月前发现包块增大,呈鸡蛋大小,质软,触之可活动。遂于 1 周前至当地县医院就诊,头部彩超示:枕部皮下脂肪层内偏强回声,考虑脂肪瘤。为进一步治疗到上级医院就诊,门诊以“后枕部皮下占位性病变”收入院。发病以来,神志清楚,精神可,饮食睡眠可,大小便正常,体重无明显变化。

既往史:高血压病史 14 年,目前控制可,未口服药物治疗;脑梗死病史 5 年,每日服用阿司匹林肠溶片 50 mg;否认心脏病、糖尿病等疾病病史;否认肝炎、结核、疟疾病史;预防接种史随当地进行;否认外伤、输血、献血史,否认食物、药物过敏史。

个人史:生于原籍久居本地,公务员,高中学历,无疫区、疫情、疫水接触史,无牧区、矿山、高氟区低碘区居住史,无化学性物质、放射性物质、有毒物质接触史,无吸毒史,吸烟 40 年,20 支/d,已戒 4 年,饮酒 40 年,50 mL/d。

体格检查:T 36.6 ℃,P 90 次/min,R 20 次/min,BP 135/95 mmHg,心肺听诊无异常。头颅无畸形,头部触及一约 3 cm×4 cm 肿物。眼睑无水肿、充血及苍白,双瞳孔等大等圆,对光反应灵敏。

辅助检查:头部超声示皮下脂肪层强回声,颅脑 CT 未见明显异常。

术前检查完善,拟全身麻醉下行"后枕部皮下肿物切除术"。

【操作流程图】

操作前准备

用物准备：根据手术部位以及患者体型准备不同型号和形状的体位用具。俯卧位支架或弓形俯卧架或门形俯卧垫 1 个、头架 1 个、头托 1 个、托手架 2 个、腿部支撑垫 1 个、约束带若干、各类贴膜、速干手消毒剂等。

（1）护士准备：按手术部（室）要求规范着装，戴好帽子、口罩，摘除饰品；修剪指甲，指甲不超过指尖，无佩戴人工指甲或涂指甲油，洗手。
（2）评估患者：患者信息核对无误，评估病情、意识、合作程度和心理状态。
（3）环境准备：操作环境符合要求，手术床及其附件性能良好、清洁干燥。
（4）人员准备：巡回护士必须在手术医生、麻醉医生共同参与下进行体位安置。

俯卧位

↓

解释

参考解释语：您好，能告诉我您的名字吗？（患者：王××。）王先生，让我核对一下您的腕带好吗？（患者：好的。）您知道今天做什么手术吗？（患者：头皮下肿物切除。）您手术前需要先输液体，以便于麻醉药的使用和手术中血压的维持，请您伸出左侧手臂让我看看好吗？（患者：好的。）等麻醉后会将您摆放成俯卧位，也就是趴着睡，平常趴着睡觉时没什么不舒服吧？有的话请您告诉我。手术预计 2 h，整个手术过程中我会和麻醉医生、手术医生共同守护着您，请您放心！如果您有什么要求可以提前告诉我（患者：好的。）

↓

备齐用物 移动患者

（1）用物按使用先后顺序合理摆放于推车上，并置于手术床相应位置。
（2）核对无误后，协助患者移至手术床上，为患者盖被保暖，注意保护患者隐私。

↓

轴线翻身

（1）麻醉成功，各项准备工作完成后，妥善安置各种管道、线路。
（2）由医护人员共同配合，采用轴线翻身法将患者安置于已备好的俯卧位支撑用物上，妥善约束，避免坠床。

↓

安置头颈部

（1）检查头面部，根据患者脸型调整头部支撑物的宽度，将头部置于头托上，保持颈椎呈中立位，维持人体正常的生理弯曲。
（2）选择前额、两颊及下颌作为支撑点，避免压迫眼部眶上神经、眶上动脉、眼球、颧骨、鼻及口唇等。

↓

安置胸腹部	（1）将前胸、肋骨两侧、髂前上棘、耻骨联合作为支撑点，胸腹部悬空，避免受压，避开腋窝。 （2）保护男性患者会阴部以及女性患者乳房部。
固定下肢	（1）将双腿置于腿部支撑垫上，保持功能位，避免双膝部悬空，给予体位垫保护。 （2）双下肢略分开，足踝部垫软垫，踝关节自然屈曲，足尖自然下垂，约束带置于膝关节上 5 cm 处。
固定上肢	（1）将双上肢沿关节生理旋转方向，自然向前放于头部两侧或置于托手架上，高度适中，避免指端下垂，用约束带固定。肘关节处垫体位垫，避免尺神经损伤。 （2）或者根据手术需要双上肢自然紧靠身体两侧，掌心向内，用布巾包裹固定。
操作后检查	（1）减少皮肤暴露，注意保暖，整理床单位。 （2）再次检查体位安置是否符合上述要求，各生命体征监测导线及液体通路连接是否正常。 （3）整理用物，洗手，记录。
操作后评价	（1）动作规范，顺序正确。 （2）符合节力原则。 （3）主动与患者沟通，体现以患者为中心的护理人文关怀。

【操作要点】

1. 保持患者各肢体、关节的生理功能体位，防止过度牵拉、扭曲导致血管神经损伤。
2. 保持呼吸道通畅、生命体征稳定。
3. 注意压力分散，防止局部长时间受压，保护皮肤完整性。
4. 规范约束患者，松紧适宜，维持体位稳定，防止术中移位、坠床。

【注意事项】

1. 避免患者身体直接接触手术床、麻醉架、器械托盘等金属物品。
2. 轴线翻身时至少需要 4 名医护人员配合完成，步调一致。
3. 患者头部摆放合适，避免气管插管扭曲及压迫眶上动脉和神经。
4. 双上肢应遵循远端关节低于近端关节的原则。
5. 妥善固定各类管道，粘贴心电监护电极片的位置应避开俯卧时的受压部位。
6. 保持腹部悬空，避免压迫腹腔动脉和静脉。
7. 专用头架固定头部时，各关节固定牢靠，避免松动。

【操作评分标准】

俯卧位操作评分标准见表 2-6。

表 2-6　俯卧位操作评分标准

项目	评分细则	得分	扣分	备注
评估(5分)	1. 环境安全,符合要求	1		
	2. 手术床及其附件处于功能状态,手术床周围环境适宜	1		
	3. 用物呈备用状态	1		
	4. 患者病情、意识、合作程度和心理状态	1		
	5. 人员充足,麻醉医生、手术医生到位	1		
准备质量(5分)	1. 仪表端庄,正确佩戴帽子、口罩	1		
	2. 操作前洗手	2		
	3. 用物齐全,摆放有序	2		
操作流程质量(70分)	1. 按手术安全检查表核对患者信息及手术部位	5		
	2. 根据手术方式和患者体型,选择适宜的体位支撑用物,并置于手术床相应位置	5		
	3. 麻醉完成后,使用眼贴保护患者眼睛,妥善安置各种管道、线路	5		
	4. 由医护人员共同配合,采用轴线翻身法将患者安置于俯卧位支撑用物上,妥善约束,避免坠床	5		
	5. 检查头面部,根据患者脸型调整头部支撑物的宽度,将头部置于头托上,保持颈椎呈中立位,维持人体正常的生理弯曲;选择前额、两颊及下颌作为支撑点,避免压迫眶上神经、眶上动脉、眼球、颧骨、鼻及口唇等	10		
	6. 将前胸、肋骨两侧、髂前上棘、耻骨联合作为支撑点,胸腹部悬空,避免受压,避开腋窝。保护男性患者会阴部以及女性患者乳房部	10		
	7. 将双腿置于腿部支撑垫上,保持功能位,避免双膝部悬空,给予体位垫保护,双下肢略分开,足踝部垫软垫,踝关节自然弯曲,足尖自然下垂,约束带置于膝关节上 5 cm 处	7		
	8. 将双上肢沿关节生理旋转方向,自然向前放于头部两侧或置于托手架上,高度适中,避免指端下垂,用约束带固定。肘关节处垫体位垫,避免尺神经损伤;或者根据手术需要双上肢自然紧靠身体两侧,掌心向内,用布巾包裹固定	8		
	9. 减少皮肤暴露,注意保暖,整理床单位	5		
	10. 再次检查体位安置是否符合上述要求,各生命体征监测导线及液体通路连接是否正常	5		
	11. 整理用物,洗手,记录	5		
全程质量(20分)	1. 动作规范,顺序正确	10		
	2. 符合节力原则	5		
	3. 主动与患者沟通,体现以患者为中心的护理人文关怀	5		

【选择题】

1. 俯卧位时约束带应固定在 ( )
   A. 膝关节下 5 cm
   B. 膝关节下 10 cm
   C. 膝关节上 5 cm
   D. 臀部
   E. 腘窝部
2. 俯卧位的易受压部位不包括 ( )
   A. 前额
   B. 髂前上棘
   C. 膝关节
   D. 前胸部
   E. 足根
3. 摆放俯卧位时，若双腿分开角度不超过 ( )
   A. 30°
   B. 45°
   C. 60°
   D. 90°
   E. 120°
4. 下列不符合俯卧位摆放要求的是 ( )
   A. 头部置于头托上，保持颈椎位于中轴线位置
   B. 选择前胸、肋骨两侧、髂前上棘作为支撑点，腹部悬空，避免压迫下腔静脉
   C. 将双腿置于腿架或软枕上，足踝部悬空避免受压
   D. 双上肢沿关节生理旋转方向和活动度，自然放置于头部两侧或置于托手架上
   E. 摆放体位后，应逐一检查受压部位并妥善固定
5. 摆放俯卧位时面部支撑点应是 ( )
   A. 口唇
   B. 两颊
   C. 眼球
   D. 颧骨
   E. 眼眶

【选择题答案】

1. C　2. E　3. D　4. C　5. B

【评判性思考】

1. 俯卧位对人体正常的生理有哪些影响？
2. 患者俯卧位术后胸部出现了串珠状水疱，是什么原因造成的？

任务四 截石位

截石位(lithotomy position)是患者仰卧，双腿放置于腿架上，臀部移至床边，最大限度地暴露会阴部，多用于肛肠手术和妇科手术。

【实验学时】

2 学时。

【实验类型】

技能型实验。

【学习目标】

1. 识记 截石位的概念,安置截石位的目的、操作要点、注意事项。
2. 理解 安置截石位技术操作流程。
3. 运用 根据不同手术对手术野要求及手术患者身体活动度和皮肤情况安置合适截石位。

【实验目的】

1. 充分显露手术野,避免不必要的裸露。
2. 合理分散压力。
3. 减少截石位并发症的发生。
4. 保障手术患者安全和舒适。

【临床案例】

患者,王××,女,60 岁,主诉“绝经 17 年,阴道不规则出血 4 个月余”,诊断“子宫内膜癌”。

现病史:4 个月前无明显诱因出现阴道不规则出血,色暗红,间断点滴出血至今。于当地医院就诊,彩超显示:宫腔内可见一大小约 31 mm×30 mm 不均质低回声;液基薄层细胞检测(thinprep cytologic test,TCT)示非典型鳞状细胞(ASC-US);人乳头瘤病毒 18(human papillomavirus 18,HPV18)(+)。遂行“子宫内膜诊刮术+宫颈活检术”,术后病理回示(宫腔)考虑子宫内膜样癌,宫颈活检病理示宫颈管内膜炎伴糜烂,现需进一步治疗。门诊以“子宫内膜癌”收住院,发病以来阴道不规则出血,有腹痛腹胀,无肛门坠痛,白带增多,无明显消瘦、乏力,无畏寒发热。发病以来饮食睡眠佳,精神好,大小便正常,体重无明显改变。

既往史:颈椎病病史 10 年余,偶有头晕、头痛症状;高血压病史 4 年,规律口服缬沙坦胶囊 1 粒/d,血压控制可;脑梗死病史 3 年,规律口服阿司匹林肠溶片 1 片/d、阿托伐他汀钙片 1 片/d;否认心脏病、糖尿病病史;否认肝炎、结核、疟疾病史;预防接种史随当地进行;否认手术、外伤、输血、献血史;否认食物、药物过敏史。

体格检查:T 36.5 ℃,P 78 次/min,R 18 次/min,BP 120/70 mmHg。眼球略凸,全身皮肤无出血点,甲状腺Ⅰ度肿大。外阴有血迹;子宫前位,饱满,质地中等,外形规则,无压痛;附件未扪及包块,无压痛。

辅助检查:Hb 112 g/L,WBC 6.6×10^9/L,Plt 125×10^9/L;凝血 6 项、生化全套,各值均在正常范围;盆腔 B 超,子宫 74 mm× 62 mm×46 mm,子宫内膜双层厚 2.7 cm,回声欠均

匀，宫腔线不清晰；右卵巢大小，34 mm×30 mm，3～8 mm 卵泡 8 枚；左卵巢大小，35 mm×32 mm，3～8 mm 卵泡 6 枚；微型宫腔镜检查，子宫内膜厚，子宫内膜多个息肉样增生，宫颈外口可见一直径 2 cm 息肉样物脱出，表面不平整，质地脆。

术前检查完善，拟全身麻醉下行“腹腔镜下子宫切除术”。

【操作流程图】

操作前准备

- 用物准备：头枕 1 个、软垫 3 个、截石位腿架 2 个、托手板 1 个、约束带 3～4 根、肩托 1 个、速干手消毒剂等。
- （1）护士准备：按手术部（室）要求规范着装，戴好帽子、口罩，摘除饰品，修剪指甲，指甲长度不超过指尖，无佩戴人工指甲或涂指甲油，洗手。
（2）评估患者：患者信息核对无误，评估病情、意识、合作程度和心理状态。
（3）环境准备：操作环境符合要求，手术床及其附件性能良好、清洁干燥。
（4）人员准备：巡回护士须在手术医生、麻醉医生共同参与下进行手术体位安置。

截石位

↓

解释

参考解释语：您好，能再次告诉我您的名字吗？（患者：王××。）王女士，让我看一下您的腕带好吗？（患者：好的。）您今天做“腹腔镜下子宫切除”是吗？（患者：是的。）今天的手术需要摆放一个和您做妇科检查一样的体位（截石位），两腿需要分开放在腿架上，平常下肢活动没什么不舒服吧？（患者：没有。）我会在您麻醉睡着后摆放，您不要紧张。手术时间大约需要2 h，醒来后手术已经结束。整个手术过程中我会和麻醉医生、手术医生共同守护着您，请您放心！您有什么需要和不适，请提前告知我。（患者：好的。）

↓

备齐用物移动患者

（1）用物按使用的先后顺序合理摆放于推车上，推至手术床尾。
（2）再次核对患者，将其安置于手术床上取仰卧位，在麻醉前协助患者下移，使骶尾部靠近手术床背板边缘，为患者盖被保暖，保护患者隐私。
（3）在近髋关节平面放置截石位腿架。
（4）未实施麻醉前，协助患者将腿部放置于腿架上，体验腿架安全舒适高度。

↓

再次调整位置

麻醉成功，各项准备工作完成后，在麻醉医师和手术医师的共同配合下，根据手术需要将患者臀部移至手术床背板下缘的合适位置，必要时，臀部下方垫软垫，以减轻局部压迫，同时臀部也得到相应抬高，便于手术操作。

↓

固定下肢

（1）两腿屈髋、屈膝分别置于腿架上，腘窝处垫长方形软垫，双下肢外展 <90°，大腿前屈的角度根据手术需要而改变。
（2）约束带固定小腿，松紧适宜。
（3）放下或取下手术床腿板。

↓

固定上肢：上肢置于身体两侧，中单固定；如果上肢需外展，置于托手板上时不超过 90°，并用约束带固定。当需要头低脚高位时，可加用肩托，以防止患者向头端滑动。

↓

操作后检查：
（1）减少皮肤暴露，注意保暖，整理床单位。
（2）再次检查体位安置是否符合上述要求，各生命体征监测导线及液体通路连接是否正常。
（3）整理用物，洗手，记录。

↓

操作后评价：
（1）动作规范，顺序正确。
（2）符合节力原则。
（3）主动与患者沟通，体现以患者为中心的护理人文关怀。

【操作要点】

1. 保持患者各肢体、关节的生理功能体位，防止过度牵拉、扭曲导致血管神经损伤。
2. 保持呼吸道通畅、生命体征稳定。
3. 注意压力分散，防止局部长时间受压，保护皮肤完整性。
4. 规范约束患者，松紧适宜，维持体位稳定，防止术中移位、坠床。

【注意事项】

1. 避免患者身体直接接触金属物品。
2. 腿架托住小腿及膝部，必要时腘窝处垫软垫，防止损伤腘窝血管、神经及腓肠肌。
3. 注意小腿不可外旋，固定小腿的约束带不可过紧，防止腓总神经受压。
4. 手术中防止重力压迫膝部。
5. 手术结束复位时，双下肢应分别单独慢慢复位，防止因回心血量减少引起低血压。
6. 需遵循“T-K-O”连线原则：即患者的足尖、膝关节、对侧的肩膀处于同一直线上。

【操作评分标准】

截石位操作评分标准见表 2-7。

表 2-7　截石位操作评分标准

项目	评分细则	得分	扣分	备注
评估（5 分）	1. 环境安全，符合要求	1		
	2. 手术床及其附件处于功能状态，手术床周围环境适宜	1		
	3. 用物呈备用状态	1		
	4. 患者病情、意识、合作程度和心理状态	1		
	5. 人员充足，麻醉医生、手术医生到位	1		
准备质量（5 分）	1. 仪表端庄，正确佩戴帽子、口罩	1		
	2. 操作前洗手	2		
	3. 用物齐全，摆放有序	2		
操作流程质量（70 分）	1. 用物按使用的先后顺序合理摆放于推车上，推至手术床尾	2		
	2. 再次核对患者，将其安置于手术床上取仰卧位，在麻醉前协助患者下移，使骶尾部靠近手术床背板边缘，为患者盖被保暖，保护患者隐私	3		
	3. 近髋关节平面放置截石位腿架	5		
	4. 未实施麻醉前，协助患者腿部放置于腿架，体验腿架安全舒适高度	5		
	5. 麻醉成功，各项准备工作完成后，在麻醉医生和手术医生的共同配合下，根据手术需要将患者臀部移至手术床背板下缘的合适位置，必要时，臀部下方垫软垫，以减轻局部压迫，同时臀部也得到相应抬高，便于手术操作	5		
	6. 两腿屈髋、屈膝分别置于腿架上，腘窝处垫长方形软垫，双下肢外展<90°，大腿前屈的角度根据手术需要而改变	10		
	7. 约束带固定小腿，松紧适宜	10		
	8. 放下或取下手术床腿板	5		
	9. 上肢置于身体两侧，中单固定；如需上肢外展，置于托手板上时不超过 90°，并用约束带固定。当需要头低脚高位时，可加用肩托，以防止患者向头端滑动	8		
	10. 减少皮肤暴露，注意保暖，整理床单位	5		
	11. 再次检查体位安置是否符合上述要求，各生命体征监测导线及液体通路连接是否正常	7		
	12. 整理用物，洗手，记录	5		
全程质量（20 分）	1. 动作规范，顺序正确	10		
	2. 符合节力原则	5		
	3. 主动与患者沟通，体现以患者为中心的护理人文关怀	5		

【选择题】

1. 不适合截石位的手术是　　　　　　　　　　　　　　　　　　　　　　　　(　　)

A. 肛门手术　　　　　　　　　　　　B. 直肠手术

C. 腹会阴联合手术　　　　　　　　　D. 膀胱镜手术

E. 胰腺手术

2. 截石位易受压部位不包括　　　　　　　　　　　　　　　　　　　　　　(　　)

A. 枕部　　　　　　　　　　　　　　B. 肩胛部

C. 骶尾部　　　　　　　　　　　　　D. 腘窝

E. 膝部

3. 下列符合截石位摆放要求的是　　　　　　　　　　　　　　　　　　　　(　　)

A. 臀部置于距手术床背板下缘 15 cm 处

B. 截石位需要头低脚高位时,可以不用肩托防止身体向头端移位

C. 腘窝处应加软垫防止损伤腘窝血管、神经及腓肠肌

D. 手术结束复位时,双下肢应一起快速放下,以免引起低血压

E. 臀部下方不可添加软垫以增加臀部高度

4. 截石位双下肢外展不超过　　　　　　　　　　　　　　　　　　　　　　(　　)

A. 30°　　　　　　　　　　　　　　B. 45°

C. 60°　　　　　　　　　　　　　　D. 75°

E. 90°

5. 下列截石位表述不正确的是　　　　　　　　　　　　　　　　　　　　　(　　)

A. 妥善固定肢体,避免肢体悬空

B. 足部要低于膝关节,避免静脉血栓形成

C. 腘窝不要紧贴腿架,防止损伤腘窝血管神经及腓肠肌

D. 注意保暖,适当遮挡

E. 术中避免重力压迫膝部

【选择题答案】

1. E　2. E　3. C　4. E　5. B

【评判性思考】

1. 截石位对正常生理功能有哪些影响?

2. 预防截石位并发症的措施有哪些?

项目三 器械护士配合

任务一 铺置无菌器械台

无菌器械台(sterile instrument table)指手术过程中存放无菌物品、手术器械等物品的操作区域。

【实验学时】

2 学时。

【实验类型】

技能型实验。

【学习目标】

1. 识记　无菌器械台的概念,铺置无菌器械台的目的、操作要点、注意事项。
2. 理解　铺置无菌器械台技术操作流程。
3. 运用　根据手术部位、手术方式选择无菌器械包并铺置无菌器械台。

【实验目的】

1. 建立无菌区域和无菌屏障。
2. 防止手术器械及敷料再污染。
3. 最大限度地减少微生物由非无菌区域转移至无菌区域。
4. 便于手术器械和物品的管理。

【临床案例】

患者,蔡××,男,27 岁,主诉“体检发现甲状腺结节 7 个月”,诊断“甲状腺结节”。

现病史:7 个月前体检发现甲状腺结节,无声音嘶哑、饮水呛咳、局部压痛、吞咽困难等不适;无心悸、手颤、消瘦等伴随症状,后定期复查。1 周前至本院行甲状腺超声示:甲状腺右侧叶中下部实性结节(TI-RADS 分级:5 级);甲状腺右侧叶囊性结节(TI-RADS 分级:2 级),右侧颈部Ⅵ区淋巴结肿大。

既往史:既往体健,无高血压、心脏病、糖尿病、脑血管疾病病史,无肝炎、结核、疟疾病史，无手术、外伤史，无食物、药物过敏史。

专科检查：颈软，无抵抗，颈动脉搏动对称，颈静脉无怒张，气管居中。甲状腺双侧叶未触及明显结节感。颈部未触及明显肿大淋巴结。

辅助检查：甲状腺超声检查，甲状腺右侧叶中下部实性结节(TI-RADS 分级:5 级)；甲状腺右侧叶囊性结节(TI-RADS 分级:2 级)，右侧颈部Ⅵ区淋巴结肿大。

入院后神志清楚，精神可，食欲正常，睡眠正常，大小便正常，体重无减轻，已完善术前检查，拟全麻下行“甲状腺腺叶切除术”。

【操作流程图】

操作前准备

用物准备：器械车（2台）、甲状腺器械包、无菌敷料包、无菌手术衣包、无菌持物钳包、一次性无菌物品、医疗废物装放容器、生活垃圾桶，速干手消毒剂。

（1）护士准备：按手术部（室）要求规范着装，正确佩戴帽子和口罩，摘除饰品，修剪指甲，指甲长度不超过指尖，无佩戴人工指甲或涂指甲油，洗手。
（2）患者准备：患者已到达手术间。
（3）环境准备：净化空调系统处于开启状态，无菌器械车台面平整、清洁、干燥，周围宽敞、明亮。

↓

打开无菌持物钳包

（1）将无菌持物钳包放置在器械车中央。
（2）检查无菌持物钳包的名称、灭菌日期和包外灭菌化学指示物。
（3）确保无菌持物钳包包装完好、干燥。
（4）撕下包外灭菌化学指示物。
（5）依次用手打开无菌持物钳包布的对侧，左、右侧及同侧。
（6）取出无菌持物钳，检查包内灭菌化学指示物。
（7）在包外灭菌化学指示物上注明开启日期、时间并签名，连同包内灭菌化学指示物粘贴在持物钳罐的外面。

↓

打开无菌敷料包

（1）固定器械车，将无菌敷料包放置在器械车中央。
（2）检查无菌敷料包的名称、灭菌日期和包外灭菌化学指示物。
（3）确保无菌敷料包包装完好、干燥、无破损。
（4）撕下包外灭菌化学指示物后，用手打开无菌敷料包外层包布，先打开对侧，再打开左右两侧，最后打开同侧。
（5）用无菌持物钳打开内层包布，检查包内灭菌化学指示物。

↓

铺置无菌器械台

打开甲状腺器械包外层

（1）固定器械车，将甲状腺器械包放置在器械车中央。
（2）检查甲状腺器械包的名称、灭菌日期和包外灭菌化学指示物。
（3）确保甲状腺器械包包装完好、干燥、无破损。
（4）撕下包外灭菌化学指示物后，用手打开无菌敷料包外层包布，先打开对侧，再打开左右两侧，最后打开同侧。

↓

外科手消毒

↓

穿无菌手术衣，戴手套

↓

打开一次性物品

（1）巡回护士协助打开一次性无菌物品外包装。
（2）器械护士拿取一次性无菌物品。

↓

打开甲状腺器械包内层

（1）将内层包布左右展开。
（2）先展开同侧，再展开对侧。
（3）检查包内灭菌化学指示物。

↓

整理器械台

（1）将器械台整平。
（2）与巡回护士原位清点所有器械和物品，由巡回护士记录。
（3）将器械按使用顺序、频率、分类进行摆放，手术敷料及其他无菌物品分开放置。

↓

操作后处理

将包装袋、合格证等垃圾弃置于生活垃圾桶内。

↓

操作后评价

（1）操作熟练，符合操作程序。
（2）全程无污染。
（3）无菌器械台平整、物品摆放整齐，未超过器械台台缘。
（4）器械车尺寸合适，无菌器械台至少铺置4层，包布四周下垂超过 30 cm，下缘在回风口以上。
（5）生活垃圾、医疗废物分类处置。

【操作要点】

1. 打开无菌包之前，再次检查无菌包的名称、灭菌日期和包外灭菌化学指示物。

2. 按照一定的顺序打开无菌包,先对侧,再左右两侧,后打开同侧。

3. 器械护士穿无菌手术衣、戴手套后,应先清点再整理。

4. 手术开始前的包装袋、合格证等属于生活垃圾,应弃置于生活垃圾桶内。

【注意事项】

1. 严格执行无菌技术操作,避免污染。

2. 操作步骤正确,避免重复操作,提高效率。

3. 器械护士穿无菌手术衣、戴无菌手套后,方可进行器械台整理。未穿无菌手术衣及未戴无菌手套者,不得跨越无菌区及接触无菌台内的一切物品。

4. 器械车处于合适的位置,距墙至少 30 cm,打开包布时,不可触及墙面。

5. 铺置好的无菌器械台原则上不应进行覆盖。

6. 无菌器械台的台面为无菌区,无菌单应垂于台缘下 30 cm 以上,手术器械、物品不可超出台缘。

7. 无菌区内只允许使用无菌物品,若对物品的无菌性有怀疑,应视为污染。

8. 保持无菌器械台及无菌区整洁、干燥。若无菌单浸湿,应重新加盖无菌单或更换。

9. 移动无菌器械台时,器械护士不能接触台缘及其平面以下区域;巡回护士不可触及下垂的手术布单。

10. 无菌包的规格、尺寸应遵循《医疗机构消毒技术规范》(WS/T 367—2012)中的规定。

【操作评分标准】

铺置无菌器械台操作评分标准见表 2-8。

表 2-8　铺置无菌器械台操作评分标准

项目	评分细则	得分	扣分	备注
评估(5分)	1. 净化空调系统开启,周围宽敞、明亮	1		
	2. 器械台清洁、干燥,型号合适	1		
	3. 无菌包灭菌合格、在有效期内,包装无破损、潮湿	1		
	4. 一次性无菌物品在有效期内,包装无污染、破损、潮湿	1		
	5. 所选无菌器械包适合本台手术	1		
准备质量(5分)	1. 着装符合手术部(室)要求	1		
	2. 正确佩戴帽子和口罩	1		
	3. 摘除饰品	1		
	4. 指甲长度不超过指尖,无佩戴人工指甲或涂指甲油,洗手	1		
	5. 用物齐全,放置合理	1		

续表 2-8

项目	评分细则	得分	扣分	备注
操作流程质量(70分)	1. 将无菌持物钳包放置在器械车中央	1		
	2. 检查无菌持物钳包的名称、灭菌日期和包外灭菌化学指示物,确保无菌持物钳包包装完好、干燥、无破损	4		
	3. 撕下包外灭菌化学指示物,依次用手打开无菌持物钳包布的对侧,左、右侧及同侧,取出无菌持物钳,检查包内灭菌化学指示物	5		
	4. 在包外灭菌化学指示物上注明开启日期、时间并签名,连同包内灭菌化学指示物粘贴在持物钳罐的外面	5		
	5. 固定器械车,将无菌敷料包放置在器械车中央	2		
	6. 检查无菌敷料包的名称、灭菌日期和包外灭菌化学指示物,确保无菌敷料包包装完好、干燥、无破损	5		
	7. 撕下包外灭菌化学指示物后,用手打开无菌敷料包外层包布,先打开对侧,再打开左右两侧,最后打开同侧,用无菌持物钳打开内层包布,检查包内灭菌化学指示物	6		
	8. 固定器械车,将甲状腺器械包放置在器械车中央	2		
	9. 检查甲状腺器械包的名称、灭菌日期和包外灭菌化学指示物,确保甲状腺器械包包装完好、干燥、无破损	5		
	10. 撕下包外灭菌化学指示物后,用手打开无菌敷料包外层包布,先打开对侧,再打开左右两侧,最后打开同侧	5		
	11. 外科手消毒、穿无菌手术衣及戴手套后,巡回护士协助打开一次性无菌物品外包装,器械护士拿取一次性无菌物品	7		
	12. 打开甲状腺器械包的内层包布,检查包内灭菌化学指示物	5		
	13. 将器械台整平,与巡回护士原位清点所有器械、手术敷料、刀片、缝针和杂项物品,由巡回护士记录	8		
	14. 将器械按使用顺序、频率、分类进行摆放,手术敷料及其他无菌物品分开放置	6		
	15. 将包装袋、合格证等弃置于生活垃圾桶内	4		
全程质量(20分)	1. 操作熟练,符合操作程序	5		
	2. 操作全程无污染	5		
	3. 无菌器械台平整、物品摆放整齐,未超过器械台台缘	4		
	4. 器械车尺寸合适,无菌器械台至少铺置4层,包布四周下垂超过30 cm,下缘在回风口以上	4		
	5. 生活垃圾、医疗废物分类处置	2		

【选择题】

1. 无菌持物钳罐上以下哪一项是不需要注明的　(　　)

A. 日期　B. 时间

C. 有效期　D. 签名

E. 以上都不是

2. 无菌持物钳打开后有效期是　(　　)

A. 2 h　B. 4 h

C. 6 h　D. 8 h

E. 12 h

3. 无菌器械包高温高压灭菌后有效期为　(　　)

A. 7 d　B. 14 d

C. 1 个月　D. 2 个月

E. 3 个月

4. 无菌器械台铺巾(布巾)至少　(　　)

A. 2 层　B. 3 层

C. 4 层　D. 5 层

E. 5 层

5. 铺置无菌器械台时,下列错误的是　(　　)

A. 器械护士穿无菌手术衣、戴无菌手套后,方可进行器械台整理

B. 无菌器械台的台面为无菌区,无菌单应垂于台缘下 30 cm 以上,手术器械、物品不可超出台缘

C. 铺置好的无菌器械台原则上不应进行覆盖

D. 无菌区内只允许使用无菌物品,若对物品的无菌性有怀疑,应视为污染

E. 移动无菌器械台时,器械护士能接触台缘但不能接触台缘平面以下区域

【选择题答案】

1. C　2. B　3. B　4. C　5. E

【评判性思考】

1. 器械护士穿好手术衣、戴好手套后,打开无菌器械包的第二层包布,发现器械灭菌不合格如何处理?

2. 器械护士不能接触器械台台缘以下,是否可以认为器械台台缘以下是有菌的?为什么?

3. 为什么进行原位清点?

任务二 手术区铺单

无菌单(sterile drapes)指经过灭菌处理后,未被污染的手术单。

【实验学时】

2 学时。

【实验类型】

技能型实验。

【学习目标】

1. 识记　无菌单的概念,手术区铺单的目的、操作要点、注意事项。
2. 理解　手术区铺单技术操作流程。
3. 运用　根据不同手术部位和手术方式进行手术区铺单。

【实验目的】

1. 建立无菌区域和无菌屏障。
2. 显露手术切口所必需的皮肤区域,遮盖切口周围。
3. 避免和减少手术中的污染。

【临床案例】

患者,李××,女,32 岁,主诉“腹痛 4 d,加重 1 d”,诊断“腹腔占位”。

现病史:4 d 前进食后突发腹痛,脐周疼痛,疼痛性质不清,可忍受,无放射痛,无恶心、呕吐,无反酸、胃灼热,未做任何治疗。1 d 前上述症状较前加重,全腹部胀痛,无放射痛,无恶心、呕吐,无反酸、胃灼热,遂至当地医院行超声检查示腹部占位。

既往史:无高血压、心脏疾病病史,无糖尿病、脑血管疾病病史,无肝炎、结核、疟疾病史,预防接种史随社会计划免疫接种,无手术、外伤、输血史,无食物、药物过敏史。

体格检查:腹平坦,无腹壁静脉曲张,无胃肠型,无蠕动波,腹式呼吸存在。脐正常,无分泌物。腹部无压痛、反跳痛。腹部柔软、未触及包块。肝脏肋缘下未触及,脾脏肋缘下未触及,Murphy 征阴性,左、右肾区无叩击痛,各输尿管反射区无压痛,移动性浊音阴性,无液波震颤,肠鸣音正常、4 次/min,无气过水声,无血管杂音。

辅助检查(CT 检查):①中下腹部巨大占位,考虑畸胎瘤,请结合临床。②肠套叠,不完全性肠梗阻。③下腹部局部小肠管壁增厚,请结合临床。

入院后给予对症治疗,完善相关检查,今拟全麻下行“腹腔肿瘤切除术”。

【操作流程图】

操作前准备	用物准备：无菌敷料包、器械车（两台）、开腹手术器械包、无菌手术衣包、一次性无菌物品、无菌持物钳包、器械托盘、麻醉架。 （1）护士准备：器械护士穿无菌手术衣、戴无菌手套，铺置无菌器械台，打开无菌敷料包。 （2）评估患者：患者已进行手术区皮肤消毒。 （3）环境准备：净化空调系统处于开启状态，周围宽敞、明亮。
铺治疗巾	（1）器械护士持治疗巾折边的 1/3 递于术者，第一、二、三块治疗巾折边朝向术者，铺切口下方、对侧和上方。 （2）第四块治疗巾折边朝向器械护士递于术者，铺术者同侧。 （3）器械护士递 4 把布巾钳，术者将治疗巾的 4 个交角分别用布巾钳固定。
铺中单和大单	（1）术者再次消毒手和手臂后穿无菌手术衣、戴无菌手套。 （2）器械护士将两块单层中单分别对折后递于术者，术者拇指与其余 4 指分别夹住中单两角，展开分别铺切口左、右两侧。 （3）器械护士与术者拇指及其余 4 指夹住双层中单 4 个角，将双层中单展开，铺切口向上至头侧。 （4）器械护士与术者同法将双层大单展开后铺切口向下至器械托盘。 （5）器械托盘加铺一层单层中单。
铺手术洞单	（1）将手术洞单的孔洞正对切口放置，短端朝向头部，长端朝向下肢。 （2）器械护士与术者拇指及其余 4 指分开夹住手术洞单短端两角，将手裹在手术洞单里，展开手术洞单，覆盖麻醉架。 （3）手术洞单长端展开同短端，覆盖器械托盘。
操作后处理	整理手术洞单，使其平整。
操作后评价	（1）操作熟练，符合操作程序。 （2）全程无污染。 （3）无菌单铺置平整。 （4）手术区铺置无菌单至少 4 层，短端盖住麻醉架，两侧及足端下垂超过手术床床缘 30 cm 以上。

手术区铺单

【操作要点】

1. 铺治疗巾的顺序：下侧、对侧、上侧、同侧。

2. 铺完治疗巾，术者再次消毒手和手臂后方可穿无菌手术衣、戴手套。

3. 器械护士和术者铺单时应将手裹在无菌单里，展开无菌单时手保持在无菌台面以上。

4. 铺手术洞单时先区分短端和长端。

【注意事项】

1. 已铺好的无菌单不可随意移动，如需移动只能向切口外移。

2. 手术洞单应盖过麻醉架，两侧和尾端应下垂超过手术床床缘 30 cm 以上。

3. 展开无菌单时应将手裹在无菌单里，防止触碰周围有菌物品，展开无菌单时不可低于无菌台，防止污染。

4. 无菌单不可与周围的人或非无菌物品接触，一旦污染应立即更换。

5. 若布单浸湿，则失去隔离作用，应及时更换或加盖无菌单。

【操作评分标准】

手术区铺单操作评分标准见表 2-9。

表 2-9　手术区铺单操作评分标准

项目	评分细则	得分	扣分	备注
评估（5 分）	1. 净化空调系统开启，周围宽敞、明亮	1		
	2. 无菌包灭菌合格、在有效期内，包装完好、无潮湿	1		
	3. 一次性物品在有效期内，包装完好、无潮湿和污染	1		
	4. 麻醉架及附件齐全、器械托盘高度合适	1		
	5. 所选无菌敷料包适合本台手术	1		
准备质量（5 分）	1. 器械护士穿无菌手术衣、戴无菌手套	1		
	2. 打开无菌敷料包，无菌单种类、数量齐全	1		
	3. 铺置无菌器械台	1		
	4. 麻醉架、器械托盘安置在手术床合适的位置	1		
	5. 进行患者手术区皮肤消毒	1		
操作流程质量（70 分）	1. 器械护士持治疗巾折边的 1/3 递于术者，第一、二、三块治疗巾折边朝向术者，分别铺切口的下方、对侧和上方	10		
	2. 第四块治疗巾折边朝向器械护士递于术者，铺术者同侧	4		
	3. 器械护士递 4 把布巾钳，术者将治疗巾的 4 个交角处分别用布巾钳固定	3		

续表 2-9

项目	评分细则	得分	扣分	备注
操作流程质量(70 分)	4. 术者再次消毒手和手臂后穿无菌手术衣、戴无菌手套,器械护士将两块单层中单分别对折后递于术者,术者拇指与其余 4 指分别夹住中单两角,展开分别铺切口左、右两侧	10		
	5. 器械护士与术者用拇指及其余 4 指夹住双层中单 4 个角,将双层中单展开,铺切口向上至头侧	5		
	6. 器械护士与术者同法将双层大单展开后铺切口向下至器械托盘	5		
	7. 器械托盘加铺一层单层中单	4		
	8. 将手术洞单的孔洞正对切口放置,短端朝向头部,长端朝向下肢	8		
	9. 器械护士与术者拇指与其余 4 指分开夹住手术洞单短端两角,将手裹在手术洞单里,展开手术洞单,覆盖麻醉架	8		
	10. 手术洞单长端展开同短端,覆盖器械托盘	8		
	11. 整理手术洞单,使其平整	5		
全程质量(20 分)	1. 操作熟练,符合操作程序	5		
	2. 操作全程无污染	5		
	3. 无菌单铺置平整	5		
	4. 手术区无菌单铺置至少 4 层,短端盖住麻醉架,两侧及足端下垂超过手术床床缘 30 cm 以上	5		

【选择题】

1. 未穿无菌手术衣时铺治疗巾的顺序为 ( )
   A. 对侧、下侧、上侧、同侧　B. 下侧、对侧、上侧、同侧
   C. 同侧、对侧、上侧、对侧　D. 下侧、同侧、上侧、对侧
   E. 对侧、下侧、同侧、上侧
2. 切口处无菌单至少铺置 ( )
   A. 2 层　B. 3 层
   C. 4 层　D. 5 层
   E. 6 层
3. 无菌单下垂至少 ( )
   A. 15 cm　B. 20 cm
   C. 25 cm　D. 30 cm
   E. 35 cm
4. 手术区铺单时以下错误的是 ( )
   A. 已铺好的无菌单不可随意移动,如需移动只能向切口内移

B. 铺完无菌单后，术者应再次消毒手和手臂，方可穿无菌手术衣、戴手套
C. 手术洞单应盖过麻醉架，两侧和尾端应下垂超过手术床床缘 30 cm 以上
D. 无菌单不可与周围的人或物品接触，一旦污染应立即更换
E. 若布单浸湿，则失去隔离作用，应更换或加盖无菌单

5. 手术区铺单时不正确的是 （　　）
A. 铺完治疗巾后术者直接穿无菌手术衣、戴手套
B. 铺手术洞单时先区分短端和长端
C. 展开无菌单时应将手裹在无菌单里，防止触碰周围有菌物品，展开无菌单时不可低于无菌台，防止污染
D. 无菌单不可与周围的人或非无菌物品接触，一旦污染应立即更换
E. 若布单浸湿，则失去隔离作用，应更换或加盖无菌单

【选择题答案】

1. B　2. C　3. D　4. A　5. A

【评判性思考】

1. 铺治疗巾时为什么要折边？
2. 铺无菌单时为什么要将手裹在无菌单里？
3. 展开手术洞单时发现头端与尾端倒置该如何处理？
4. 手术洞单的孔洞远大于切口时如何处理？

任务三　常见手术器械识别和传递

手术器械（instruments）指用于执行切割、剥离、抓取、牵拉、缝合等特定功能的手术工具或器械，如血管钳、组织剪、牵开器、持针器等。

【实验学时】

4 学时。

【实验类型】

技能型实验。

【学习目标】

1. 识别　手术器械的概念，常见器械识别和传递的目的、操作要点、注意事项。
2. 理解　常见手术器械传递技术操作流程。
3. 运用　根据术者需要和手术进程及时、准确地传递器械。

【实验目的】

1. 保证手术顺利进行。
2. 防止发生职业暴露。

【临床案例】

患者,王××,女,32 岁,主诉"停经 9 月余,阴道见红半天",诊断"①先兆临产;②宫内孕 40 周;③瘢痕子宫;④G2P1"。

现病史:平时月经规律,4 ~5/30 d。LMP 为 2018.06.03。EDC 为 2019.03.10。停经 1 月余查尿妊娠试验阳性,孕 40 余天查彩超示宫内早孕,遂出现恶心、呕吐等早孕反应,持续至孕 2 月余,自行缓解。孕早期无射线接触史,无腹痛、阴道出血及流液等不适。孕 4 月余自觉胎动良好至今,孕期定期围保,NT、唐筛、四维彩超未见明显异常,OGTT 未查。孕晚期无头晕、眼花、视物模糊等不适,半天前出现阴道少量出血,色暗红,偶有宫缩,无阴道流液。

既往史:3 年前因胎儿"臀位"于当地医院行"子宫下段剖宫产术",无高血压、心脏病病史,无糖尿病、脑血管疾病病史,无肝炎、结核、疟疾病史,预防接种史不详,无外伤、输血史,无食物、药物过敏史。

产科检查:宫高 30.5 cm,腹围 98 cm,胎心 140 次/min,阴道少量出血,色暗红,偶触及宫缩,未见阴道流液。内诊见宫颈管消退 30%,居后,质软,宫口未开,先露 S^{-3}。

辅助检查:胎儿彩超示宫内孕,单活胎,头位,胎儿脐绕颈 1 周。胎盘功能Ⅱ级(双顶径 92 mm,头围 328 mm,股骨径 71 mm,腹围 349 mm,羊水指数 155 mm,胎心率 140 次/min,脐动脉 S/D 1.9)。

入院后给予间断吸氧、左侧卧位改善胎盘氧供,监测胎心、胎动情况,完善相关检查,今拟行"子宫下段剖宫产术"。

【操作流程图】

操作前准备

- 用物准备：剖宫产器械包、无菌敷料包、无菌手术衣包、无菌持物钳包、器械车、手术刀片、手术缝针、缝线及其他无菌物品、器械托盘、麻醉架、利器盒、医疗废物装放容器。
- （1）护士准备：器械护士穿无菌手术衣、戴无菌手套、铺置无菌器械台，检查器械的完整性和功能。
  （2）评估患者：麻醉、消毒后已进行手术区铺单。
  （3）环境准备：净化空调系统处于开启状态，周围宽敞、明亮。

↓

安装手术刀片及传递手术刀

- （1）左手握刀柄，右手用持针器夹持刀片前段背侧，将刀片与刀柄槽相对，轻轻用力使刀片嵌入刀柄槽内。
  （2）将手术刀放在弯盘里传递。

↓

常见手术器械识别和传递

手术镊的传递	手握手术镊夹端，闭合开口，直立式传递，术者握住手术镊中上部。
手术钳和手术剪的传递	（1）拇指和其余 4 指分别握手术钳前 1/3 处或手术剪中部。 （2）运用腕部的运动，力度适当，将器械柄环拍打在术者掌心。
拉钩的传递	（1）浸湿拉钩前端。 （2）右手握住拉钩前端，将柄端水平传递给术者。
针线的准备和持针器的传递	（1）右手拿持针器，用持针器开口处的前 1/3 夹住缝针的后 1/3。 （2）将持针器交于左手，右手两指捏住缝线前端，将缝线穿入针孔。 （3）顺势将线头拉出针孔 1/3 后，反折合并缝线卡入持针器前 1/3。 （4）右手捏住持针器的中部，利用腕部运动，力度适当，将柄环拍打在术者掌心。
刀片的拆卸	左手握刀柄，右手用持针器夹住刀片的尾端背侧，向上轻抬，刀尖对着器械台，将刀片推出刀柄槽。
操作后处理	医疗废物分类处置，将刀片、缝针及其他利器弃置于利器盒内，其他一次性物品弃置于医疗废物装放容器内。
操作后评价	（1）操作熟练，符合操作程序。 （2）操作全程无污染。 （3）传递有柄环的器械时拍打力度适当。 （4）术者接过器械无须调整即可使用。

【操作要点】

1. 传递手术刀时，握住刀柄和刀片衔接处，刀刃向下，将刀柄尾端递给术者。为防止职业暴露，建议使用弯盘进行无接触传递。

2. 有柄环的器械传递时，应将柄环轻轻拍打在术者掌心，力度适当。

3. 传递拉钩时应用生理盐水浸湿前端。

【注意事项】

1. 传递器械时注意稳、准、轻、快，术者无须调整方向即可使用。

2. 传递器械前后注意器械的完整性。

3. 禁止从术者肩后或背后传递器械。

4. 传递手术刀、缝针等锐器时，注意保护，防止发生职业暴露。

5. 拍打器械力度适当，能提醒术者即可。

6. 及时回收器械,避免堆积,防止掉落。
7. 器械收回后,应用生理盐水纱布擦拭表面血迹,检查器械的完整性。
8. 接触过胃肠道、呼吸道、泌尿生殖道等空腔脏器和肿瘤的器械应分开放置。

【操作评分标准】

常见手术器械识别和传递操作评分标准见表 2-10。

表 2-10　常见手术器械识别和传递操作评分标准

项目	评分细则	得分	扣分	备注
评估(5 分)	1. 净化空调系统开启,周围宽敞、明亮	1		
	2. 无菌包灭菌合格、在有效期内,包装完好、无潮湿	1		
	3. 患者麻醉、消毒后已进行手术区铺单	1		
	4. 所选无菌器械包适合本台手术	1		
	5. 及时、正确地进行无菌器械和物品的清点	1		
准备质量(5 分)	1. 器械护士穿无菌手术衣、戴无菌手套	1		
	2. 铺置无菌器械台	1		
	3. 器械数量齐全、功能完好	2		
	4. 物品摆放有序,处于备用状态	1		
操作流程质量(70 分)	1. 左手握刀柄,右手用持针器夹持刀片前段背侧,将刀片与刀柄槽相对,轻轻用力使刀片嵌入刀柄槽内	8		
	2. 将手术刀放在弯盘里传递	7		
	3. 手握手术镊夹端,闭合开口,直立式传递,术者握住手术镊中上部	7		
	4. 拇指和其余 4 指分别握手术钳前 1/3 或手术剪中部,运用腕部的运动,力度适当,将器械的柄环拍打在术者掌心	10		
	5. 浸湿拉钩前端,右手握住拉钩前端,将柄端水平传递给术者	5		
	6. 右手拿持针器,用持针器开口处的前 1/3 夹住缝针的后 1/3。将持针器交于左手,右手两指捏住缝线前端,将缝线穿入针孔,顺势将线头拉出针孔 1/3 后,反折合并缝线卡入持针器前 1/3	10		
	7. 右手捏住持针器的中部,利用腕部运动,力度适当,将柄环拍打在术者掌心	10		
	8. 左手握刀柄,右手用持针器夹住刀片的尾端背侧,向上轻抬,刀尖对着器械台,将刀片推出刀柄槽	8		
	9. 医疗废物分类处置,将刀片、缝针及其他利器弃置于利器盒内,其他一次性物品弃置于医疗废物装放容器内	5		

续表 2-10

项目	评分细则	得分	扣分	备注
全程质量(20分)	1. 操作熟练,符合操作程序	4		
	2. 操作全程无污染	4		
	3. 传递有柄环的器械时拍打力度适当	4		
	4. 术者接过器械无须调整便可使用	4		
	5. 无锐器伤发生	4		

【选择题】

1. 关于装卸刀片正确的是 ( )
   A. 左手握刀柄,右手用持针器夹持刀片前段刀刃侧,将刀片与刀柄槽相对,轻轻用力使刀片嵌入刀柄槽内
   B. 右手握刀柄,左手用持针器夹持刀片后段背侧,将刀片与刀柄槽相对,轻轻用力使刀片嵌入刀柄槽内
   C. 左手握刀柄,右手用持针器夹住刀片的前端背侧,向上轻抬,将刀片推出刀柄槽
   D. 左手握刀柄,右手用持针器夹住刀片的尾端背侧,向上轻抬,将刀片推出刀柄槽
   E. 右手握刀柄,左手用持针器夹住刀片的尾端背侧,向上轻抬,将刀片推出刀柄槽
2. 关于器械传递正确的是 ( )
   A. 将手术刀放在弯盘里传递
   B. 手握手术镊夹端,闭合开口,垂直式传递
   C. 浸湿拉钩前端,右手握住拉钩前端,将柄端垂直传递
   D. 拇指和其余 4 指分别握手术钳或手术剪后端 1/3 处,运用腕部的运动,力度适当,将器械的柄环拍打在术者掌心
   E. 右手捏住持针器前端 1/3,利用腕部运动,力度适当,将柄环拍打在术者掌心
3. 针线准备正确的是 ( )
   A. 右手拿持针器,用持针器开口处的前 1/3 夹住缝针的前 1/3
   B. 将持针器夹针后交于左手,右手两指捏住缝线前端
   C. 将缝线穿入针孔,左手两指顺势将线头拉出针孔 1/3
   D. 反折合并缝线即可
   E. 合并缝线后卡入持针器后 1/3
4. 以下哪项不是空腔脏器 ( )
   A. 输尿管　　B. 食管
   C. 子宫　　D. 膀胱
   E. 肾脏
5. 传递器械时错误的是 ( )
   A. 传递器械时注意稳、准、轻、快,术者无须调整方向即可使用

B. 传递器械前后注意器械的完整性
C. 不可从术者背后传递器械,但可以从肩后传递
D. 拍打器械时力度适当,能提醒术者即可
E. 及时回收器械,避免堆积,防止掉落

【选择题答案】

1. D　2. A　3. B　4. E　5. C

【评判性思考】

1. 是否可以不用持针器而直接用手装卸刀片?
2. 为什么卸刀片时刀尖对着器械台?
3. 递带针线持针器时,如何防止缝线脱落?
4. 回收器械时为什么检查器械的完整性,若发现器械缺损如何处理?
5. 在手术过程中如何防止器械掉落,若器械从手术台上掉落如何处理?

项目四　巡回护士配合

手术室护理工作根据手术的进程分为手术前期、手术中期和手术后期 3 个阶段。巡回护士在围术期的重要职责是术前全面评估患者的身心状况，采取相应护理措施使患者具备耐受手术的良好身心条件；术中确保患者安全和手术的顺利实施；术后帮助患者尽快恢复生理功能，防止各种并发症的发生。

【实验学时】

2 学时。

【实验类型】

技能型实验。

【学习目标】

1. 识记　巡回护士的工作范围、操作要点、注意事项。
2. 理解　巡回护士配合技术操作流程。
3. 运用　根据不同的手术患者和手术方式制订护理方案，采取相应的护理措施。

【实验目的】

1. 与器械护士、手术医生、麻醉医生共同配合完成手术。
2. 提供手术中所需物品。
3. 做好手术间管理，保证高效运转。
4. 保证患者安全与舒适。

【临床案例】

患者，王××，女，72 岁，主诉“左侧髋部疼痛 1 年，加重 2 个月”，诊断“左侧股骨头坏死”。

现病史：1 年前无诱因出现左侧髋部疼痛，活动后加重，呈阵发性疼痛，在当地诊所进行治疗，具体不详，效果可。1 个月前疼痛加重，当地医院行髋关节 X 射线检查，提示“左侧股骨头坏死”，给予消炎止痛药，效果差。为求进一步治疗转至上级医院，门诊以“左侧股骨头坏死”为诊断入院。发病以来，患者神志清楚，精神可，饮食可，大小便正常，睡眠较差，体重无明显减轻。

既往史：13 年前因左股骨颈骨折在当地医院治疗，具体治疗过程不详。否认高血压、心脏病、糖尿病、脑血管疾病病史，否认肝炎、结核、疟疾病史，预防接种史随当地进行，否认外伤、输血、献血史,否认食物、药物过敏史。

体格检查:T 37 ℃,P 90 次/min,R 20 次/min,BP 120/90 mmHg。双下肢无肿胀、窦道、色素沉着、红斑等,左下肢肌肉萎缩。双侧髋关节无畸形;左髋关节活动受限,左侧大转子处局部叩击痛(+),左下肢纵向叩击痛(+),4 字试验(+),双膝关节外侧压痛(+),活动度可,过伸过屈试验(-),浮髌试验(-)。脊柱生理弯曲存在,未见明显畸形。左下肢肌力 5 级,肌张力正常,其余肢体肌张力正常,足背动脉搏动正常,生理反射存在,病理反射未引出。

辅助检查:单足站立试验(+),左髋肢体活动度(range of motion,ROM)前屈 95°,后伸 10°,内收 20°,外展 30°,伸髋外旋 20°,内旋 10°,屈髋外旋 20°,内旋 10°。内收及内外旋活动均伴疼痛。术前 Harris 评分 60 分。术前实验室检查结果:HGB 156 g/L,WBC 6.00×10^9/L,中性粒细胞百分比 64.6%,红细胞沉降率(erythrocyte sedimentation rate,ESR) 18 mm/h,C 反应蛋白(C reactive protein,CRP)0.3 mg/dL。

完善术前检查,拟全身麻醉下行“左侧髋关节置换术”。

【操作流程图】

术前访视

- 介绍手术、麻醉及手术室有关信息；评估患者的血管、皮肤、精神状态、病情等基本情况；了解患者心理状况和特殊需求，进行相应心理护理，给予必要的帮助；制订围术期护理计划和措施。
- 参考解释语：您好，我是手术室护士李××，能告诉我您的姓名吗？（患者：王××。）王女士，让我核对一下您的腕带好吗？（患者：好的。）王女士，您明天要做手术，我过来看一下您，请您不要紧张。您之前做过手术吗？平常有什么慢性疾病吗？比如高血压、糖尿病之类的。您平常服用的药物有哪些？平常对药物、食物有过敏现象吗？（患者：没有。）您牙齿还好吗？有假牙吗？牙齿有没有松动的？（患者：没有。）身上有没有带金属之类的首饰？（患者：有。）手术中要用电刀，为避免烧伤，请您提前取下金属饰品。（患者：好的。）您住院后睡眠好吗？今天晚上好好休息，明天我会在手术中一直守护您！（患者：好的。）

↓

转运患者

- 手术当日手术室护士与病房责任护士进行安全核查和交接，将患者转运至手术室。
- 参考解释语：您好！我是昨天去病房看您的手术室护士李××，昨晚您睡得好吗？（患者：睡得好。）为了核实您的信息，请您再次告诉我您的姓名好吗？（患者：王××。）王女士，让我看一下您的腕带好吗？（患者：好的。）您能告诉我今天哪侧腿做手术吗？（患者：左腿。）王女士，您身上金属饰品都去掉了吗？（患者：去掉了。）最后一次喝水吃东西是什么时间？（患者：昨天晚上 10 点。）好，核对无误，现在我推您到手术间，如果您有什么不舒服请告诉我。

↓

物品准备

（1）根据手术需要备齐术中所需用物。
（2）检查手术仪器设备功能，保持良好备用状态。
（3）手术间温、湿度调节适宜。

三方核查

（1）基本信息包括姓名、性别、年龄、床号、住院号、术前诊断、手术名称。
（2）手术方式、手术部位与标识正确。
（3）手术知情同意、麻醉知情同意。
（4）麻醉及手术仪器状态。
（5）术野皮肤准备情况、术前备血情况。
（6）皮肤是否完整、患者是否有过敏史、抗菌药物皮试结果。
（7）其他，如假体、体内植入物、影像学资料。

参考解释语：您好，我是您的麻醉医师小张，为了保证您的安全，现在我和手术医师、巡回护士一起再次核对您的手术信息。您能再说一遍您的姓名吗？（患者：王××。）王女士，让我看一下您的腕带好吗？（患者：好的。）您能告诉我今天哪侧腿做手术吗？（患者：左腿。）您对药物有过敏的吗？（患者：没有。）

建立静脉通路

（1）根据医嘱进行输液、用药。
（2）根据手术风险选择留置针型号。
（3）根据手术方式和患者自身情况选择穿刺部位。
（4）按照《静脉治疗护理技术操作规范》建立静脉通路。
（5）根据患者情况和手术要求调节输液速度，保持输液通畅，观察输液反应，准确记录输入量。

参考解释语：王女士，待会您要右侧卧位，为方便观察，现在需要在您右手上扎一个小针，稍微有点疼，我会动作轻柔的。扎针是为了进行麻醉和输液，请您配合一下好吗？（患者：好的。）

手术前物品清点

（1）器械护士按规范整理器械台上的物品。
（2）巡回护士与器械护士实施原位唱点。
（3）清点时边清点边记录，字迹清楚，数目准确。
（4）术前清点完毕，巡回护士与器械护士一起核对护理记录单的登记情况。

麻醉诱导护理

（1）麻醉诱导前，准备好中心吸引器和抢救药品。
（2）巡回护士在手术床旁守护患者，协助麻醉医生实施气管插管。
（3）密切观察手术患者的生命体征，直至气管插管固定连接麻醉机。
（4）若出现麻醉意外情况，协助麻醉医生抢救处理。

参考解释语：王女士，现在要给您推注麻醉药，您大口吸气，睡一觉手术就结束了，手术中我会一直守护着您，请您放心！（患者：好的。）

体位安置

（1）根据手术需要准备好侧卧位安置物品。
（2）手术医生、麻醉医生和巡回护士共同安置右侧卧位，约束带固定患者，松紧适宜。

手术开始

（1）协助器械护士、手术医师完成消毒、铺无菌巾，建立无菌区。
（2）连接吸引器、电刀等仪器设备。
（3）切皮前再次进行三方核查。

术中护理

（1）根据手术需要及时提供术中所需物品。
（2）密切观察患者静脉输液、生命体征、尿量、出血量、受压皮肤等。
（3）做好保暖措施，预防低体温发生。
（4）出现突发意外情况及时处理。
（5）及时、正确、规范书写护理记录单。
（6）在手术开始前、关闭体腔前、关闭体腔后、缝合皮肤后完成手术物品四次清点。

↓

手术间管理

（1）严格执行并监督手术间人员的无菌操作技术、消毒隔离技术、垃圾分类等各项操作的落实。
（2）限制手术间参观人数。
（3）保持手术间门的关闭状态，环境整洁。

↓

医嘱处理

（1）双人核对，正确、及时执行医嘱。
（2）用药后保留空安瓿，手术结束核对后方可丢弃。
（3）执行口头医嘱时，需复述一遍无误后方可执行。
（4）医嘱执行后，应及时记录。

↓

术后护理

（1）患者出手术间前，再次三方核查。
（2）转运患者至恢复室、ICU或病房。
（3）整理手术间，物归原处。
（4）做好手术间物体表面清洁与消毒。

参考解释语：

出手术室时：王女士，手术已结束了，您觉得疼吗？您还有哪里不舒服吗？（患者：没有。）王女士，您不要睡着，一定要大口吸气，我们再观察一会，如果一切正常，就送您回病房见家人了（患者：点头。）

术后第二天回访时：您好，王女士，我是手术室护士李××，您还记得我吗？（患者：记得。）您伤口还疼吗？开始吃饭了吧？您在床上可以做些简单的关节活动，您的伤口引流情况正常，可以下床活动了。您对我的工作还满意吗？有什么意见和建议请您告诉我，便于我们改进工作，谢谢您的配合！祝您早日康复！

↓

操作后评价

（1）态度和蔼、热情、认真，操作熟练，符合操作程序。
（2）三方核查正确，与手术医生、麻醉医生、器械护士配合默契。
（3）统筹安排时间，保证手术顺利进行。
（4）做好手术间的人员和物品管理。
（5）与各类人员沟通良好。

【操作要点】

1. 严格执行查对制度，确保患者安全。
2. 与病房护士、手术医生、麻醉医生、患者及家属等人员进行有效沟通。
3. 安置体位时，应充分暴露术野，保证患者安全舒适，预防各种并发症的发生。
4. 掌握物品清点的时机和方法，防止异物遗留体内。
5. 密切观察病情，及时处理突发情况。
6. 术中记录及时、正确、规范。

【注意事项】

1. 做好心理护理，减轻患者术前紧张、焦虑情绪。

2. 做好三方核查，避免手术错误。
3. 严格执行手术物品清点制度，避免物品遗留体腔。
4. 正确安置体位，预防压力性损伤发生。
5. 做好保暖措施，预防低体温发生。
6. 规范约束患者，防止患者坠床。
7. 遵医嘱及时、正确用药。
8. 严密观察患者病情，做好抢救准备。
9. 严格限制参观人数，做好手术间管理。

【操作评分标准】

巡回护士配合操作评分标准见表2-11。

表2-11 巡回护士配合操作评分标准

项目	评分细则	得分	扣分	备注
评估（5分）	1. 收集手术患者相关信息，评估患者的健康状况和相关风险	2		
	2. 评估手术环境是否符合要求	2		
	3. 检查仪器设备性能，使其处于功能完好状态	1		
准备质量（5分）	1. 着装符合手术部(室)要求	1		
	2. 手术用物准备齐全，放置合理	2		
	3. 患者术前检查完善，诊断明确，做好术前准备，适合手术	2		
操作流程质量（70分）	1. 术前访视：介绍手术、麻醉及手术室相关信息；评估患者的血管、皮肤、精神状态、病情等基本情况；了解患者心理状况和特殊需求，进行相应的心理护理，给予必要的帮助；制订围术期护理计划和措施	4		
	2. 手术当日手术室护士与病房责任护士进行安全核查和交接，将患者转运至手术室	4		
	3. 物品准备：根据手术需要备齐术中所需用物；检查手术仪器设备功能，保持良好备用状态；手术间温、湿度调节适宜	6		
	4. 三方核查：由手术医生、麻醉医生、巡回护士三方共同确认手术患者基本信息包括姓名、性别、年龄、床号、住院号、术前诊断、手术名称；手术方式、手术部位与标识正确；手术知情同意患者签名、麻醉知情同意患者签名；麻醉及手术仪器状态；术野皮肤准备情况、术前备血情况；皮肤是否完整、患者是否有过敏史、抗菌药物皮试结果；其他，如假体、体内植入物、影像学资料	6		
	5. 建立静脉通路：根据手术风险选择留置针型号；根据手术方式和患者自身情况选择穿刺部位；按照《静脉治疗护理技术操作规范》建立静脉通路；根据患者情况和手术情况调节输液速度，保持输液通畅，观察输液反应，准确记录输入量	4		

续表 2-11

项目	评分细则	得分	扣分	备注
操作流程质量(70分)	6. 手术前物品清点:器械护士按规范整理器械台上的物品;巡回护士与器械护士实施原位唱点;清点时边清点边记录,字迹清楚,数目准确;术前清点完毕,巡回护士与器械护士一起核对护理记录单的登记情况	6		
	7. 麻醉诱导护理:麻醉诱导前,准备好吸引器和抢救药品;巡回护士在手术床旁守候患者,协助麻醉医生实施气管插管;密切观察手术患者的生命体征,直至气管插管固定,连接麻醉机;若出现麻醉意外情况,协助麻醉医生抢救处理	4		
	8. 体位安置:根据手术需要准备好侧卧位安置物品;手术医生、麻醉医生和巡回护士共同安置右侧卧位,约束带固定患者,松紧适宜	5		
	9. 手术开始:协助器械护士、手术医生完成消毒、铺无菌巾,建立无菌区;连接吸引器、电刀等仪器设备;切皮前再次进行三方核查	4		
	10. 术中护理:根据手术需要及时提供术中所需物品;密切观察患者静脉输液、生命体征、尿量、出血量、受压部位等;做好保暖措施,预防低体温发生;出现突发意外情况及时处理;及时、准确、规范书写护理记录单;在手术开始前、关闭体腔前、关闭体腔后、缝合皮肤后完成手术物品 4 次清点	8		
	11. 手术间管理:限制手术间参观人数;监督手术人员严格执行无菌技术操作;规范手术间人员行为	7		
	12. 医嘱处理:双人核对,正确、及时执行医嘱;用药后保留空安瓿,手术结束核对后方可丢弃;执行口头医嘱时,需复述一遍无误后方可执行;医嘱执行后,应及时记录	7		
	13. 术后护理:患者出手术间前,再次三方核查;转运患者至恢复室、ICU 或病房;规范管理手术间,物品归位;做好手术间物体表面清洁与消毒,使之处于备用状态;术后随访,倾听患者提出的宝贵意见、建议并及时改进	5		
全程质量(20分)	1. 三方核查正确,物品清点及时、准确	3		
	2. 态度和蔼、热情、认真,操作熟练,符合操作程序	2		
	3. 与手术医生、麻醉医生、器械护士配合默契	2		
	4. 统筹安排时间,保证手术顺利进行	2		
	5. 对手术间人员及物品管理规范有效	2		
	6. 术中密切观察,发现异常情况迅速配合抢救	3		
	7. 护理文书书写规范,记录准确、及时	2		
	8. 关注患者的心理状态和隐私保护	2		
	9. 严格执行现场交接,做到清楚准确	2		

【选择题】

1. 下列不属于巡回护士和器械护士物品清点时机的是 （　　）

A. 手术开始前　　B. 关闭体腔前

C. 关闭体腔后　　D. 缝合皮肤后

E. 患者离开手术室前

2. 巡回护士与麻醉医生、手术医生共同进行手术三方安全核查。下列不属于安全核查内容的是 （　　）

A. 手术患者姓名　　B. 年龄

C. 手术部位　　D. 手术方式

E. 体重

3. 下列不属于手术患者身份核对方法是 （　　）

A. 腕带法　　B. 条码扫描法

C. 反问式核对法　　D. 单人核对法

E. 双人核对法

4. 手术患者发生过敏性休克时，抢救患者首选的药物是 （　　）

A. 盐酸异丙嗪　　B. 去甲肾上腺素

C. 盐酸肾上腺素　　D. 异丙肾上腺素

E. 多巴胺

5. 抢救患者时口头医嘱执行的正确处理是 （　　）

A. 医生下达的口头医嘱，执行者必须大声复述方可执行

B. 医生下达的口头医嘱，执行者必须大声复述一遍核对无误后方可执行

C. 抢救完毕，医生无须补开医嘱

D. 安瓿使用后马上丢弃

E. 抢救时医嘱必须在 12 h 内补齐

【选择题答案】

1. E　2. E　3. D　4. C　5. B

【评判性思考】

1. 如果发生手术部位标记错误，护士应该如何处理？如何做好安全核查？

2. 手术患者术中突然发生肺栓塞，护士应该如何配合抢救？

模块三 神经系统疾病护理技术

项目一　脑室引流管护理

脑室外引流术是指将脑室内的脑脊液向体外密闭系统持续引流的一种治疗技术。脑室引流管护理技术是指通过妥善固定脑室引流装置，保持引流通畅，将脑脊液引流出体外以降低颅内压、清除脑室积血或控制颅内感染、保持脑脊液循环通畅的一项技术。

【实验学时】

2 学时。

【实验类型】

技能型实验。

【学习目标】

1. 识记　脑室引流的原理、目的、操作要点、注意事项。
2. 理解　脑室引流管护理技术的操作流程。
3. 运用　运用护理程序对留置脑室引流管的患者实施整体护理。

【实验目的】

1. 对进行脑室引流的患者实施正确的护理措施。
2. 动态评估患者病情，及时采取护理措施。

【临床案例】

患者，张××，男，64 岁，以“突发头痛伴恶心、呕吐 6 h”为主诉入院，诊断“①脑出血破入脑室；②高血压 3 级（极高危）”。

现病史：患者今日晨起突发剧烈头痛，发病后喷射性呕吐 2 次，呕吐物为胃内容物。

既往史：患者既往有高血压病史 10 年，平素服用降压药（具体用药不详），血压控制不详。既往无药物过敏史，无肝炎、肺结核、糖尿病病史。

体格检查：T 38.0 ℃，P 108 次/min，R 22 次/min，BP 162/98 mmHg。患者神志清楚，双侧瞳孔等大等圆，直径为 3 mm，对光反射迟钝。心肺腹未见异常。左侧上、下肢肌力为Ⅱ级，右侧上肢肌力为Ⅴ级，下肢肌力为Ⅳ级。肌张力正常。

辅助检查：入院头颅 CT 示右侧基底节区脑出血破入脑室。

入院后遵医嘱完善常规辅助检查和术前准备，急诊行“颅内血肿清除+脑室外引流术”。术后留置一根脑室引流管，现遵照医嘱实施“脑室引流管护理”。

【操作流程图】

操作前准备

用物准备：治疗盘、脑室引流管固定调节杆+标尺、量杯、无菌纱布、一次性引流袋、无菌换药包、无菌治疗巾、无菌棉签、无菌手套、一次性手套、吉尔碘消毒液、管道标识、速干手消毒剂、生活垃圾桶、医疗废物装放容器等。

（1）护士准备：仪表端庄、着装整洁。洗手，戴口罩、帽子。
（2）评估患者：评估病情、意识、生命体征；评估患者的合作程度和心理状态；评估脑脊液的颜色、量、性状，有无凝血块、混浊、沉淀或絮状物；评估脑室引流瓶固定高度和脑脊液引流速度。
（3）环境准备：操作环境安静、清洁、光线明亮，温度适宜，注意保护患者的隐私。

↓

核对

（1）核对医嘱、床头卡、腕带信息。
（2）核对脑室引流管的名称及留置时间。

↓

解释

参考解释语：您好，能告诉我您的床号和姓名吗？（患者：5床，张××。）能让我看一下您的腕带吗？（患者：好的。）张先生，您的头部留置了一根引流管，按照治疗的要求我需要观察引流液的颜色、量、性质，为治疗提供准确数据。为了预防感染，我需要帮您倾倒引流液或者更换引流袋，操作中，您有任何不舒服请告诉我，我会及时为您处理的。（患者：好的。）谢谢您的配合！

↓

安置体位

协助患者取舒适卧位。

↓

固定引流装置

（1）检查并固定引流管高度：将脑室引流管固定调节杆放置于床头，将引流管最高点固定在高于侧脑室平面10～15 cm（患者平卧：外眦与外耳道连线中点的水平面；侧卧：正中矢状面）。
（2）观察引流量：每天脑脊液引流量一般不超过500 mL，多数控制在200 mL以内，引流速度平均<15 mL/h。
（3）将引流袋固定低于床头。

↓

是否需要更换引流袋

否

（1）卫生手消毒。
（2）关闭三通阀。
（3）带一次性手套，消毒倾倒口、肝素帽两遍，拧开肝素帽，将引流液倒入量杯。如果患者使用的是整套密闭脑室引流装置，应消毒肝素帽后穿刺抽吸引流液。
（4）消毒肝素帽及引流袋倾倒口两遍，待干后拧紧肝素帽。
（5）打开三通阀，确认引流装置是否通畅。
（6）记录引流量。

脑室引流管护理

是

更换引流袋

（1）卫生手消毒。
（2）关闭脑室引流管近端的三通阀。
（3）打开无菌敷料，暴露脑室引流管与引流袋连接处。
（4）卫生手消毒，戴无菌手套。头部铺无菌治疗巾，将弯盘放置于脑室引流管与引流袋连接处。
（5）分离引流管与引流袋接头处。
（6）消毒引流管管口及衔接处两遍，消毒管路长度≥3 cm。
（7）连接一次性引流袋，打开三通阀。
（8）粘贴管道标识，记录更换引流袋时间。
参考解释语：张先生，您好！我现在为您更换引流袋，请您不要紧张，平躺不动。操作期间您有任何不舒服，请及时告诉我，好吗？（患者：好的。）

观察记录

（1）每小时观察记录引流出脑脊液的颜色、量、性状及速度。
（2）观察患者的意识、瞳孔、生命体征及四肢肌力，是否出现头痛、恶心、呕吐等症状。
（3）根据需要将各项指标记录于护理记录单上。

操作后处理

（1）安置：协助患者取平卧位或侧卧位，讲解注意事项。
（2）整理床单位：整齐清洁。
（3）物品处理：分类处置，更换后的引流袋按医院消毒隔离规范处理；量杯消毒液浸泡、清洗、晾干备用。
（4）护理人员洗手，脱口罩，记录护理单。
参考解释语：张先生，您好！现在操作已经完成，引流管已固定好，您和家人请不要随意调节引流袋的高度，以免影响引流速度和逆流感染；您在翻身时幅度不要太大，以免引流管扭曲、受压、滑脱；我们会定时观察引流液的颜色、量及性状，并给予记录；请您和家属切勿自行打开引流袋进行倾倒，以免感染。（患者：好的。）如出现头痛、头晕、恶心、呕吐及发热症状时，请及时告知我。谢谢您的配合！

操作后评价

（1）患者或家属知晓操作目的和注意事项。
（2）操作熟练、规范、安全，无菌观念强。
（3）操作过程准确无误。
（4）患者感觉舒适。
（5）护理记录单记录准确、客观、规范。

【操作要点】

1. 引流管最高点高于侧脑室平面 10 ~ 15 cm（平卧：外眦与外耳道连线中点的水平面；侧卧：正中矢状面）。

2. 若床头抬高或体位变动需重新调节引流瓶固定高度。

3. 倾倒引流液或更换引流袋时严格注意无菌操作，保持脑室外引流装置的密闭性。三通接头及管路连接处用无菌敷料包裹。

4. 确认脑室引流管是否通畅的方法：①观察脑脊液有无流出；②观察引流管内液面是否随呼吸上下波动。

【注意事项】

1. 妥善固定引流管，适当约束、镇痛镇静，防止脑室引流管脱出。脑脊液引流过程中，严密观察患者意识、瞳孔、生命体征的变化，有无头痛等主诉。

2. 引流速度不宜过快过多，引流量超过 20 mL/h 或每小时引流量较前 1 h 增加 10 mL 以上应及时通知医生，24 h 引流量不超过 500 mL。

3. 引流液颜色和性状的观察：正常脑脊液无色透明无沉淀，术后 1 ~ 2 d 可略带血性，后逐渐转清，如引流液颜色突然加深或变为鲜红色，常提示有脑室出血；如脑脊液浑浊呈毛玻璃样或絮状物，常提示有颅内感染。

4. 移动患者或变动体位时的管理：须先夹闭引流管，防止因体位变动引起引流量异常变动及引流液逆流。

5. 去骨瓣减压且有脑室外引流时，可以选择用弹力绷带固定颅骨缺损处，以预防出现低颅压。

【操作评分标准】

倾倒脑脊液操作评分标准和更换脑脊液引流袋操作评分标准见表 3-1、表 3-2。

表 3-1　倾倒脑脊液操作评分标准

项目	评分细则	得分	扣分	备注
评估（5 分）	1. 评估患者病情、意识状态、合作程度和心理状态	2		
	2. 评估脑室引流液的颜色、量、性状	3		
准备质量（5 分）	1. 仪表端庄	1		
	2. 操作前洗手，戴口罩、帽子	2		
	3. 用物齐全，摆放有序	2		
操作流程质量（70 分）	1. 携用物至患者床旁，核对患者信息	2		
	2. 告知患者脑室引流的目的及配合方法	2		
	3. 卫生手消毒，根据患者病情取舒适卧位	3		
	4. 确定“零”点（侧脑室平面）位置，将引流瓶固定在高于“零”点 10 ~ 15 cm 处	6		
	5. 卫生手消毒、戴手套，头部铺无菌治疗巾	10		
	6. 判断是否需要更换引流袋	3		
	7. 如为抗逆流引流装置，关闭脑室引流管三通阀	6		
	8. 消毒倾倒口、肝素帽两遍，打开引流袋的肝素帽，将引流液倒入量杯	8		
	9. 再次消毒肝素帽及倾倒口两遍，待干后拧紧肝素帽	6		
	10. 打开引流管三通阀，观察引流情况，确定引流通畅	6		

续表 3-1

项目	评分细则	得分	扣分	备注
操作流程质量(70分)	11. 观察引流脑脊液的颜色、量、性状及速度	2		
	12. 观察伤口敷料有无松动,是否固定妥善	2		
	13. 观察患者的意识、瞳孔、生命体征	10		
	14. 协助患者取舒适卧位,卫生手消毒	2		
	15. 整理用物,洗手,记录	2		
全程质量(20分)	1. 严格查对制度,关心患者	2		
	2. 操作熟练,动作轻柔,无菌观念强	3		
	3. 注意事项 (1)妥善固定引流管,适当约束与镇痛镇静,防止脑室引流管脱出 (2)脑脊液引流过程中,严密观察患者意识、瞳孔、生命体征的变化,有无头痛等主诉 (3)24 h 脑脊液引流量一般不超过 500 mL,引流速度平均<15 mL/h (4)引流液颜色和性状的观察:正常脑脊液无色透明无沉淀,术后 1 ~ 2 d 可略带血性,后逐渐转清,如引流液颜色突然加深或变为鲜红色,常提示有脑室出血;如脑脊液浑浊呈毛玻璃样或絮状物,常提示有颅内感染 (5)患者变动体位时的管理:须先夹闭引流管,防止因体位变动引起引流量异常变动及引流液逆流	 2 3 4 3 3		

表 3-2　更换脑脊液引流袋操作评分标准

项目	评分细则	得分	扣分	备注
评估(5分)	1. 评估患者病情、意识状态、合作程度和心理状态	2		
	2. 评估脑室引流液的颜色、量、性状	3		
准备质量(5分)	1. 仪表端庄	1		
	2. 操作前洗手、戴口罩、帽子	2		
	3. 用物齐全,摆放有序	2		
操作流程质量(70分)	1. 携用物至患者床旁,核对患者信息	2		
	2. 告知患者脑室引流的目的及配合方法	3		
	3. 卫生手消毒,根据患者病情取舒适卧位	3		
	4. 确定“零”点位置,将引流瓶固定高于“零”点 10 ~ 15 cm	10		
	5. 卫生手消毒,戴无菌手套,头部铺无菌治疗巾	3		
	6. 判断是否需要更换引流袋	3		
	7. 如需更换引流袋,关闭脑室引流管近端三通阀	6		
	8. 将一次性换药包中弯盘放置于脑室引流管与引流袋连接处,暴露脑室引流管与引流袋连接处,并将其分离	10		

续表 3-2

项目	评分细则	得分	扣分	备注
操作流程质量(70 分)	9. 消毒引流管管口及衔接处两遍,消毒管路长度≥3 cm	6		
	10. 将新的引流袋与引流管连接,打开三通阀,观察引流情况,确定引流通畅	6		
	11. 观察引流脑脊液的颜色、量、性状及速度	2		
	12. 观察伤口敷料有无松动,是否固定妥善	2		
	13. 观察患者的意识、瞳孔、生命体征	10		
	14. 协助患者取舒适卧位,卫生手消毒	2		
	15. 整理用物,洗手,记录	2		
全程质量(20 分)	1. 严格查对制度,关心患者	2		
	2. 操作熟练,动作轻柔	3		
	3. 全面告知注意事项 (1)妥善固定引流管,适当约束与镇痛镇静,防止脑室引流管脱出 (2)脑脊液引流过程中,严密观察患者意识、瞳孔、生命体征的变化,有无头痛等主诉 (3)24 h 脑脊液引流液一般不超过 500 mL,引流速度平均<15 mL/h (4)引流液颜色和性状的观察:正常脑脊液无色透明无沉淀,术后 1 ~ 2 d 可略带血性,后逐渐转清,如引流液颜色突然加深或变为鲜红色,常提示有脑室出血;如脑脊液浑浊呈毛玻璃样或絮状物,常提示有颅内感染 (5)移动患者或变动体位时的管理:须先夹闭引流管,防止因体位变动引起引流量异常变动及引流液逆流	 2 3 4 3 3		

【选择题】

1. 患者平卧时,脑室引流管固定高度是 ( )
   A. 高于外眦与外耳道连线中点的水平面 10 ~ 15 cm
   B. 高于外耳道 10 cm
   C. 高于外耳道 15 cm
   D. 高于外耳道 8 cm
   E. 高于矢状面 10 ~ 15 cm
2. 脑脊液每天的引流量不能超过 ( )
   A. 200 mL　　B. 250 mL
   C. 300 mL　　D. 400 mL
   E. 500 mL
3. 脑室引流管引流的速度平均每小时小于 ( )
   A. 8 mL　　B. 15 mL

C. 30 mL　　D. 40 mL
E. 50 mL

4. 正常脑脊液颜色为　（　　）
A. 红色　　B. 黄色
C. 无色透明　　D. 粉红色
E. 暗红色

5. 如患者脑脊液浑浊呈什么变化,可考虑颅内感染　（　　）
A. 无色透明　　B. 粉红色
C. 暗红色　　D. 淡黄色
E. 毛玻璃样或絮状物

【选择题答案】

1. A　2. E　3. B　4. C　5. E

【评判性思考】

1. 为什么脑室引流管固定要高于侧脑室平面 10 ~ 15 cm?
2. 脑室外引流术后患者的引流液观察要点有哪些?
3. 脑室引流管的引流量应该如何管理?

项目二 脑脊液漏护理

【实验学时】

2 学时。

【实验类型】

综合型实验。

【学习目标】

1. 了解脑脊液漏的发病机制。
2. 能够掌握鉴别脑脊液的方法。
3. 能够掌握脑脊液漏患者的护理要点。
4. 能够正确进行脑脊液漏患者护理。
5. 能与患者进行有效沟通,实施人文关怀。

【实验准备】

1. 物品准备　治疗盘、无菌换药包、无菌手套、无菌棉签、无菌棉球、无菌治疗巾、生理盐水、无齿血管钳、量杯、纱布、卷尺、络合碘消毒液、一次性手套、管道标识、血糖试纸、血糖仪、速干手消毒剂等。

2. 学生课前准备　每实验小班学生平均分成 4 组,选出组长 1 名。小组通过课前复习、查阅文献等学习脑脊液漏护理的相关知识。

【情境案例】

患者,王××,女,48 岁,以“颅脑损伤后右侧鼻腔流液 30 d”为主诉入院,入院诊断“①颅脑损伤;②脑脊液鼻漏”。

现病史:30 d 前患者颅脑损伤后右侧鼻腔及右侧外耳道均有淡红色液体流出,颅脑损伤后 3 d 右侧外耳道流液停止,右侧鼻腔间断流出无色透明液体,患者诉平卧位及左侧卧位时液体流出较多,右侧卧位时液体流出较少。

既往史:既往体健,无药物过敏史,无肝炎、结核、糖尿病、高血压、心血管疾病病史。

体格检查:患者由平车推入病房,神志清楚,精神可,T 36.9 ℃,P 82 次/min,R 20 次/min,BP 145/90 mmHg,体重 63 kg。双侧瞳孔等大等圆,直径均为 3 mm,位置居中。自诉头痛、头晕。脑膜刺激征阴性,言语正常,无嗅觉异常、鼻塞、恶心、呕吐、视物模糊、发热等症状。

辅助检查:颅脑核磁共振检查结果显示颅内积气。血常规示白细胞计数 4.8×10^9/L,中性粒细胞百分比 57.4%,淋巴细胞百分比 37.3%。脑脊液常规结果显示:白细胞计数 72×10^9/L,3 次脑脊液培养结果均显示普通培养未检测出细菌。脑脊液生化检验结果显示氯 123.6 mmol/L,葡萄糖 1.87 mmol/L,脑脊液蛋白 0.46 g/L。

入院后完善相关检查。遵医嘱给予"脑脊液漏护理",预防逆行颅内感染。入院第 4 天留置腰大池引流管后患者未再出现脑脊液漏症状,遵医嘱实施"腰大池引流管护理"。

【实验内容与步骤】

1.案例讨论

(1)患者初入病房,护士如何接待患者及其家属?

学生分组,每组选 4 名同学进行角色扮演,1 名护士、2 名家属、1 名患者,分别进行讨论并评析。

(2)该患者应采取何种体位?如何为该患者进行正确体位摆放?

学生分组,每组选 3 名同学进行角色扮演,1 名护士、1 名家属、1 名患者,评估鼻腔及外耳道是否有脑脊液流出,进行体位摆放练习,分别进行讨论并评析。

(3)情境一:该患者颅脑损伤后右侧外耳道流液 3 d 后停止,右侧鼻腔流液 30 d。

分析以下问题:

1)出现脑脊液漏的发病机制是什么?

答:因颅底部的硬脑膜与颅骨贴附紧密,故颅底骨折时易撕裂硬脑膜,产生脑脊液外漏。

2)脑脊液漏发生部位与颅底骨折部位是否相关?

答:脑脊液漏发生部位与颅底骨折部位相关,患者发生颅前窝骨折时出现脑脊液鼻漏,颅中窝骨折时出现鼻漏或耳漏,颅后窝骨折时无脑脊液漏症状。

(4)情境二:判定鼻腔或外耳道流出液是否为脑脊液,对患者及家属进行健康教育。

分析以下问题:

1)鉴别流出液是否含有脑脊液的方法有哪些?

答:患者鼻腔、耳道流出淡红色液体,可怀疑为脑脊液漏。但需要鉴别血性脑脊液与血性渗液。鉴别方法有以下 3 种。①可将红色液体滴在白色滤纸上,在血迹外有较宽的月晕样淡红色浸渍圈,则为脑脊液。②可根据脑脊液中含糖而鼻腔分泌物中不含糖的原理,用血糖试纸或葡萄糖定量检测,以鉴别血性脑脊液与鼻腔分泌物。③有时颅底骨折伤及颞骨岩部,且骨膜及脑膜均已破裂但鼓膜尚完整时,脑脊液可经耳咽管流至咽部进而被患者咽下,故应观察并询问患者是否经常有腥味液体流至咽部,以便发现脑脊液漏。

2)预防脑脊液逆流颅内的注意事项有哪些?

答:对于脑脊液漏患者,应向其讲解预防脑脊液逆流颅内的注意事项。①禁忌堵塞、冲洗、滴药入鼻腔和耳道。②脑脊液鼻漏者,严禁经鼻腔置管(胃管、吸痰管、鼻导管)。③避免用力咳嗽、打喷嚏和擤鼻涕。④避免挖耳抠鼻。⑤避免屏气排便,以免鼻窦或乳突气房内的空气被压入颅内,引起颅内积气或颅内感染。⑥禁止做腰椎穿刺术。

(5)情境三:患者腰大池引流管留置期间,翻身时易牵拉管道,导致引流管滑脱。

分析以下问题：

1)如何防止腰大池引流管滑脱？

答：防止腰大池引流管滑脱应注意以下几点。①定期检查引流管有无扭曲、受压，在患者翻身、活动时防止牵拉引流管，避免引流管脱落。②对躁动者加以保护性约束，适当给予镇静剂，避免非计划性拔引流管。③每班检查引流管是否牢固固定，引流管外露刻度有无改变。

2)腰大池引流管拔除有哪些注意事项？

答：注意事项为持续腰大池置管引流时间为 7 ~ 10 d，一般情况下不超过 14 d，如果引流时间超过 14 d 仍需持续引流者，可拔管另选穿刺部位重新置管。在计划内拔管前 24 h 应常规实施夹闭试验，并依据脑脊液常规、生化、细菌培养、头颅 CT 结果，由医生评估是否拔管。同时密切观察患者意识、瞳孔、呼吸节律等变化。

(6)情境四：患者腰大池引流管于置管后 14 d 拔除，拔管后无脑脊液漏症状，经过3 d严密观察，患者各项生命体征正常，准备出院。患者家属询问："我们出院后应注意什么？"

分析以下问题：

患者脑脊液漏的出院健康教育计划有哪些？

答：①给予高蛋白、高纤维素、高维生素的饮食。②神经功能缺损患者应在医生指导下继续功能锻炼，进行辅助治疗（高压氧、针灸、理疗、按摩、中医药、助听器等）。③避免搔抓伤口，待伤口痊愈后方可洗头。④勿提重物，预防便秘，避免用力排便等引起颅内压增高。⑤预防上呼吸道感染。⑥指导患者和家属若出现剧烈头痛、频繁呕吐、发热、意识模糊、脑脊液漏等症状，应及时就诊。

2. 每组学生代表发言，教师点评分析。

3. 技能训练

(1)局部清洁消毒

适应证：存在脑脊液漏的患者，应进行漏出部位局部清洁消毒。

方法与步骤：

1)清洁、消毒鼻前庭或外耳道，每日 2 次，避免棉球过湿导致液体逆流至颅内。

2)在鼻前庭或外耳道口疏松放置干棉球，棉球渗湿及时更换。

3)记录 24 h 浸湿的棉球数。

4)评估、记录漏出液量。

(2)预防低颅压综合征

适应证：脑脊液外漏过多的患者。

方法与步骤：

1)临床表现：患者出现直立性头痛，多位于额、枕部。头痛与体位有明显关系，坐起或站立时头痛剧烈，平卧位则很快消失或减轻。常合并恶心、呕吐、头昏或头晕、厌食、短暂的晕厥等。

2)一旦发生，应嘱其卧床休息，头低足高位，遵医嘱多饮水或静脉滴注生理盐水，以维持液体平衡。

【操作评分标准】

脑脊液漏护理操作评分标准见表3-3。

表3-3　脑脊液漏护理操作评分标准

项目		评分细则	得分	扣分	备注
案例分析（20分）		1. 临床思维清晰	4		
		2. 制定应急预案迅速、全面	8		
		3. 思考题回答正确	8		
护理技能操作（48分）	评估	1. 了解患者病情、意识、合作程度和心理状态	2		
		2. 观察患者脑脊液漏的部位、量、性状	2		
	准备	1. 用物准备齐全，能说出该项操作的适应证	2		
		2. 核对身份信息，向患者解释操作目的	2		
	操作过程	1. 协助患者取半坐卧位，头偏向患侧	4		
		2. 鉴别脑脊液	4		
		3. 清洁、消毒鼻前庭或外耳道	4		
		4. 腰大池引流管引流通畅	4		
		5. 正确实施腰大池引流护理技术	4		
		6. 正确预防低颅压综合征	4		
		7. 操作过程中严密观察生命体征、意识、瞳孔，漏出液的颜色、性状、量，以及有无头痛、恶心、呕吐症状	4		
		8. 清洁、消毒遵循无菌操作原则	4		
		9. 遵循手卫生规范，操作后完善记录	4		
		10. 能说出脑脊液漏患者护理要点	4		
人文关怀（12分）		1. 态度亲切、语言恰当	4		
		2. 沟通有效	4		
		3. 健康教育内容正确	4		
团队合作（20分）		1. 医护人员衣帽整齐	4		
		2. 情景设计合理，准备充分	4		
		3. 组织有序，限时内完成操作	4		
		4. 情景模拟生动	4		
		5. 总结分析客观、全面	4		

【选择题】

1. 预防低颅压综合征,以下措施不正确的是　　(　　)

A. 卧床休息　　B. 取头低足高位

C. 遵医嘱多饮水　　D. 静脉滴注生理盐水

E. 取头高足低位

2. 发生脑脊液鼻漏最常见的原因是　　(　　)

A. 原发性　　B. 先天性

C. 自发性　　D. 非创伤性

E. 创伤性

3. 患者发生脑脊液鼻漏,以下正确的是　　(　　)

A. 鼻腔填塞　　B. 卧床休息

C. 应用镇静剂　　D. 健侧卧位

E. 经鼻腔吸痰

4. 脑脊液耳漏,常见于　　(　　)

A. 颅前窝骨折　　B. 颅中窝骨折

C. 颅后窝骨折　　D. 颞骨骨折

E. 鼻骨骨折

5. 下列保持腰大池引流管引流通畅护理措施哪项不正确　　(　　)

A. 定期检查引流管有无扭曲、受压,在患者翻身、活动时防止牵拉引流管,避免引流管脱落

B. 对躁动者加以保护性约束,必要时遵医嘱给予镇静剂应用,避免误拔引流管

C. 持续引流过程中,应注意观察引流液的颜色、量及性状

D. 24 h 脑脊液引流量一般不应超过 400 mL

E. 引流速度平均为 15 ~ 20 mL/h

【选择题答案】

1. E　2. E　3. B　4. B　5. D

【评判性思考】

1. 若腰大池置管引流后患者仍存在脑脊液漏症状,还可以采用哪些方法治疗脑脊液漏?

2. 出现脑脊液漏症状是否属于开放性颅脑损伤?

3. 腰大池引流管拔除后患者有哪些注意事项?

项目三 腰大池引流管护理

腰大池引流是应用腰椎穿刺技术向椎管蛛网膜下腔置入引流管，以达到引流脑脊液的目的，是治疗脑积水、中枢神经系统感染、蛛网膜下腔出血、脑室内出血、脑脊液漏等疾病的一种方法。

【实验学时】

2 学时。

【实验类型】

技能型实验。

【学习目标】

1. 识记 腰大池引流管护理技术的目的、操作要点、注意事项。
2. 理解 腰大池引流管护理技术操作流程。
3. 运用 运用护理程序对置入腰大池引流管的患者实施整体护理。

【实验目的】

1. 对置入腰大池引流管患者实施正确的护理措施。
2. 动态评估患者病情，及时采取护理措施。

【临床案例】

患者，张××，男，60 岁，以“左侧听神经瘤术后 10 d，间断发热伴头痛 3 d”为主诉入院，初步诊断“①脑膜炎(感染性？无菌性?)；②左侧听神经瘤术后”。

现病史：10 d 前行“经左侧枕下乙状窦后入路听神经瘤切除术”，术后 5 d 出院。3 d 前患者出现高热，自测体温 39.0 ℃，伴间断头痛，无咳嗽、咳痰、腹泻等症状。自服“感冒药”(具体药物不详)，效果不佳，仍间断发热、头痛。遂来院就诊，门诊以“①脑膜炎；②左侧听神经瘤术后”为诊断收入院。发病以来，患者神志清楚，精神差，饮食差，睡眠差，大小便正常。

既往史：否认高血压、心脏病、糖尿病、脑血管疾病史，否认肝炎、结核等传染病史，预防接种史随当地进行，否认外伤、输血、献血史，否认食物、药物过敏史。

体格检查：T 39.2 ℃，P 80 次/min，R 20 次/min，BP 130/80 mmHg。神志清楚，精神差，言语正常，左侧听力下降，左眼闭合不全，口角向右侧轻度偏斜，脑膜刺激征阳性，其余颅神经检查未见异常。左耳后可见手术瘢痕。双肺听诊呼吸音正常，未闻及干、湿啰音。腹软，无压痛、反跳痛，肠鸣音 4～6 次/min。

辅助检查：血常规示白细胞计数 15.5×10^9/L，中性粒细胞百分比 85%。

入院后行血常规、凝血功能、心电图、头颅 MRI 等检查，排除操作禁忌证后行“腰椎穿刺术”，留取脑脊液行常规、生化、细菌学检查，明确诊断为“颅内感染”。行“腰大池置管外引流术”，留置腰大池引流管一根。遵医嘱实施腰大池引流管护理。

【操作流程图】

操作前准备

用物准备：治疗盘、量杯、直尺、无菌纱布、无菌治疗巾、无菌手套、一次性手套、一次性换药包、一次性引流袋、管道标识、吉尔碘消毒液、瞳孔笔、速干手消毒剂。

（1）护士准备：仪表端庄，着装整齐。洗手，戴口罩、帽子。
（2）评估患者：评估病情、意识、瞳孔、生命体征、四肢肌力、合作程度和心理状态。评估腰大池引流液的颜色、量、性状，有无凝血块、混浊、沉淀或絮状物，腰大池引流管外露刻度。
（3）环境准备：安静，清洁，光线明亮，温度适宜，注意保护患者的隐私。

腰大池引流管护理

↓

核对

（1）核对医嘱、床头卡、腕带信息。
（2）核对腰大池引流管的名称及留置时间。

↓

解释

参考解释语：您好，能告诉我您的床号和姓名吗？（患者：6床，张××。）让我核对一下您的腕带好吗？（患者：好的。）张先生，您的腰部留置了一根引流管，遵照治疗的要求我需要观察引流液的颜色、量、性状，为治疗提供准确数据。为了预防感染，我需要帮您倾倒引流液或者更换引流袋，操作中，您有任何不舒服请告诉我，我会及时为您处理。（患者：好的。）谢谢您的配合！

↓

安置体位

协助患者取侧卧位。

↓

检查皮肤及敷料

（1）卫生手消毒。
（2）检查置管部位皮肤情况，如有发红、肿胀或穿刺点渗漏等，应立即报告医生并及时配合处理。
（3）检查腰部穿刺处敷料是否清洁、干燥，必要时通知医生更换敷料。

↓

测量引流管高度

用直尺测量并记录引流管最高点固定高度（患者平卧位腰椎穿刺点与引流液出口处）。

↓

更换引流袋

否 →

（1）卫生手消毒。
（2）关闭三通阀。
（3）带一次性手套，消毒倾倒口、肝素帽两遍，拧开肝素帽，将引流液倒入量杯。
（4）消毒肝素帽及引流袋倾倒口各两遍，待干后拧紧肝素帽。
（5）打开三通阀，确认引流装置是否通畅。
参考解释语：张先生，您好！我现在为您倾倒引流液，请您不要紧张。操作期间您有任何不舒服，请及时告诉我，好吗？（患者：好的。）

是 ↓

更换引流袋

（1）卫生手消毒。
（2）关闭三通阀。
（3）打开无菌敷料，暴露腰大池引流管与引流袋连接处。
（4）卫生手消毒，戴无菌手套，铺无菌治疗巾，将弯盘放置于腰大池引流管与引流袋连接处。
（5）分离腰大池引流管与引流袋连接处。
（6）消毒引流管与引流袋连接处两遍，消毒管路长度≥3 cm。
（7）连接一次性引流袋，打开三通阀。
（8）粘贴管道标识，注明日期和时间。
参考解释语：张先生，您好！我现在为您更换引流袋，请您不要紧张。操作期间您有任何不舒服，请及时告诉我，好吗？（患者：好的。）

固定引流袋

（1）遵医嘱固定引流袋高度。
（2）用直尺测量，保持引流袋固定高度前后一致。
（3）再次核对。

观察记录

（1）观察患者的意识、瞳孔、生命体征及四肢肌力，是否出现头痛、恶心、呕吐等症状。
（2）记录脑脊液的颜色、量、性状。

操作后处理

（1）安置患者：协助患者取平卧位或侧卧位，整理床单位。
（2）交待注意事项：在留置腰大池引流管期间要防止引流管扭曲、受压、脱出。
（3）整理用物：分类、统一处理。
（4）洗手，记录护理单。
参考解释语：张先生，您好！现在操作已经完成，引流管已妥善固定，请您和家人不要随意调节引流袋的高度，以免逆流发生感染，翻身时幅度不要太大，以免引流管扭曲、受压、脱出。我们会定时观察引流液的颜色、量及性状，并给予记录，请您和家属切勿自行打开引流袋进行倾倒，以免发生感染。（患者：好的。）如果出现头痛、头晕、恶心、呕吐及发热症状时，请及时告知我。谢谢您的配合！

操作后评价

（1）患者和家属了解腰大池引流的操作目的、注意事项，能够配合操作。
（2）腰大池引流管妥善固定，避免脱出。
（3）护士操作熟练，动作轻柔。
（4）操作中给予患者心理护理。
（5）护理记录单记录准确、客观、规范。

【操作要点】

1. 严密观察腰大池引流液的颜色、量、性状。

2. 检查置管部位皮肤情况，如有发红、肿胀或穿刺点渗漏等，立即报告医生并及时配合处理。检查腰部敷料是否清洁、干燥，必要时通知医生更换敷料。

3. 倾倒引流液或更换引流袋时注意无菌操作，保持腰大池引流管装置及管路的密闭性，三通阀与管路连接处用无菌敷料包裹。

4. 操作前关闭三通阀，操作中严密观察患者的意识、瞳孔、生命体征及四肢肌力，有无头痛、恶心、呕吐等症状，操作后打开三通阀。

5. 操作后协助患者取平卧位或侧卧位，告知注意事项。

【注意事项】

1. 操作前了解病情。腰大池引流过程中，患者绝对卧床，禁止抬高床头，严密观察患者意识、瞳孔、生命体征的变化，有无头痛、恶心、呕吐及下肢疼痛、麻木等症状。

2. 正常脑脊液无色透明，无沉淀物，术后 1 ~2 d 或蛛网膜下腔出血的患者可略呈血性，后逐渐转为橙黄色，如引流液颜色突然加深或转为鲜红色，常提示有脑室内出血；如脑脊液浑浊呈毛玻璃样或有絮状物，常提示有颅内感染。

3. 遵医嘱密切观察脑脊液的引流量及引流速度，每天脑脊液引流量一般不超过 500 mL，引流速度平均<15 mL/h，引流速度不可过快（当引流速度过快时，可能导致低颅压性头痛、恶心、呕吐、颅内出血甚至脑疝）。

4. 妥善固定，避免腰大池引流管打折、受压、脱出，保持通畅，以防堵管。患者及家属不可随意调节引流袋的高度，更换体位时需由护士遵医嘱重新调节引流袋的高度，必要时适当约束患者，防止非计划性拔管。

5. 保持置管部位的敷料清洁干燥，观察置管部位皮肤有无发红、肿胀及穿刺点渗漏等。

【操作评分标准】

倾倒脑脊液操作评分标准和更换脑脊液引流袋操作评分标准见表 3–4、表 3–5。

表 3–4　倾倒脑脊液操作评分标准

项目	评分细则	得分	扣分	备注
评估（5 分）	1. 评估患者病情、意识状态、合作程度和心理状态	2		
	2. 评估引流脑脊液的颜色、量、性状	3		
准备质量（5 分）	1. 仪表端庄，着装整齐	1		
	2. 操作前洗手，戴口罩、帽子	2		
	3. 用物齐全，摆放有序	2		

续表 3-4

项目	评分细则	得分	扣分	备注
操作流程质量(70分)	1. 携用物至患者床旁,核对患者信息	3		
	2. 告知患者腰大池引流的目的及配合方法	3		
	3. 根据病情协助患者取侧卧位	3		
	4. 卫生手消毒	2		
	5. 检查置管部位皮肤及敷料情况	5		
	6. 用直尺测量引流袋固定高度,并记录	2		
	7. 卫生手消毒	2		
	8. 关闭三通阀	3		
	9. 戴一次性手套,消毒倾倒口、肝素帽两遍,拧开肝素帽,将引流液倒入量杯	15		
	10. 消毒肝素帽及引流袋倾倒口两遍,待干后拧紧肝素帽	5		
	11. 打开三通阀,确认引流装置是否通畅	3		
	12. 遵医嘱固定引流袋高度,用直尺测量,保持引流袋固定高度前后一致	5		
	13. 观察患者的意识、瞳孔、生命体征及四肢肌力,有无头痛、恶心、呕吐等症状	3		
	14. 观察引流液的颜色、量、性状	10		
	15. 协助患者取平卧位或侧卧位,卫生手消毒	3		
	16. 整理用物,洗手,记录护理单	3		
全程质量(20分)	1. 严格查对制度,关心患者	2		
	2. 操作熟练,动作轻柔	2		
	3. 注意事项			
	(1)腰大池引流过程中,患者绝对卧床,禁止抬高床头,严密观察患者意识、瞳孔、生命体征的变化,有无头痛、恶心、呕吐及下肢疼痛、麻木等症状	2		
	(2)准确观察并记录引流脑脊液的颜色、量、性状	5		
	(3)24 h 脑脊液引流量一般不超过 500 mL,引流速度平均<15 mL/h	2		
	(4)妥善固定,避免腰大池引流管打折、受压、脱出,保持通畅,以防堵管	5		
	(5)保持置管部位的敷料清洁干燥,观察置管部位皮肤有无发红、肿胀及穿刺点渗漏等	2		

表 3-5　更换脑脊液引流袋操作评分标准

项目	评分细则	得分	扣分	备注
评估（5 分）	1. 评估患者病情、意识状态、合作程度和心理状态	2		
	2. 评估引流脑脊液的颜色、量、性状	3		
准备质量（5 分）	1. 仪表端庄，着装整齐	1		
	2. 操作前洗手，戴口罩，帽子	2		
	3. 用物齐全，摆放有序	2		
操作流程质量（70 分）	1. 携用物至患者床旁，核对患者信息	3		
	2. 告知患者腰大池引流的目的及配合方法	3		
	3. 根据病情协助患者取侧卧位	3		
	4. 卫生手消毒	2		
	5. 检查置管部位皮肤及敷料情况	5		
	6. 用直尺测量引流袋固定高度，并记录	2		
	7. 卫生手消毒	2		
	8. 关闭三通阀	3		
	9. 打开无菌敷料，暴露腰大池引流管与引流袋连接处，手卫生消毒，戴无菌手套，铺无菌治疗巾，将弯盘放置于腰大池引流管与引流袋连接处	5		
	10. 分离腰大池引流管与引流袋连接处，消毒引流管与引流袋连接处两遍，消毒管路长度≥3 cm，连接一次性引流袋，打开三通阀	15		
	11. 粘贴管道标识，注明日期和时间	3		
	12. 遵医嘱固定引流袋高度，用直尺测量，保持引流袋固定高度前后一致	5		
	13. 观察患者的意识、瞳孔、生命体征及四肢肌力，有无头痛、恶心、呕吐等症状	3		
	14. 观察引流液的颜色、量、性状	10		
	15. 协助患者取平卧位或侧卧位	3		
	16. 整理用物，洗手，记录护理单	3		
全程质量（20 分）	1. 严格查对制度，关心患者	2		
	2. 操作熟练，动作轻柔	2		
	3. 注意事项 （1）腰大池引流过程中，患者绝对卧床，禁止抬高床头，严密观察患者意识、瞳孔、生命体征的变化，有无头痛、恶心、呕吐及下肢疼痛、麻木等症状 （2）准确观察并记录引流脑脊液的颜色、量、性状 （3）24 h 脑脊液引流量一般不超过 500 mL，引流速度平均<15 mL/h （4）妥善固定，避免腰大池引流管打折、受压、脱出，保持通畅，以防堵管 （5）保持置管部位的敷料清洁干燥，观察置管部位皮肤有无发红、肿胀及穿刺点渗漏等	2 5 2 5 2		

【选择题】

1. 正常脑脊液的颜色为　（　　）

A. 红色　B. 白色

C. 无色　D. 黄色

E. 淡黄色

2. 成人腰大池引流管引流脑脊液的速度平均每小时小于　（　　）

A. 5 mL/h　B. 10 mL/h

C. 15 mL/h　D. 20 mL/h

E. 30 mL/h

3. 以下关于腰大池引流管的护理不正确的是　（　　）

A. 腰大池引流过程中,患者绝对卧床,禁止抬高床头

B. 腰大池引流管连接处脱出时,直接接上无须消毒

C. 患者出现头痛时,应观察引流管是否通畅或引流过多

D. 改变体位时,引流管应给予适当调整

E. 腰大池引流管时刻保持通畅,避免堵管

4. 哪些患者不能进行腰椎穿刺术　（　　）

A. 颅内感染的患者　B. 颅内压升高的患者

C. 脑积水的患者　D. 蛛网膜下腔出血的患者

E. 脑脊液鼻漏患者

5. 以下哪项说法正确　（　　）

A. 腰大池引流管不通畅时,可把引流袋放在地面

B. 引流管打折、扭曲可不用在意

C. 外出检查时不用夹闭引流管,以防不流

D. 接班时发现背部敷料潮湿,应立即查找原因

E. 穿刺点皮肤发红、肿胀,无须处理

【选择题答案】

1. C　2. C　3. B　4. B　5. D

【评判性思考】

1. 拔除腰大池引流管后患者第一次下床,有哪些注意事项?
2. 如何预防腰大池引流管脱管?
3. 去除患者的腰大池引流管胶带时,如何让患者更加舒适?

模块四　心脏、胸部疾病护理技术

项目一 胸腔闭式引流瓶更换

胸腔闭式引流又称水封闭式引流，胸腔内置入引流管，连接胸腔闭式引流瓶，利用重力学的原理，引流出胸腔积气、积液，重建胸膜腔内负压，促进肺复张，是治疗脓胸、外伤性血胸及气胸、自发性气胸的有效方法。

【实验学时】

2 学时。

【实验类型】

技能型实验。

【学习目标】

1. 识记　胸腔闭式引流的原理、目的和注意事项。
2. 理解　实施胸腔闭式引流瓶更换技术。
3. 应用　操作中与患者熟练交流，对患者和家属进行健康教育。

【实验目的】

1. 避免逆行感染。
2. 观察引流液的量、颜色、性质。
3. 保持引流的有效性。

【临床案例】

患者，张××，男，57 岁，主诉“胸背部疼痛 9 h 余”，诊断“主动脉夹层”。

现病史：9 h 前情绪激动后出现胸背部疼痛，呈持续性撕裂样。神志清楚，精神差，大小便正常。

既往史：1 年前因车祸行右侧盆骨手术，无高血压、心脏疾病病史，无糖尿病、脑血管疾病病史，无过敏史。

体格检查：心前区无隆起，心尖搏动正常，心浊音界正常，心前区无异常搏动，P 94 次/min，律齐，心率脉率一致，各瓣膜听诊区未闻及杂音，无心包摩擦音。

辅助（CT）检查：①主动脉夹层（Ⅰ型），头臂干、左颈总动脉、左锁骨下动脉、腹腔干、肠系膜上动脉及左肾动脉受累；②双肺炎症，双侧胸膜局部增厚；③双肺上叶多发小肺大泡；④心包少量积液。

入院后完善相关检查，在全麻下行“升主动脉置换术+主动脉弓置换术+支架象鼻子

术”，术后置入心包腔及胸骨后引流管各 1 根，分别接有胸腔闭式引流瓶，现遵医嘱给予更换“胸腔闭式引流瓶”。

【操作流程图】

操作前准备	用物准备：治疗盘、一次性治疗巾、碘伏、无菌棉签、止血钳 2 把、一次性无菌胸腔闭式引流瓶 1 套、无菌生理盐水 500 mL 1 瓶、胶布、检查手套、无菌纱布 2 块、医嘱执行单、笔、速干手消毒剂、管道标识。
	（1）护士准备：仪表端庄，服装整洁。洗手、戴口罩。 （2）评估患者：评估病情、意识、合作程度和心理状态。评估伤口敷料有无渗出，引流管切口处周围皮肤有无皮下气肿，观察水柱波动及有无气泡溢出，观察引流液的颜色、性质及量，引流管固定是否妥当，置管深度。 （3）环境准备：安静，清洁，光线明亮，温度适宜，注意保护患者的隐私。
核对	（1）核对医嘱，了解患者目前状况。 （2）核对床头卡及腕带信息，解释操作目的及配合方法。
解释	参考解释语：您好，请问您叫什么名字？（患者：张××。）让我核对一下您的腕带好吗？（患者：好的。）张先生，为了预防感染和便于观察引流液的情况，遵医嘱为您更换胸腔闭式引流瓶，您需要去卫生间吗？还有别的需要吗？（患者：不需要，没有。）好的，请您稍等，我去准备一下马上过来。
胸腔闭式引流瓶准备	检查有效期，包装无破损，连接管路，向瓶内倒入无菌生理盐水 500 mL 使长管没入水中 3~4 cm，盖紧瓶塞，保持直立做好液平面的标记。
检查伤口	检查伤口敷料有无渗出，引流管切口处周围皮肤有无皮下气肿，观察水柱波动及有无气泡溢出，观察引流液的颜色、性质及量。 参考解释语：张先生，这样躺着舒服吗？不要紧张！我先检查一下伤口情况和引流液的情况（伤口敷料无渗出，引流管切口周围无皮下气肿，水柱波动良好）。（患者：好的。）
铺治疗巾	（1）再次核对，洗手，佩戴无菌手套。 （2）铺治疗巾，用两把止血钳双向夹闭引流管。 （3）碘伏棉签消毒引流管接口处 2 次，待干。

胸腔闭式引流瓶更换

断开连接

（1）胸腔闭式引流瓶置于胸壁引流口平面以下 60~100 cm。
（2）无菌纱布包裹下断开引流管与连接管。
参考解释：张先生，您有感觉不舒服吗？（患者：没有。）

连接新的胸腔闭式引流瓶

（1）再次用碘伏棉签消毒引流管的管口。
（2）无菌纱布包裹引流管，连接新的引流瓶，确认长管在水面以下。

固定胸腔闭式引流瓶

（1）放开止血钳。
（2）检查管道是否通畅，妥善固定。
（3）嘱患者咳嗽，并挤压引流管观察胸腔闭式引流瓶内水柱波动情况。
（4）粘贴管道标识，注明日期、时间，签名。
参考解释语：张先生，请您咳嗽几下，我需要看一下引流管是否通畅。（患者：好的。）

操作后处理

（1）再次查对，协助患者取舒适卧位，整理床单位。
（2）交代注意事项。
（3）整理用物，分类处置。
（4）洗手，记录。
参考解释语：张先生，这个引流瓶为您更换好了，下床活动的时候，引流瓶不要拿的太高，应低于胸壁引流口 60~100 cm；您在床上休息的时候，不要让引流管受压、扭曲、移位，引流管应留有一定的长度，以免翻身或活动时脱出。有任何需要，请按床旁呼叫器，我也会经常来看您的。谢谢您的配合。（患者：好的。）

操作后评价

（1）患者和家属了解胸腔闭式引流瓶更换的目的、注意事项，能够配合操作。
（2）无菌观念强，无污染，引流管妥善固定。
（3）护士操作有序，动作轻柔，患者安全。
（4）关心患者，沟通有效。
（5）用物处置符合要求。

【操作要点】

1. 操作前检查引流装置是否密闭。用止血钳双向夹闭引流管后再更换引流瓶，避免空气进入。

2. 胸腔闭式引流瓶位置低于胸壁引流口平面 60 ~ 100 cm，以防瓶内液体逆流入胸腔，造成逆行感染。

3. 若引流管从胸腔脱落，立即用手捏住伤口处皮肤，消毒后用凡士林纱布封闭伤口，协助医生做进一步处理。如引流管连接处脱落或引流瓶损坏，立即双钳夹闭，紧急情况下折叠胸壁引流管，避免空气进入，按无菌操作更换装置。

4. 定时挤压引流管，防止引流管受压、扭曲和阻塞。保持引流通畅，密切注意水封瓶长管中水柱波动情况，正常水柱上下波动 4 ~6 cm。观察并准确记录引流液的量、颜色、性质。若引流量多，颜色为鲜红色或红色，性质较黏稠，易凝血，则疑为胸腔内有活动性出血。

5. 留置引流管 48 ~ 72 h 后，引流瓶中无气体逸出，引流液逐渐减少（<50 mL/d），颜色呈淡红色或淡黄色，可考虑拔管。拔管后，注意观察患者呼吸状态及听诊两肺呼吸音。如有异常及时通知医生。

【注意事项】

1. 动作轻稳，防止引流管脱出。
2. 胸腔闭式引流瓶置于胸壁引流口下 60 ~ 100 cm。
3. 观察记录引流液的颜色、性质、量。
4. 妥善固定，避免受压、扭曲、移位，留有一定的长度，以免翻身或活动时脱出。
5. 止血钳夹紧引流管，防止气体进入胸腔，形成气胸。
6. 注意无菌操作，防止感染。

【操作评分标准】

胸腔闭式引流瓶的更换操作评分标准见表 4-1。

表 4-1　胸腔闭式引流瓶的更换操作评分标准

项目	评分细则	得分	扣分	备注
评估（5 分）	1. 评估患者病情、意识、合作程度和心理状态	2		
	2. 评估引流管部位、置入长度、引流管是否通畅、水柱波动情况、各连接管是否紧密、引流瓶的种类；引流液的颜色、量、性质；引流管处伤口敷料有无渗血、渗液，伤口周围皮肤情况有无皮下气肿	3		
准备质量（5 分）	1. 仪表端庄	1		
	2. 操作前洗手，戴口罩	2		
	3. 用物齐全，摆放有序	2		
操作流程质量（70 分）	1. 携用物至患者床旁，核对患者信息	3		
	2. 先向患者解释目的及配合方法，取得合作，协助患者取半卧位或平卧位	3		
	3. 再次核对，洗手，戴无菌手套。铺治疗巾，用 2 把止血钳双向夹闭引流管。碘伏棉签消毒引流管接口处 2 次，待干	10		
	4. 胸腔闭式引流瓶置于胸壁引流口平面以下 60 ~ 100 cm	6		
	5. 无菌纱布包裹下断开引流管与连接管	5		
	6. 再次用碘伏棉签消毒引流管管口	6		
	7. 无菌纱布包裹引流管，连接新的引流瓶，确认长管在水面以下	6		
	8. 放开止血钳，检查管道是否通畅，妥善固定	5		

续表 4-1

项目	评分细则	得分	扣分	备注
操作流程质量(70分)	9. 嘱患者咳嗽,并挤压引流管观察胸瓶内水柱波动情况	6		
	10. 粘贴管道标识,注明时间、日期,签名	6		
	11. 再次查对,协助患者取舒适卧位,整理床单位	6		
	12. 向患者讲解注意事项	5		
	13. 终末处置,流动水洗手,记录	3		
全程质量(20分)	1. 严格查对制度,无菌观念强	5		
	2. 操作有序,动作轻柔,患者安全,保护患者隐私	5		
	3. 关心患者,沟通有效	4		
	4. 注意事项			
	(1)胸腔闭式引流瓶置于胸壁引流口平面以下 60 ~ 100 cm	1		
	(2)观察记录引流液的颜色、性质、量	1		
	(3)妥善固定,避免受压、扭曲、移位、脱出	1		
	(4)引流装置应每周更换 1 次,引流量过多应及时更换	1		
	(5)止血钳夹紧引流管,防止气体进入胸腔,形成气胸	1		
	(6)注意无菌操作,防止感染	1		

【选择题】

1. 水封瓶内长管中的水柱正常的波动范围是 (　　)
   A. 1 ~ 4 cm　　B. 4 ~ 6 cm
   C. 6 ~ 10 cm　　D. 8 ~ 10 cm
   E. 微弱波动

2. 在胸腔引流过程中,水封瓶不慎被打破,应采取 (　　)
   A. 立即通知医生　　B. 立即用手捏住胸腔引流管
   C. 立即吸氧　　D. 重新更换引流瓶
   E. 立即用床旁止血钳双向夹闭

3. 检查胸腔引流管是否通畅的最简单方法是 (　　)
   A. 检查引流管有无扭曲　　B. 检查患者的呼吸音是否正常
   C. 观察水封瓶中长管内水柱的波动　　D. 观察水封瓶内有无血性液体
   E. 看引流管内有无液体

4. 胸管应置于 (　　)
   A. 第 7 肋间,腋后线　　B. 第 8 肋间,腋后线
   C. 第 7 肋间,腋中线　　D. 第 2 肋间,锁骨中线
   E. 第 2 肋间,腋前线

【选择题答案】

1. B　2. E　3. C　4. D

【评判性思考】

1. 更换胸腔闭式引流瓶时，可引起的并发症有哪些？
2. 发生脱管时，应给予哪些处理措施？

项目二　心外膜临时起搏器护理配合

【实验学时】

2 学时。

【实验类型】

综合型实验。

【学习目标】

1. 能够掌握临时起搏器使用的观察要点和适应证。
2. 能够正确使用临时起搏器。
3. 能够及时、正确、合理地与患者沟通，体现人文关怀。

【实验准备】

1. 物品准备　临时起搏器、临时起搏器连线、电池、纱布、胶布等。

2. 学生课前准备　每实验小班学生平均分成4 组，选出组长1 名。通过课前复习、查阅文献等方式学习正确应用心外膜临时起搏器的相关知识。

【情境案例】

患者，邱××，女，56 岁，主诉“间断心慌 3 月余，眼睑水肿 10 余天”，诊断“风湿性心脏病”。

现病史：3 个月前，无明显诱因出现心慌，伴胸闷、气短，持续 3～4 min，10 d 前无明显诱因出现眼睑水肿，晨起时较重，活动后及晚间减轻。

既往史：高血压病史，无糖尿病、脑血管疾病病史，无肝炎、结核、疟疾病史，预防接种史不详，无手术、外伤、输血史，无食物、药物过敏史。

体格检查：患者步行入院，神志清楚，精神可，T 36.0 ℃，P 80 次/min，R 20 次/min，BP 139/55 mmHg，体重 59 kg。心前区无隆起，心尖搏动 2 cm，心尖搏动位于第 5 肋间左锁骨中线内侧 0.5 cm 处，心浊音界无扩大，各瓣膜听诊区未闻及杂音，无心包摩擦音。

辅助检查（心脏彩超示）：①二尖瓣重度狭窄并重度关闭不全；②左心增大（LV 55 mm）；③主动脉瓣中度关闭不全；④三尖瓣轻度关闭不全。

入院后完善相关检查，于全麻下行“二尖瓣成形术+主动脉瓣成形术+房颤射频消融术+左心耳缝闭术+心脏表面临时起搏器安置术”，术中右室置入起搏导线并连接临时起搏器，设置起搏频率 P 100 次/min。术后遵医嘱给予强心、利尿、扩血管、抗感染等治疗，持续床旁临时起搏器应用，起搏频率 P 100 次/min。

【实验内容与步骤】

1. 案例讨论

（1）患者初入病房，护士如何接待患者及家属？

学生分组，每组选 4 名同学进行角色扮演，1 名护士、1 名患者、2 名家属，分别进行评析。

（2）如何为该患者进行专科评估？

2 名同学进行角色扮演，1 名患者、1 名病房责任护士，对患者进行循环系统专科评估，讨论并评析。

（3）情境一：该患者全麻术后重症监护 1 d 后转回病房，T 36.0 ℃，P 100 次/min，R 15 次/min，BP 105/63 mmHg，床旁临时起搏器应用，设置起搏频率 P 100 次/min。

分析以下问题：

1）置入临时起搏器的并发症是什么？

2）临时起搏器使用前应该注意什么？

3）如何设置临时起搏器阈值及工作参数？

答：

1）①电极移位；②心律失常，室速和室颤；③电极导线打结；④出血；⑤感染；⑥心肌穿孔等。

2）需检查临时起搏器性能是否正常，电极、导线有无断裂及接触不良、感知功能有无障碍，电池是否失效。

3）起搏频率：成人 P 90 次/min，儿童 P 100 ~ 120 次/min，幼儿 P 120 ~ 140 次/min。正常起搏阈值（3 ~ 5）mA/（1.5 ~ 3）V。起搏器电压（4 ~ 6）mA/（3 ~ 6）V。

（4）情境二：患者持续应用床旁临时起搏器第 5 天，起搏频率 P 60 次/min，选择模式 VVI，护士查看患者心电监护，示自主心律，P 80 次/min。

分析以下问题：

1）临时起搏器能否停止使用？

2）使用临时起搏器的护理有哪些？

答：

1）可以停止使用。

2）使用临时起搏器的护理：①临时起搏器应固定于合适的位置，连接好中接线、起搏导线及起搏器妥善固定，以防脱开而发生意外。②持续监测心率，观察起搏器性能及效果，发现变化及时处理。③每天或必要时描记心电图 1 次，根据病情判断是否可以暂时停用起搏器，停用起搏器必须慎重。④定时巡视，检查起搏器电池，发现低电压，电池即将耗尽及时报告医生，更换电池。⑤防止感染，注意保持起搏导线部位皮肤无菌，每日用碘伏局部消毒换药 1 次。⑥心律或心率恢复早期，不应立即停用临时起搏器，而是逐渐减慢起搏频率，以防发生意外的心律失常。⑦每班记录起搏阈值、灵敏度、起搏频率。应将调整的各参数随时记录在记录单上。⑧患者出现室颤时，应立即行心肺复苏，不要盲目寻找起搏器本身的原因，以免延误抢救时机。

（5）情境三：患者暂停临时起搏器应用第2天，心电监护示P 50次/min，患者诉头晕、胸闷。

分析以下问题：

1）临时起搏器是否继续使用？

2）临时起搏器的起搏形式及途径是什么？

答：

1）继续使用。

2）按需型起搏器：R波抑制型。心外膜起搏：在右室面近心尖的无血管区，将两个电极分别缝于心外膜上，这是心外科术后常用的方式。

2. 每组学生代表发言，教师点评分析。

3. 技能训练

（1）心外术后心率过慢的护理要点

预防措施：药物预防、临时起搏器应用。

方法与步骤：发现患者心率过慢立即告知医生，查找原因（对症处理），遵医嘱行床旁心电图，如果有临时起搏导线，接入临时起搏器，调整好参数，持续床旁心电监护。

（2）临时起搏器的性能检查与日常维护

方法与步骤：

1）性能检查：检查起搏系统是否正常，电极、导线有无断裂及接触不良、起搏器感知功能有无障碍，电池是否失效。

2）日常维护：①操作人员应认真阅读仪器操作说明书，熟悉机器性能，掌握正确的使用方法；严格按照操作流程开、关机器，使机器始终保持在良好的运行状态。②每次使用完机器后，及时消毒处理；不应使用环氧乙烷、伽马射线或蒸汽灭菌法对临时起搏器进行灭菌，避免损坏。③使用75%酒精彻底清洁临时起搏器，以除去所有可见的污垢或血液。晾干后消毒。④消毒，用75%的酒精擦拭临时起搏器外表面，擦拭完毕晾干备用。⑤维护，在使用过程中，临时起搏器可能被过度污染，或电池盒、电缆端口、旋钮下面有血液或污物侵入，以致不能有效地清洁或消毒时，需将临时起搏器返回厂家。⑥做好临时起搏器的维护、保养记录。内容包括起搏器的状态、开机或维修时间、操作维修人员等。

【操作评分标准】

心外膜临时起搏器护理配合操作评分标准见表4-2。

表 4-2　心外膜临时起搏器护理配合操作评分标准

<table>
<tr><th>项目</th><th colspan="2">评分细则</th><th>得分</th><th>扣分</th><th>备注</th></tr>
<tr><td rowspan="3">案例分析（20 分）</td><td colspan="2">1. 临床思维清晰</td><td>4</td><td></td><td></td></tr>
<tr><td colspan="2">2. 制定病情紧急预案迅速、全面</td><td>8</td><td></td><td></td></tr>
<tr><td colspan="2">3. 思考题回答正确</td><td>8</td><td></td><td></td></tr>
<tr><td rowspan="15">护理技能操作（48 分）</td><td rowspan="2">评估</td><td>1. 了解患者病情、意识、合作程度和心理状况</td><td>2</td><td></td><td></td></tr>
<tr><td>2. 观察放置起搏导线的部位皮肤情况、起搏导线的完好性</td><td>2</td><td></td><td></td></tr>
<tr><td rowspan="2">准备</td><td>1. 用物准备齐全，能说出该项操作的适应证</td><td>2</td><td></td><td></td></tr>
<tr><td>2. 核对身份信息，向患者解释操作目的</td><td>2</td><td></td><td></td></tr>
<tr><td rowspan="11">操作过程</td><td>1. 摆好患者体位，暴露临时起搏导线</td><td>2</td><td></td><td></td></tr>
<tr><td>2. 测量临时起搏导线的长度</td><td>2</td><td></td><td></td></tr>
<tr><td>3. 取出临时起搏器连线，一端插入临时起搏器插孔，另一端按照临时起搏器连线上“+”“-”指示与临时起搏导线相连接，并固定旋紧，防止脱落</td><td>4</td><td></td><td></td></tr>
<tr><td>4. 遵医嘱设置起搏心率、电压、电流、观察心电监护，观察起搏效果</td><td>4</td><td></td><td></td></tr>
<tr><td>5. 纱布包扎，胶布固定</td><td>4</td><td></td><td></td></tr>
<tr><td>6. 遵医嘱描记心电图</td><td>4</td><td></td><td></td></tr>
<tr><td>7. 应用过程中观察临时起搏导线是否脱出、伤口敷料是否需更换</td><td>4</td><td></td><td></td></tr>
<tr><td>8. 能说出临时起搏器应用过程中的注意事项</td><td>4</td><td></td><td></td></tr>
<tr><td>9. 撤机操作：遵医嘱按下启动/暂停按钮，关闭机器，协助医生拔出临时起搏导线，向患者交代注意事项，完善记录</td><td>4</td><td></td><td></td></tr>
<tr><td>10. 操作熟练，动作轻柔，保护患者隐私，体现人文关怀</td><td>4</td><td></td><td></td></tr>
<tr><td>11. 能说出适应证及机器维护保养的注意事项</td><td>4</td><td></td><td></td></tr>
<tr><td rowspan="3">人文关怀（12 分）</td><td rowspan="3"></td><td>1. 态度亲切、语言恰当</td><td>4</td><td></td><td></td></tr>
<tr><td>2. 沟通有效</td><td>4</td><td></td><td></td></tr>
<tr><td>3. 宣教内容正确</td><td>4</td><td></td><td></td></tr>
<tr><td rowspan="5">团队合作（20 分）</td><td rowspan="5"></td><td>1. 医护人员衣帽整齐</td><td>4</td><td></td><td></td></tr>
<tr><td>2. 情景设计合理，准备充分</td><td>4</td><td></td><td></td></tr>
<tr><td>3. 组织有序，限时完成操作</td><td>4</td><td></td><td></td></tr>
<tr><td>4. 情景模拟生动</td><td>4</td><td></td><td></td></tr>
<tr><td>5. 总结分析客观、全面</td><td>4</td><td></td><td></td></tr>
</table>

【选择题】

1. 心外科术后常用临时起搏器的起搏途径是　　　　(　　)

A. 经胸壁穿刺起搏　　B. 心肌电极起搏
C. 心内膜起搏　　D. 心外膜起搏
E. 心腔起搏

2. 下列哪项不是临时起搏器的适应证　（　）
A. 术前有明显的窦性心动过缓，严重束支传导阻滞或房室传导阻滞或其他严重的心律失常的患者，应安置起搏器，以防麻醉及术中、术后发生严重的心律失常
B. 术后三度房室传导阻滞；虽无房室传导阻滞，但心率缓慢导致血压不稳定者；窦性心动过缓、窦性停搏等
C. 术后频发室性早搏，特别是多源性室性早搏，药物治疗无效者
D. 心率小于 60 次/min 的患者
E. 心率大于 60 次/min 的患者

3. 下列说法不正确的是　（　）
A. 起搏器应固定于合适的位置，连接好中接线、起搏导线及起搏器，以防脱开而发生意外
B. 每天或必要时描记心电图 1 次，如有可能暂时停用起搏器，以描记和了解自主心率、心律的情况，但必须慎重
C. 心律或心率恢复早期，应立即停用起搏器
D. 当起搏器不起搏时，首先考虑电池耗尽，其次考虑是否起搏阈值偏低或电极移位或脱落，应尽快向医生报告并处理
E. 心外术后三度房室传导阻滞的患者需要应用起搏器

4. 心脏临时起搏器的放置时间为　（　）
A. 1 ~2 d　　B. 1 ~2 周
C. 1 ~2 个月　　D. 1 ~2 年
E. 2 年以上

【选择题答案】

1. D　2. E　3. C　4. B

【评判性思考】

1. 患者临时起搏器应用的护理问题可能还有哪些？
2. 临时起搏器应用过程中，导线脱落如何处理？
3. 如何对应用临时起搏器的患者实施心理护理？

项目三 主动脉内球囊反搏护理配合

【实验学时】

2 学时。

【实验类型】

综合型实验。

【学习目标】

1. 能够了解主动脉内球囊反搏(intra-aortic balloon pumping,IABP)的基本原理。
2. 能够掌握 IABP 使用的观察要点和禁忌证。
3. 能够了解 IABP 报警原因及处理方法。
4. 能够掌握 IABP 的撤机指征。

【实验准备】

1. 物品准备　主动脉内球囊反搏机 1 台、主动脉球囊管 1 套、一次性治疗巾、无菌纱布、无菌手套、碘伏、肝素盐水冲洗液等。

2. 球囊的准备　打开并取出无菌球囊管,用 60 mL 注射器经单向活瓣给球囊充气,检查球囊管是否漏气,然后抽吸球囊,排空空气;用加肝素的无菌盐水液冲洗球囊导管的中心腔。

3. 学生课前准备　每实验小班学生平均分成4 组,选出组长1 名。通过课前复习、查阅文献等小组学习正确应用 IABP 相关知识。

【情境案例】

患者,董××,男,63 岁,以“活动后胸闷、心前区不适 4 年余,加重 1 个月”为主诉入院。诊断“①冠心病、左室干病变,心脏瓣膜病,主动脉瓣狭窄;②高血压 2 级 ”。

现病史:4 年前活动后出现胸闷、心前区不适,休息后缓解。1 个月前症状较前加重,自服“速效救心丸”无改善。

既往史:高血压史 20 年,最高达 160/110 mmHg,未规律治疗;2 年前突发左侧基底节区脑梗死,未遗留后遗症。无糖尿病史,无肝炎、结核,无手术、外伤、输血史,无食物、药物过敏史。

体格检查:患者步行入院,神志清楚,精神可,T 36.8 ℃,P 82 次/min,R 20 次/min,BP 102/67 mmHg,体重 85 kg。心前区无异常隆起,心尖搏动不可明视。心尖搏动于第 5

肋间左锁骨中线处，未触及震颤，心浊音界无扩大，于主动脉瓣听诊区闻及3/6级收缩期杂音，未闻及心包摩擦音。

辅助检查结果：冠心病、左室干病变，心脏彩超示主动脉瓣重度狭窄并反流、二尖瓣少量反流。

入院后完善相关检查，全麻下行“主动脉瓣置换+冠状动脉旁路移植术”，术后当日19时26分安返病区监护室，呼吸机辅助呼吸、心电监护，患者镇静状态。生命体征：T 36.0 ℃，P 97 次/min，R 15 次/min，BP 87/49 mmHg，遵医嘱输液、输血、强心、利尿药物应用。当日23时查生命体征：T 36.5 ℃，P 122 次/min，R 15 次/min，BP 80/48 mmHg，血压维持不稳，开始行右股动脉穿刺置管，置管成功后连接主动脉内球囊反搏仪，设置反搏比为1∶1，反搏过程顺利。于次日顺利拔除气管插管，持续床旁IABP应用。

【实验内容与步骤】

1. 案例讨论

(1) 患者初入监护室，护士如何接待患者及其家属？

学生分组，每组选4名同学进行角色扮演，1名护士、2名家属、1名患者，分别进行评析。

(2) 患者准备应用主动脉内球囊反搏仪前，护士应如何掌握主动脉内球囊反搏的适应证和并发症？

2名同学进行角色扮演，1名患者、1名责任护士，对患者及家属进行告知、签字，讨论并评析。

(3) 情境一：患者右股动脉穿刺置管并连接主动脉内球囊反搏仪应用后6 h，麻醉清醒，T 36.8 ℃，P 84 次/min，持续呼吸机辅助呼吸，BP 135/70 mmHg，右侧下肢制动。

分析以下问题：

1) 经右股动脉穿刺置管并连接主动脉内球囊反搏仪应用的并发症是什么？

2) 如何预防感染的发生？

3) 主动脉内球囊反搏仪应用的禁忌证是什么？

答：

1) 下肢缺血、导管插入困难、感染、出血和血肿形成、动脉穿孔、导管插入夹层、气囊破裂等。

2) 注意无菌操作、抗感染药物应用。

3) 禁忌证：①主动脉瓣关闭不全；②主动脉夹层动脉瘤或胸主动脉瘤；③脑出血或不可逆的脑损伤；④慢性心脏病晚期；⑤心脏外科手术畸形矫治不满意者；⑥有转移肿瘤或严重凝血功能障碍者。

(4) 情境二：患者应用主动脉内球囊反搏仪第2天，右股动脉穿刺处伤口敷料渗血，T 39.0 ℃，P 112 次/min，R 23 次/min，BP 112/65 mmHg。医生给予穿刺处伤口敷料更换，遵医嘱给予物理降温、药物降温。

分析以下问题：

1) 如何预防局部感染？

2) 物理降温都有哪些方法？

答：

1)①观察球囊管置管处：每日更换敷料同时检查穿刺局部有无渗血、红肿或分泌物。如因抗凝渗血或因距会阴部较近被血、尿污染时应及时更换敷料。②观察每日体温、血象的变化。③观察应用抗生素的效果。

2)冰袋、冰帽、冷湿敷、温水擦浴、乙醇擦浴等。

(5)情境三：经过 3 d IABP 的应用，患者情况好转，符合撤机指征。

分析以下问题：

1)IABP 停用指征是什么？

2)如何对球囊反搏仪运用的患者做好基础护理和营养支持？

答：

1)患者经 IABP 辅助，心功能恢复，可逐渐减少反搏频率 1∶1、1∶2、1∶3。并密切观察病情变化，如病情稳定，可停用反搏机并立即撤除气囊导管，避免血栓形成。下列情况，可以考虑停用 IABP：①多巴胺用量<5 μg/(kg·min)，且依赖性小，减药后对血流动力学影响小；②心指数>2.5 L/(m^2·min)；③尿量>1 mL/(kg·h)；④平均动脉压>80 mmHg；⑤已撤除呼吸机且血气正常；⑥手足暖，末梢循环好，意识清醒，问答正确；⑦减少反搏频率时，上述指征稳定。

2)①IABP 辅助的患者，多为重症心功能不全，一般用呼吸机辅助通气，活动、进食水均受限制。故凡有气管插管超过 2 d 的患者，需注意口腔清洁。操作时至少两人配合进行，镇静药物应用，防止因患者不适应导致气管插管滑脱。②循环系统稳定的患者应 2 h 翻身及拍背 1 次。预防肺不张、肺炎等肺部并发症。③预防发生医疗器械相关性压力性损伤要求每班检查全身受压部位的皮肤，定时翻身。利用棉垫或气圈垫使患者处于舒适的体位，避免一处皮肤长期受压。对卧床排便的患者，每次便后用温水擦洗会阴部，并保持干燥、清洁；随时保持床单位清洁、干燥、平整。④每 4 h 行四肢被动功能训练，促进血液循环。确保肢体处于功能位置，防止关节强直和深静脉血栓。⑤加强营养，遵医嘱肠内营养或静脉高营养，注意鼻饲量一次不可过多，以免胃内容物反流引发误吸或胃肠胀气。静脉高营养的管道每日必须更换 1 次。

2. 每组学生代表发言，教师点评分析。

3. 技能训练

(1)因心肺功能不全应用 IABP 患者的护理要点

预防措施：①严密监测生命体征、记录 24 h 出入水量。②遵医嘱给药物应用。③血气监测。

方法与步骤：①观察并保持稳定的血压；注意调整正性肌力药物并根据血压回升逐渐减量，直至停用药物。②预防及纠正心律失常，注意防止术后缺氧、缺血。维持血容量平衡、呼吸通畅，及时纠正电解质紊乱。

(2)预防应用 IABP 患者下肢动脉栓塞的护理要点

预防措施：基本预防、物理预防和药物预防。

方法与步骤：

1)及时检查置管一侧下肢的动脉搏动，观察下肢皮肤的颜色、温度及感觉等变化并与对侧比较。

2）将置管一侧下肢垫高，每 4 h 下肢功能锻炼 1 次。

3）半卧位应小于 45°，避免屈膝、屈髋，以免引起球囊管的打折。

4）IABP 患者，需抗凝治疗。抗凝治疗前遵医嘱测激活全血凝固时间。抗凝治疗后观察有无出凝血现象。

5）避免因触发不良、循环波动引起的低反搏压、IABP 1 ∶ 3 反搏大于 8 h、停搏超过 30 min 未及时拔管等。

【操作评分标准】

主动脉内球囊反搏护理配合操作评分标准见表 4-3。

表 4-3　主动脉内球囊反搏护理配合操作评分标准

项目	评分细则		得分	扣分	备注
案例分析（20 分）	1. 临床思维清晰		4		
	2. 制定病情紧急预案迅速、全面		8		
	3. 思考题回答正确		8		
护理技能操作（48 分）	评估	1. 理解患者病情、意识、合作程度和心理状况	2		
		2. 观察患者双下肢股动脉及足背动脉的搏动情况	2		
	准备	1. 用物准备齐全，能说出该项操作的适应证	2		
		2. 核对身份信息，向患者解释操作目的	2		
	操作过程	1. 连接电源，将机器置于患者床尾，打开开关	2		
		2. 协助医生取出置管导丝，测量穿刺点至胸骨角的距离，算出导管插入的长度	2		
		3. 建立静脉通路，局部麻醉后，协助医生穿刺股动脉，通过穿刺针芯将 J 形引导钢丝送入股动脉并退出穿刺针	4		
		4. 选择与球囊大小相吻合的扩张器，协助医生经导丝末端插入选好的扩张器并扩大针孔，最后将扩张器与套管同时置入，退出扩张器	4		
		5. 导管用肝素盐水清洗排气，完全抽瘪的球囊通过导丝引导插入降主动脉，将球囊管置于已预测好的位置	4		
		6. 协助医生取出导丝，经中心管腔进行抽吸，将反搏机一侧的动脉压监测管与中心管腔相连，并从球囊腔内取出单向活瓣，将球囊腔的连接部分与反搏泵控制器的管道相连	4		
		7. 协助医生将导管上的侧翼缝在患者的腿上。按下启动按钮，球囊反搏仪正常运行	4		

续表 4-3

项目		评分细则	得分	扣分	备注
护理技能操作(48 分)	操作过程	8. 肝素盐水加压冲洗导管 1 次/h,保持通畅,监测患者凝血情况	2		
		9. 应用过程中观察置管侧肢体的末梢循环情况、皮肤敷料情况、生命体征变化,运行过程中询问患者有无不适	4		
		10. 能说出置管侧制动肢体的护理要点及观察要点	4		
		11. 撤机操作:按下暂停按钮,关闭机器,协助医生拔除导管,压迫止血 30 ~ 60 min,加压绷带包扎	4		
		12. 操作熟练,动作轻柔	2		
人文关怀(12 分)		1. 态度亲切、语言恰当	4		
		2. 沟通有效	4		
		3. 宣教内容正确	4		
团队合作(20 分)		1. 医护人员衣帽整齐	4		
		2. 情景设计合理,准备充分	4		
		3. 组织有序,限时内完成操作	4		
		4. 情景模拟生动	4		
		5. 总结分析客观、全面	4		

【选择题】

1. 下列哪一项不是主动脉内球囊反搏应用的患者会出现的并发症　　(　　)

A. 下肢缺血　　B. 感染

C. 气囊破裂　　D. 血小板增多症

E. 导管植入动脉夹层

2. 关于 IABP 的适应证,错误的是　　(　　)

A. 对快速补液、血管扩张剂和正性肌力药物支持无反应

B. 伴有明显主动脉瓣反流的急性左心衰,使用 IABP 获得血流动力学稳定

C. 室间隔破裂并发的急性左心衰

D. 左心衰竭伴严重心肌缺血,IABP 可为冠脉造影或血管成形术做准备

E. IABP 能显著改善血流动力学,但它的使用只限于基础病变能被纠正或能自主性恢复的患者

3. IABP 植入方法哪一项除外　　(　　)

A. 经皮穿刺法　　B. 股动脉切开法

C. 经胸升主动脉植入法　　D. 股静脉切开法

E. 前三项说法均正确

4. IABP 的患者关于预防下肢动脉栓塞的问题下列说法错误的是　　(　　)

A. 及时检查置管一侧下肢的动脉搏动，观察下肢皮肤的颜色、温度及感觉等变化并与对侧比较

B. 行冠状动脉搭桥（CABG）的患者，应注意检查取大隐静脉的患肢弹力绷带是否过紧

C. 应在术后 6 h 拆除弹力绷带。并将置管一侧下肢垫高，每 4 h 行下肢功能锻炼一次

D. 半卧位应大于 45°，可屈膝、屈髋

E. 前 3 项说法均正确

【选择题答案】

1. D　2. B　3. D　4. D

【评判性思考】

1. 如何减少或预防应用 IABP 的患者出现并发症？医务人员应如何去做？
2. 如何为应用 IABP 的患者提供健康指导？
3. 如何对应用 IABP 的患者及家属实施及时、正确、合理的沟通并实施关怀？

项目四　胸骨固定带护理

心外科手术多为胸骨正中切口，术后需用钢丝内固定，胸骨固定带外固定以恢复胸廓的连续性和稳定性。

【实验学时】

2 学时。

【实验类型】

技能型实验。

【学习目标】

1. 识记　胸骨固定带使用的目的、注意事项。
2. 理解　胸骨固定带使用的操作流程。
3. 运用　胸骨固定带使用过程中能与患者交流，对患者和家属进行健康教育。

【实验目的】

1. 固定胸廓，保护胸骨，防止伤口裂开、利于胸骨切口的愈合。
2. 减轻胸部疼痛，便于患者早期活动。

【临床案例】

患者，张××，男，32 岁，主诉“体检发现心脏杂音 7 年余，活动后呼吸困难 2 年”，诊断“先天性心脏病，室间隔缺损”。

现病史：神志清楚，精神可，食欲正常，睡眠正常，大小便正常，体重无减轻。

既往史：7 年前体检发现心脏杂音，无明显不适，未行治疗。否认高血压史、糖尿病史、脑血管疾病史。无肝炎、结核、疟疾病史。预防接种史不详，无手术、外伤、输血史，有过敏史，过敏原不详。

体格检查：心前区无隆起，心尖搏动正常，心浊音界正常，心前区无异常搏动，P 80 次/min，律齐，心率脉率一致，各瓣膜听诊区未闻及杂音，无心包摩擦音。

辅助检查：心脏彩超示先天性心脏病，室间隔缺损、左心增大、左心室功能正常。

入院后完善相关检查，在全麻下行“室间隔缺损修补+三尖瓣成形术”，胸骨正中切口。术毕，钢丝固定胸骨，逐层关胸。术后安返监护室，给予呼吸机辅助呼吸，于次日拔除气管插管，胸骨固定带固定良好。

【操作流程图】

操作前准备

用物准备：胸骨固定带。

（1）护士准备：仪表端庄，服装整洁，戴口罩、帽子，洗手。
（2）评估患者：评估病情、意识、合作程度和心理状态。评估胸骨切口敷料及周围皮肤情况。
（3）环境准备：安静，清洁，光线明亮，温度适宜、注意保护患者的隐私。

↓

核对

（1）根据患者身高、体重选择合适的胸骨固定带。
（2）核对患者信息，查看手术方式。

↓

解释

参考解释语：您好，请问您叫什么名字？（患者：张××。）让我核对一下您的腕带好吗？（患者：好的。）张先生，由于您的胸骨在手术中切开了，为了固定您的胸廓，保护胸骨，减轻胸部疼痛，遵医嘱给您使用胸骨固定带。我需要检查一下您胸前的皮肤情况及手术切口和引流管的位置。胸部伤口敷料清洁干燥，双上肢活动度良好。请您稍等，我去准备一下马上过来。

胸骨固定带护理

↓

安置体位

协助患者取屈膝仰卧位。

↓

固定胸骨固定带

（1）再次核对。洗手。
（2）打开胸骨固定带，将胸骨固定带放置于患者背部，胸骨正中。
（3）调整好位置，交叉重叠固定于胸部，松紧度以患者能耐受为宜。
参考解释语：张先生，请您平躺，现在我来为您固定胸骨固定带。我需要您的配合，好吗？（患者：好的。）

↓

操作后处理

（1）整理床单位，协助患者取舒适体位。
（2）交代注意事项。
（3）整理用物，分类处理。
（4）核对、洗手。
参考解释语：张先生，现在胸骨固定带固定好了，您感觉怎么样，紧不紧？（患者：不紧。）保持胸骨固定带清洁、干燥，如需要重新固定时，请按床旁呼叫器，我也会经常来看您的。谢谢您。（患者：好的。）

↓

操作后评价

（1）患者和家属了解胸骨固定带使用的目的、注意事项，能够配合操作。
（2）胸骨固定带位置固定准确，松紧度适宜。
（3）操作熟练，动作轻稳。
（4）操作中给予患者心理护理。

【操作要点】

1. 向患者耐心解释，缓解紧张情绪。
2. 指导患者取正确体位。

【注意事项】

1. 胸骨固定带固定于胸骨正中，上缘靠近腋窝皱褶，松紧度适宜，患者在深度呼吸时有收紧感。

2. 保持胸骨固定带清洁、干燥，并指导患者有效咳嗽排痰。

3. 背部有伤口时，防止受压，避免压力性损伤。

4. 胸骨固定带使用时限与胸骨的愈合情况、年龄、营养状况、糖尿病等有关，一般建议至少使用3个月。必要时使用2个胸骨固定带，加强胸骨保护。

【操作评分标准】

胸骨固定带护理操作评分标准见表4-4。

表4-4　胸骨固定带护理操作评分标准

项目	评分细则	得分	扣分	备注
评估（5分）	1. 评估患者病情、意识、合作程度和心理状态	3		
	2. 评估胸骨切口敷料及周围皮肤情况	2		
准备质量（5分）	1. 仪表端庄	1		
	2. 操作前洗手，戴口罩	2		
	3. 用物齐全，摆放有序	2		
操作流程质量（70分）	1. 携用物至患者床旁，核对患者信息	5		
	2. 告知患者胸骨固定带使用的目的及配合方法	5		
	3. 协助患者取屈膝仰卧位	5		
	4. 再次核对，洗手	5		
	5. 打开胸骨固定带，将胸骨固定带放置于患者背部，胸骨正中。调整好位置，交叉重叠固定于胸部，松紧度以患者能耐受为宜	30		
	6. 整理床单位，协助患者取舒适体位	5		
	7. 交代注意事项	5		
	8. 整理用物，分类处置	5		
	9. 核对，洗手	5		

续表 4-4

项目	评分细则	得分	扣分	备注
全程质量(20分)	1. 严格查对制度,关心患者	2		
	2. 操作熟练,动作轻稳	4		
	3. 胸骨固定带放置位置准确,松紧度适宜	4		
	4. 注意事项 (1)胸骨固定带固定于胸骨正中,上缘靠近腋窝皱褶,松紧度以患者能耐受为宜,患者在深度呼吸时有收紧感	4		
	(2)保持胸骨固定带清洁、干燥,并指导患者有效咳嗽排痰	2		
	(3)背部有伤口时,防止受压,避免压力性损伤	2		
	(4)胸骨固定带使用时限与胸骨的愈合情况、年龄、营养状况、糖尿病等有关,一般建议至少使用3个月。必要时使用2个胸骨固定带,加强胸骨保护	2		

【选择题】

1. 胸部损伤的主要症状是 ( )
   A. 呼吸困难
   B. 胸痛
   C. 咯血
   D. 休克
   E. 心脏压塞
2. 心脏术后患者功能锻炼时,下列正确的是 ( )
   A. 每天循序渐进功能锻炼,即使出现心悸、气短表现也最好坚持
   B. 术后绝对卧床,等心功能完全恢复后再进行锻炼
   C. 术后早期肢体床上被动、主动运动
   D. 术后采取半卧位,抬高、固定下肢促进静脉回流
   E. 术后避免离床运动防止晕倒
3. 佩戴胸骨固定带时应保持的体位是 ( )
   A. 平卧位
   B. 屈膝仰卧位
   C. 坐卧位
   D. 侧卧位
   E. 站立位

【选择题答案】

1. B　2. C　3. B

【评判性思考】

1. 使用胸骨固定带时，如何对患者进行心理护理以期取得患者的配合？
2. 胸骨固定带操作完成后，如何对患者及其家属进行健康教育？

模块五　胃肠疾病护理技术

项目一　肠造口护理

肠造口护理是指通过评估患者造口及其周围皮肤的特点，选择合适的造口护理产品，按照造口护理技术标准流程为患者实施造口护理，提高患者的舒适度，减少或预防造口及其周围皮肤并发症发生的护理。

【实验学时】

2 学时。

【实验类型】

技能型实验。

【学习目标】

1. 识记　肠造口护理技术的目的、操作要点和注意事项。
2. 理解　肠造口产品的种类及使用方法，常见肠造口及造口周围皮肤并发症观察。
3. 运用　指导患者及家属掌握正常肠造口的特性及造口袋的更换方法。

【实验目的】

1. 及时清除造口袋内排泄物，促进患者舒适。
2. 保持造口周围皮肤清洁、干燥，预防并发症的发生。
3. 评估造口及造口周围皮肤，及时发现并治疗造口并发症。
4. 指导患者及家属学习造口护理知识，帮助患者达到自我照护。
5. 评估患者对造口的心理接受程度，帮助患者及家属克服心理障碍。

【临床案例】

刘××，女，60 岁，主诉"便血伴大便次数增多 5 个月余，近期消瘦、乏力"入院。

现病史：患者 5 个月前无明显诱因出现大便带血，呈鲜红色，大便次数增多，3～4 次/d，每次量少，伴有肛门坠胀、里急后重感；无腹痛、腹胀、发热。

既往史：20 年前行"左腹股沟疝修补术"，已治愈。既往无药物过敏史，无肝炎、肺结核、糖尿病、心脏病、高血压、脑血管病史。

体格检查：T 36.8 ℃，P 72 次/min，R 25 次/min，BP 120/70 mmHg。自主体位，心肺听诊无异常，腹部平坦、柔软，无包块，无压痛、反跳痛。肛门指诊：左侧卧位，距肛缘 2 cm 直肠前壁可触及 5 cm×4 cm 大小肿物，检查指套带血。

辅助检查：结肠纤维镜示距离肛缘 2 cm 处可见 5 cm×4 cm 菜花样肿物，表面溃疡、坏死，触诊易出血，肠腔狭窄。病理结果：直肠低分化腺癌。

入院后，完善各项术前检查，在全麻下行腹腔镜“腹会阴联合直肠癌切除术（Miles 手术）”，术后返回病房，给予佩戴造口袋。现术后第 3 天，遵医嘱给予更换造口袋。

【操作流程图】

操作前准备

用物准备：检查手套、造口袋（一件或两件式）、封口夹、按需准备造口护理附属产品（碳片、造口护肤粉、皮肤保护膜、防漏膏、造口腰带）、造口测量尺、剪刀、垫巾、医用纱布/柔软的卫生纸、生理盐水棉球/盛有温水的治疗碗、必要时准备屏风、生活垃圾桶、医疗废物装放容器。

（1）护士准备：仪表端庄，衣帽整洁。戴口罩、帽子，洗手。
（2）评估患者：评估患者的自理能力（视力、体力和手的灵活性）、合作程度、心理状态、经济状况。
（3）环境准备：操作环境安静、整洁、光线充足，调节室温，屏风遮挡，保护患者隐私。

↓

解释核对

（1）核对医嘱，根据肠造口类型、位置、大小、排泄物的量和性状，造口袋粘贴的稳固性，选择造口护理用品。
（2）核对床头卡及腕带信息，解释操作目的、方法、步骤。
参考解释语：您好，请问您叫什么名字？（患者：刘××。）好的，让我核对一下您的腕带好吗？（患者：好的。）刘女士，由于疾病需要，医师通过手术在您腹壁做了一个造口，用于排泄粪便。现需要为您更换造口袋，这个操作没有痛苦，请您不要紧张，就是把您佩戴的造口袋取掉，同时对您的造口及其周围皮肤进行清洗，并更换新的造口袋，请您配合我好吗？（患者：好的。）请您稍等。

↓

安置体位 揭除造口袋

（1）协助患者取舒适体位，充分暴露肠造口部位，在患者造口侧身下铺垫巾（防水）。
（2）戴手套，一手轻按皮肤，另一手由上至下缓慢揭除造口底盘，观察底盘浸渍程度，必要时调整造口袋类型及更换频率。若为一件式造口袋，弃入医疗废物装放容器；若为两件式造口袋，分离底盘和造口袋，底盘弃入医疗废物装放容器，造口袋清洗、晾干后可重复使用。

↓

清洁

（1）用卫生纸擦拭造口周围的排泄物至干净。
（2）用医用纱布/柔软卫生纸蘸温水清洁造口及周围皮肤（遵循由外到内，环状清洁的原则），再用干纱布/柔软的卫生纸蘸干。
（3）清洁造口黏膜时动作轻缓，以防黏膜出血。

↓

肠造口护理

解释语

参考解释语：刘女士，您的排泄物性状、颜色都是正常的，且造口部位、造口颜色、形状等也是正常的，造口周围皮肤无发红现象，您不用担心！（患者：好的，谢谢您！）接下来我将测量一下您的造口大小，根据造口大小对底盘进行裁剪，然后为您选择合适的造口袋并进行粘贴。粘贴过程中我会用手均匀地按压底盘边缘以使底盘与造口周围皮肤紧密贴合，造口底盘接触皮肤时可能会有一些不适，请您配合我一下，好吗？（患者：好的。）

观察评估

（1）观察排泄物的性状、颜色等。
（2）评估造口部位、颜色、形状、血运、造口开口的高度等。
（3）评估造口周围皮肤是否正常，有无发红、破溃等。
（4）观察有无造口并发症（水肿、皮肤黏膜分离、缺血坏死等），若有异常，报告医师/造口治疗师，遵医嘱处理。

测量佩戴

（1）用造口测量尺测量造口基底部外径，剪裁造口底盘，剪裁底盘的大小要比造口实际测量的值大1～2 mm。
（2）合理使用造口护理附属产品。
（3）揭去底盘衬纸，将造口底盘自下而上平整地粘贴于造口周围皮肤上，用手均匀按压底盘边缘各处，使底盘与造口周围皮肤紧密贴合（两件式造口袋则将清洁的造口袋直接固定在底盘上），关闭造口袋的排放口。
（4）注明更换日期。
参考解释语：刘女士，造口袋已经为您更换好了，请您用手心按压底盘5～10 min，30 min内不宜下床活动，以确保造口底盘与皮肤粘贴更为牢固。下面有几点注意事项需要告知您及家属：①如果您或者家属发现造口袋有粪便渗漏，请及时告知我。②造口周围皮肤出现红疹、瘙痒等现象时，请您及时告知我。③粪便量充满造口袋1/3时，请及时排放或告知我为您进行更换。（患者：好的，谢谢你。）如有任何需要，请按床旁呼叫器，我也会经常来看您的。谢谢您的配合。

操作后处理

（1）安置患者：协助患者取舒适体位。
（2）交代注意事项：若造口底盘渗漏应及时告知医护人员。
（3）整理用物：清理用物，医疗废物分类处理。
（4）流动水洗手，记录造口部位、颜色、形状、血运、高度、造口及造口周围皮肤并发症等。

操作后评价

（1）患者和家属了解肠造口护理要点、注意事项，能够配合操作。
（2）患者能参与肠造口的护理。
（3）护士操作熟练，动作轻柔。
（4）肠造口护理方法正确，造口袋选择适当。

【操作要点】

1. 根据造口形状、大小、高度、位置，正确选择造口产品。

2. 造口患者手术初期，宜选用透明且没有碳片的造口袋，以便观察造口及肠功能恢复情况。

3. 每次更换造口袋时均需测量造口基底部外径，裁剪造口底盘的直径大小比实际测量值大 1 ~2 mm，过大易引起皮炎发生，过小会摩擦造口黏膜引起出血及肉芽肿。

4. 安装造口袋时，造口袋尾端摆向应根据患者的体位情况而定，平卧位选择横向，半卧位选择斜向，下床活动时选择垂直于身体横轴。

5. 粘贴造口袋前一定要确保造口周围皮肤干燥，造口袋粘贴好后，用指腹由内向外轻轻加压，再指导患者用手心按压底盘 5 ~ 10 min，30 min 内不宜下床活动，以确保造口底盘与皮肤粘贴更为牢固。

6. 揭除造口袋时，操作者宜站在肠造口的同侧，用一只手轻轻地按压造口周围皮肤，另一只手轻握底盘自上而下揭除，最大限度地减少对造口周围皮肤的牵张力和刺激，避免皮肤损伤。

7. 造口护理附属产品并非造口护理的必备用品，应根据造口及周围皮肤状况、经济能力、个人卫生习惯等选择使用。

【注意事项】

1. 揭除的造口袋若为一件式造口袋，弃入医疗废物装放容器内，若为两件式造口袋，分离底盘和造口袋，底盘弃入医疗废物装放容器内，造口袋清洁干净，晾干后可重复使用。

2. 清洁造口黏膜时动作轻缓，以防黏膜出血。

3. 造口及造口周围皮肤若有异常，报告医生/造口治疗师，遵医嘱处理。

4. 造口回缩则选用凸面造口袋加造口腰带，以抬高造口基底部，减少渗漏的发生。

5. 更换造口袋时，检查造口底盘黏胶侵蚀程度及残留的排泄物；造口周围皮肤是否有变红、色素沉着或损伤，如果出现以上问题，需要调整更换频率及护理方法。

6. 指导患者造口袋内的排泄物超过 1/3 时，需要及时清理。

7. 一件式造口袋每 1 ~3 d 更换 1 次，两件式造口袋每 3 ~5 d 更换 1 次，冬天可适当延长使用时间，如有渗漏应随时更换。

8. 剧烈咳嗽时按压腹部，预防造口旁疝的发生。

9. 清洁造口周围皮肤应用温水或生理盐水，勿使用酒精、碘伏等消毒液，以免损伤皮肤。

【操作评分标准】

肠造口护理操作评分标准见表 5-1。

表 5-1　肠造口护理操作评分标准

项目	评分细则	得分	扣分	备注
评估（5 分）	1. 评估患者病情、意识、自理能力（视力、体力和手的灵活性）、合作程度、心理状态、家庭支持程度	3		
	2. 评估造口类型、大小、位置、高度，造口黏膜血液循环和造口周围皮肤状况	2		
准备质量（5 分）	1. 仪表端庄	1		
	2. 操作前洗手、戴口罩	2		
	3. 用物齐全，摆放有序	2		
操作流程质量（70 分）	1. 将用物携至床旁，核对患者床头卡及腕带信息	3		
	2. 告知患者和家属造口袋更换的目的、步骤、方法	3		
	3. 关闭门窗，注意保暖，屏风遮挡，保护患者隐私	2		
	4. 评估患者和家属的自理能力如视力、体力和手的灵活性	3		
	5. 评估肠造口的位置、类型、大小、排泄物的量和性状，造口袋粘贴的稳固性，选择造口护理用品	5		
	6. 洗手，戴手套	2		
	7. 协助患者取舒适体位，充分暴露造口部位，在肠造口侧身体下方铺垫巾（防水）	3		
	8. 一手轻按皮肤，另一手由上至下慢慢揭除造口底盘，检查底盘黏胶是否已被侵蚀、有无排泄物残留	5		
	9. 用卫生纸擦拭造口周围的排泄物至干净，用纱布/柔软的卫生纸蘸温水，清洁造口及周围皮肤，遵循由外到内，环状清洁的原则	5		
	10. 用干纱布/柔软的卫生纸蘸干造口周围皮肤	3		
	11. 评估造口周围皮肤是否正常，有无发红、伤口、瘢痕、皱褶、损伤等	3		
	12. 评估造口黏膜的颜色、开口的高度、有无造口并发症（水肿、皮肤黏膜分离、缺血坏死等），如有异常，报告医生/造口治疗师，遵医嘱处理	5		
	13. 用造口测量尺测量造口基底部外径，剪裁造口底盘，裁剪底盘的大小要比造口实际测量的值大 1～2 mm	5		
	14. 揭去底盘衬纸，合理使用造口护理附属产品，将造口底盘自下而上平整地粘贴于造口周围皮肤上，用手均匀按压底盘边缘，使底盘与造口周围皮肤紧密贴合（两件式造口袋则将清洁的造口袋直接固定在底盘上），关闭造口袋的排放口	10		
	15. 脱去手套，协助患者穿好衣服，取舒适卧位，整理床单位	3		
	16. 整理用物，洗手，记录患者及家属参与更换造口袋的情况、造口大小、形状、是否存在并发症及处理方法	10		

续表 5-1

项目	评分细则	得分	扣分	备注
全程质量(20分)	1. 操作过程熟练、有序、动作轻柔	5		
	2. 造口测量规范,底盘裁剪大小适宜,造口粘贴紧密,开口方向正确	5		
	3. 患者和家属掌握造口和周围皮肤的观察要点、自我护理方法及注意事项	5		
	4. 操作过程体现人文关怀,患者感觉舒适	5		

【选择题】

1. 更换造口袋时揭除造口底盘的顺序正确的是 ( )

A. 由上到下　　B. 由下到上

C. 由中间到外侧　　D. 由外侧到中间

E. 环形揭除

2. 更换造口袋时粘贴造口底盘的顺序正确的是 ( )

A. 由上到下　　B. 由下到上

C. 由中间到外侧　　D. 由外侧到中间

E. 任意方向

3. 造口周围皮肤清洁剂可选择 ( )

A. 洗必泰　　B. 75% 酒精

C. 0.5% 碘伏　　D. 清水

E. 消毒湿巾

4. 造口术后早期首选 ( )

A. 含碳片的透明闭口袋,方便观察造口黏膜和排泄物

B. 不含碳片的不透明开口袋,防止造口对患者造成刺激

C. 不含碳片的透明开口袋,方便观察造口黏膜和排泄物

D. 含碳片的闭口袋,防止涨袋

E. 含碳片的透明开口袋

5. 选择造口护理用品,不需要符合下列哪个条件 ( )

A. 保护皮肤　　B. 日常生活时,安全可靠

C. 隐闭性好　　D. 散发粪便及臭味

E. 大小合适

【选择题答案】

1. A　2. B　3. D　4. C　5. D

【评判性思考】

1. 引起造口底盘渗漏的常见原因有哪些?

2. 理想的肠造口应具备哪些特点?

项目二 肠内营养支持护理

肠内营养(enteral nutrition,EN)支持是指患者因原发疾病或治疗需要,不能或不愿经口摄食或摄食量不足,但胃肠道具备对营养素吸收、耐受的能力,利用消化道途径为患者提供全面营养素的营养支持方式。

【实验学时】

2 学时。

【实验类型】

技能型实验。

【学习目标】

1. 识记　肠内营养概念、实施肠内营养的目的、操作要点和注意事项。
2. 理解　肠内营养途径的选择、输注流程、适应证。
3. 运用　向患者和家属进行肠内营养相关知识的健康指导。

【实验目的】

1. 减轻因手术、创伤、休克、长期禁食等引起的肠道黏膜损害,维持肠黏膜细胞结构和功能的完整性。
2. 保持胃肠道固有菌群的正常生长,防止肠道细菌移位。
3. 促进肠蠕动,改善内脏血液循环,激活肠道免疫系统,提高免疫功能。
4. 为机体提供全面的营养物质,加速组织修复,促进患者康复。

【临床案例】

患者,李××,女,56 岁,主诉“反复上腹部胀痛 1 月余,伴有恶心、呕吐 3 d”,诊断“胃窦癌伴幽门梗阻”。

现病史:反复上腹部胀痛 1 月余,伴有恶心、呕吐 3 d,呕吐物为宿食,呕吐后腹胀减轻,饮食睡眠差,大小便可,体重近半年减轻 5 kg。

既往史:无药物过敏史,无肝炎、肺结核、高血压、糖尿病史。

体格检查:T 36.5 ℃,P 92 次/min,R 18 次/min,BP 130/80 mmHg。消瘦、心肺听诊无异常,腹软,无腹肌紧张、压痛、反跳痛,肠鸣音正常。四肢活动好,双下肢无水肿。

辅助检查:RBC 3.0×10^{12}/L,WBC 5.0×10^{9}/L,Plt 20×10^{9}/L,Hb 90 g/L;胃镜检查,病理结果示“胃窦癌伴幽门梗阻”。

治疗：经禁食、每晚温盐水洗胃、全肠外营养（total parenteral nutrition，TPN）治疗后，在全麻下行腹腔镜“胃癌根治术”。

术后第 2 天：遵医嘱给予经鼻胃肠营养管输注肠内营养液 500 mL。

【操作流程图】

操作前准备

用物准备：肠内营养液、肠内营养输注泵（无营养泵时，选用专用营养液重力滴管）、专用泵管、加温器（必要时）、肠内营养标识、肠内营养输注巡视卡、治疗盘、治疗巾、弯盘、纱布、胶布、20 mL 无菌注射器、温开水、速干手消毒剂、利器盒、生活垃圾桶、医疗废物装放容器。

（1）护士准备：仪表端庄，服装整洁。戴口罩、帽子，洗手。
（2）评估患者：评估病情、意识、合作程度和心理状态，有无腹胀、腹泻及肠内营养禁忌证等。
（3）环境准备：操作环境安静、整洁，舒适，光线充足，注意保护患者隐私。

肠内营养支持护理

↓

核对

（1）核对医嘱，检查肠内营养液的有效期及质量，保存在冰箱内的营养液须在输注前 0.5 ~ 1 h取出。
（2）核对床头卡及腕带信息。

↓

解释

解释操作目的及配合方法。
参考解释语：您好，请问您叫什么名字？（患者：李××。）好的，让我核对一下您的腕带好吗？好的，李女士，由于您刚做完手术，胃肠道功能未完全恢复，为了满足您正常机体的能量需求，促进尽快康复，现遵医嘱给您输注肠内营养液，是用肠内营养泵将营养液经您的鼻肠营养管输注到肠道内，这个操作没有痛苦，请您不要紧张，只需要配合我就好了。（患者：好的。）您需要去卫生间吗？（患者：不需要。）好的，请您稍等。

↓

安置体位 固定营养泵

（1）取合适体位：经鼻胃管或胃造瘘管输注时，取半卧位（抬高床头 30° ~ 45°）；经鼻肠管或空肠造瘘管输注时，可取舒适卧位。
（2）连接营养泵电源线，检查其性能，妥善固定。
参考解释语：李女士，现在我将床头摇高 30° ，您这样躺舒适吗？（患者：可以。）我现在将营养泵固定，请您稍等。

↓

评估

（1）询问患者有无腹胀、腹痛（若患者主诉腹胀等不适，报告医师，遵医嘱处理）。
（2）评估营养管的外露长度，判断有无移位；检查标识及留置日期和时间，是否固定妥善。
（3）先回抽，如有消化液抽出，脉冲式注入 30 mL温开水，确保营养管通畅。
参考解释语：李女士，您腹部有什么不适吗？（患者：没有。）我检查一下营养管是否通畅（回抽，有消化液抽出，脉冲式注入 30 mL 温开水）李女士，让我将您的营养管妥善固定（评估营养管外漏长度、标识及留置日期和时间，妥善固定）。好的，请您稍候，我现在将营养液连接上。

↓

连接、调整滴速

（1）肠内营养液连接专用泵管（无营养泵，选用专用营养液重力滴管），正确安装于肠内营养泵，自动排气。
（2）预设总量，调至所需速度，起始速度为 25 mL/h，与鼻胃肠管紧密连接，按输注键，启动开始，观察营养泵运行情况及患者有无异常反应。
（3）注明开始时间，24 h 内输完。悬挂肠内营养标识牌及巡视卡，与静脉输液分杆输注。
（4）夏季常温输注，冬季必要时使用加温器加温输注。
参考解释语：李女士，营养液已经给你调节好了，请您和家人不要随意调节。您在活动时幅度不要太大，以免营养管或者营养泵脱落。如果您有腹胀、腹痛等任何不适，请及时告知我。（患者：好的，谢谢你。）如有任何需要，请按床旁呼叫器，我也会经常来看您的。谢谢您的配合。

封管

当日营养液输注完毕，须用 30 mL 温开水脉冲式冲洗营养管，关闭营养管口活塞，妥善固定。
参考解释语：李女士，您今天的营养液已经输注完毕，现在要给您封管，请您放松，不要紧张。您这样躺着舒服吗？还有其他需要吗？如果有需要请及时按呼叫器叫我，我也会经常来看您的，谢谢您的配合。

管道维护及观察

（1）连续输注时，每隔 4 h 用 30 mL 温开水脉冲式冲管一次，并用手指轻揉管壁，预防堵管。
（2）肠内营养专用泵管每 24 h 更换一次。
（3）每次输注前、连续输注过程中每隔 4 h 抽吸胃内容物以评估胃内残留量，如＞150 mL，应减慢或暂停输注，并告知医师。
（4）患者有无腹痛、腹胀及腹泻等不适。
（5）定期监测肝功能、肾功能及电解质、血糖、血脂等。

操作后处理

（1）整理床单位，协助患者取舒适体位。
（2）交代注意事项：巡视、观察和记录患者不良反应，向患者及家属告知注意事项。
（3）记录：记录营养液名称、容量和浓度。
（4）分类处理用物，洗手。

操作后评价

（1）患者和家属了解肠内营养的目的、注意事项，能够配合操作。
（2）肠内营养输注过程顺利，达到治疗要求。
（3）操作熟练、规范、安全，严格执行无菌操作。
（4）患者感觉舒适。

【操作要点】

1. 妥善固定营养管，观察营养管在体外的标记，经鼻置管者妥善固定于面颊部。

2. 输注前确定营养管头端位置是否恰当，可用pH试纸测定抽吸液的酸碱度，必要时可借助X射线透视、摄片确定头端位置。

3. 经鼻胃管或胃造瘘口输注时，取半卧位（抬高床头30°～45°），以防反流，引起误吸；经鼻肠管或空肠造瘘口输注时，患者可取舒适卧位。

4. 及时评估胃内残留量：每次输注营养液前及连续输注过程中（每隔4 h）抽吸并评估胃内残留量，若超过150 mL，应减慢或暂停输注。必要时遵医嘱给予胃动力药物，以防胃潴留引起反流和误吸。

【注意事项】

1. 操作前应了解病情。若有消化道出血、梗阻、严重腹泻或因腹部手术等而不能经胃肠道摄食者，需在主管医生指导下操作。

2. 输注时应循序渐进，开始时采用低浓度、低容量、低速度（25 mL/h），逐渐增加。用肠内营养专用输注泵控制输注速度，输注时保持营养液温度接近体温，室温较低时可使用恒温加热器。

3. 防止营养液污染：肠内营养液应现用现配，暂不输注时应置于4 ℃冰箱保存，24 h内输完，每日更换肠内营养专用泵管。

4. 妥善固定，避免受压、扭曲、移位，预留一定长度，以免翻身或活动时脱出。

5. 每次输注前后、连续输注过程中每间隔4 h、特殊注药前后，均用温开水30 mL脉冲式冲管，防止营养液或药物残留堵塞管腔。特殊注药时，应将药物碾碎完全溶于水后再注入。一旦发生堵管，立即用5%碳酸氢钠溶液或生理盐水反复脉冲式冲管并回抽，必要时更换营养管。

6. 若患者突然出现呛咳、呼吸急促或咳出类似营养液的痰液时，有误吸可能，立即停止输注并通知医生，鼓励和刺激患者咳嗽，排出吸入物和分泌物，必要时经鼻导管或气管镜清除误吸物。

7. 注意口腔护理，保持口腔清洁舒适。

【操作评分标准】

肠内营养支持护理操作评分标准见表5-2。

表5-2　肠内营养支持护理操作评分标准

项目	评分细则	得分	扣分	备注
评估（5分）	1. 评估患者病情、意识状态、营养状况，合作程度和心理状态，有无腹胀、腹泻及肠内营养禁忌证等	3		
	2. 评估胃肠道功能及置管周围皮肤情况	2		
准备质量（5分）	1. 衣帽整齐	1		
	2. 操作前洗手、戴口罩	2		
	3. 用物齐全，摆放有序。保存在冰箱内的营养液须在输注前0.5～1 h取出	2		

续表 5-2

项目	评分细则	得分	扣分	备注
操作流程质量(70 分)	1. 将用物携至患者床旁,核对床号、姓名(反问式提问)、腕带、性别、年龄、住院号及营养液名称、浓度、容量、用法、时间	3		
	2. 问候患者,告知患者及家属操作目的、方法及配合要点	3		
	3. 询问患者有无腹胀、腹痛、腹泻	2		
	4. 观察营养管外露长度,判断有无移位;查看留置日期和时间	3		
	5. 检查营养泵性能,妥善固定,连接电源线	3		
	6. 协助患者取半卧位(床头抬高 30°),必须取平卧位者,头偏向右侧,颌下置治疗巾	5		
	7. 先回抽,见有消化液抽出,脉冲式注入 30 mL 温开水,确保营养管位置正确	5		
	8. 再次查对治疗护理项目执行单及营养液	3		
	9. 肠内营养液连接专用泵管(无营养泵,选用专用营养液重力滴管),正确安装于肠内营养泵,自动排气成功后,与鼻胃肠营养管连接	8		
	10. 预设总量,调至所需速度,起始量 25 mL/h,按输注键,启动开始,观察营养泵运行情况及患者有无异常反应	8		
	11. 注明开始时间,24 h 内输完。悬挂肠内营养标识牌及巡视卡,与静脉输液分杆输注	5		
	12. 冬季将加温器夹于距体表入口 30 ~ 40 cm 输注管处,谨防烫伤,夏季常温输注	3		
	13. 若从胃或空肠造瘘管输注营养液时,应暴露左下腹(注意保暖),铺垫巾,缓慢注入 30 mL 温开水,确定营养管通畅后摇匀营养液,正确连接管道	5		
	14. 营养液输注完毕须用 30 mL 温开水脉冲式冲洗营养管,关闭营养管口活塞,妥善固定	5		
	15. 整理床单位,协助患者取舒适体位	3		
	16. 向患者或其家属告知注意事项	3		
	17. 整理用物,洗手,记录	3		
全程质量(20 分)	1. 严格执行无菌操作原则及查对制度	4		
	2. 操作熟练、规范、安全	4		
	3. 肠内营养输注过程顺利,达到治疗要求	4		
	4. 患者和家属了解肠内营养的目的、注意事项,能够配合操作	4		
	5. 操作过程体现人文关怀,患者感觉舒适	4		

【选择题】

1. 肠内营养输注时，最佳卧位是 （　　）

A. 平卧位　　B. 侧卧位

C. 端坐卧位　　D. 半卧位

E. 30°～45°半卧位

2. 肠内营养最严重的并发症是 （　　）

A. 恶心　　B. 呕吐

C. 腹胀　　D. 腹泻

E. 吸入性肺炎

3. 适用于肠内营养支持的是 （　　）

A. 活动性消化道出血　　B. 严重肠道感染

C. 肠梗阻　　D. 脑部损伤后昏迷

E. 患者急性阑尾炎穿孔

4. EN 是指 （　　）

A. 完全肠内营养　　B. 肠内营养

C. 肠外营养　　D. 完全肠外营养

E. 静脉营养

5. 文中案例患者采取的肠内营养液输注途径是 （　　）

A. 鼻胃管　　B. 鼻肠管

C. 胃造瘘管　　D. 空肠造瘘管

E. 经口摄入

【选择题答案】

1. E　2. E　3. D　4. B　5. B

【评判性思考】

1. 患者在什么情况下可使用肠内营养？

2. 相比肠外营养，使用肠内营养的优点和作用是什么？

项目三 肠外营养支持护理

肠外营养(parenteral nutrition,PN)是指通过静脉为无法经胃肠道摄取或摄取营养物不能满足自身代谢需要的患者提供营养物质,包括氨基酸、脂肪、糖类、维生素及无机盐等,以抑制分解代谢,促进合成代谢,维持机体正常功能的营养支持方式。所有营养素完全经肠外获得的营养支持方式称为全肠外营养(TPN)。

【实验学时】

2 学时。

【实验类型】

技能型实验。

【学习目标】

1. 识记　肠外营养概念,实施肠外营养的目的、操作要点和注意事项。
2. 理解　肠外营养途径选择、输注流程及适应证。
3. 运用　向患者和家属进行肠外营养相关知识的健康指导。

【实验目的】

1. 为无法正常进食的患者提供全面的营养物质,促使其康复。
2. 减轻胃肠道负担。

【临床案例】

患者,王××,男,46 岁,主诉"饱餐酗酒 6 h 后,上腹部持续性剧痛,伴有恶心、呕吐"。诊断"急性胰腺炎"。

现病史:患者饱餐酗酒 6 h 后上腹部疼痛,向左肩、腰背部放射,疼痛呈持续性加重,伴腹胀、恶心、呕吐,呕吐物为胃内容物,呕吐后腹痛不缓解,无稀便及脓血便。

既往史:患者有饮酒史 15 年,既往无药物过敏史,无肝炎、肺结核、高血压史。

体格检查:T 38.5 ℃,P 100 次/min,R 24 次/min,BP 135/90 mmHg。急性痛苦面容,强迫体位,心肺听诊无异常,腹部略膨隆,腹肌紧张,上腹部压痛、反跳痛,肠鸣音减弱,四肢活动可,双下肢无水肿。

辅助检查:腹部 CT 示急性胰腺炎改变,血淀粉酶 600 U/dL,尿淀粉酶 200 U/dL。入院后立即给予禁食、胃肠减压、抑酸、抑酶、抗炎等治疗,遵医嘱实施 TPN 治疗。

【操作流程图】

操作前准备

用物准备：全营养混合液、0.9% 氯化钠溶液、治疗盘、一次性输液器、10 mL 注射器、无菌敷贴、医用胶贴、22G 及 24G静脉留置针、棉签、皮肤消毒液、止血带、速干手消毒剂、弯盘、治疗卡、输液巡视卡、手表、笔、利器盒、生活垃圾桶、医疗废物装放容器。

（1）护士准备：仪表端庄，着装规范，洗手，戴口罩、帽子。
（2）评估患者：了解患者心肺功能，查看患者血清、电解质、血糖、肝功能等检查结果，评估患者合作程度及心理状况等。
（3）环境准备：操作环境安静、清洁，光线明亮，温度适宜，注意保护患者隐私。

↓

核对

（1）核对医嘱。
（2）核对患者床头卡及腕带信息。
（3）核对营养液标签、配制时间及溶液质量。

肠外营养支持护理

↓

解释

参考解释语：您好，请问您叫什么名字？（患者：王××。）好的，让我核对一下您的腕带好吗？（患者：好的。）王先生，为了给您增加营养，促进康复，遵医嘱现在需要给您静脉输注营养液。请您不要紧张，这个操作没有痛苦，您只要配合我就可以了，您需要去卫生间吗？还有别的需要吗？（患者：不需要。）好的，请稍等。

↓

评估静脉管道及局部皮肤

（1）协助患者取舒适体位。
（2）检查管道留置时间、外露长度，是否固定牢固，有无脱出。
（3）穿刺处局部皮肤有无红肿、渗血渗液、脓性分泌物等。
参考解释语：王先生，您这样躺舒适吗？（患者：可以。）穿刺的部位有什么不适吗？（患者：没有。）请您稍等。

↓

操作过程

（1）查对配制好的全营养混合液标签：床号、姓名、溶液成分、剂量、浓度、配制日期、时间、营养液质量。
（2）输注前若患者有中心静脉导管，用 10 mL 及以上注射器抽吸 0.9% 氯化钠溶液，回抽回血后脉冲式冲管，确保管路通畅。周围静脉用 10 mL 注射器抽吸 0.9% 氯化钠溶液冲管。
（3）再次核对，混匀营养液，连接输液器，速度以 40 ~ 60 滴/min为宜，24 h 内输入完毕。
（4）呼叫器放于患者易取处，交代患者注意事项。
参考解释语：王先生，滴速我已为您调好，请您不要随意调节。（患者：好的。）营养液在输注时，时间会较长，请您在翻身、更衣、下床活动时，幅度不要过大，以免贴膜卷曲、导管脱落。（患者：好的。）如果您有畏寒、胸闷、心悸、持续性咳嗽等不适时，要及时按床旁呼叫器，我会随时过来看您。（患者：好的。）

↓

观察记录

（1）观察患者意识状态、体温、血压、心率。
（2）听取患者主诉，有无胸闷、心悸等不适。
（3）注意观察置管处皮肤有无红肿、瘙痒、破溃等并发症，观察置管部位的生物半透膜有无潮湿、卷边等。
（4）监测患者血糖（维持在 7.8~10.0 mmol/L 为宜）、电解质、肝功能，如有异常报告医师。
（5）记录开始输注的时间、速度以及过程中患者的反应，必要时记录 24 h 出入量。

停止肠外营养

（1）若患者体温正常、胃肠道功能恢复，给予肠内营养或经口摄食，停止肠外营养。遵医嘱拔除中心静脉导管后，用无菌纱布继续按压 15 min。告知家属及患者穿刺点敷料 2 d 后去除。
（2）封管：若患者当日液体输完，中心静脉导管用 10 mL 及以上注射器抽吸 0.9% 氯化钠溶液或 10 U/mL 肝素盐水脉冲式正压封管，外周静脉导管用 0.9% 氯化钠溶液 5 mL 脉冲式正压封管。
参考解释语：王先生，您今天的营养液已经输注完毕，现在要给您封管，请您配合好吗？（患者：好的，谢谢你。）您这样躺着舒适吗？还有其他需要吗？（患者：没有。）如有任何需要，请按床旁呼叫器，我会经常来看您的，谢谢您的配合。

操作后处理

（1）妥善安置体位，整理床单位。
（2）整理用物，洗手。
（3）记录。

操作后评价

（1）患者和家属了解合理输注营养液及控制输注速度的重要性。
（2）静脉导管固定完好，无脱出。
（3）护士操作熟练、动作轻柔。
（4）操作中给予患者心理护理。

【操作要点】

1. 输注前检查全营养混合液有无混悬物或沉淀，注明开始输注的日期、时间。

2. 操作过程严格执行查对及无菌操作技术。

3. 连接导管前，应先评估置管部位皮肤有无红、肿、热、压痛及渗出等，测量留置导管外露长度，有无导管脱出。

4. 全营养混合液应现用现配，应在 24 h 内输注完毕。

5. 如需存放，应置于 4 ℃冰箱内，输注前 0.5 ~1 h 取出，室温下复温后再输注。

6. 肠外营养液连续输注者，应每日更换输液管道。更换时夹闭静脉导管，防止空气进入体内。

7. PN 时间<2 周的患者，可选择经周围静脉肠外营养支持。PN 时间>10 d、营养素需要量较多及营养液渗透压较高(900 mOsm/L)的患者,可选择经中心静脉肠外营养支持。

8. 应使用单独输液器输注,恒速输注,有条件者使用输液泵控制输注速度。

【注意事项】

1. 中心静脉导管不可用于抽血,防止回血凝固堵管。输注前后用0.9%氯化钠溶液脉冲式冲管,如果遇到阻力或者抽吸无回血,应进一步确定导管的通畅性,不应强行冲洗。

2. 严格掌握药物的配伍禁忌,营养液配制有条件的应在层流环境,由静配中心按无菌技术要求进行配制,配制好的营养液不得加入抗生素、激素、血管活性药物等。

3. 严格掌握输液速度,对心肺功能不全患者、老年患者、婴幼儿,适当减慢输液速度;对严重脱水、心肺功能良好者可适当加快输液速度。

4. 观察患者有无糖代谢紊乱

(1)当血糖浓度超过40 mmol/L可致高渗性非酮性昏迷。患者如出现血糖异常升高、渗透性利尿、脱水、电解质紊乱和神志改变等,立即报告医生,停止输注葡萄糖溶液或含大量糖的营养液;遵医嘱静脉输注低渗或等渗盐水内加适量胰岛素以降低血糖,但应避免血浆渗透压下降过快引发急性脑水肿。

(2)如患者出现脉搏加速、面色苍白、四肢湿冷等低血糖反应,应立即通知医生,遵医嘱静脉推注或输注葡萄糖溶液。

5. 密切观察患者有无输液反应,如患者出现心悸、畏寒、持续性咳嗽等情况,应立即减慢或停止输液,并通知医生,及时处理。

6. 经周围静脉输注时,局部皮肤出现红肿、疼痛、可触及痛性条索状或串珠样硬结时,应及时给予更换输液部位,局部按照血栓性静脉炎处理。

7. 经中心静脉输注时,出现发热、寒战,疑有导管相关性感染,应拔除静脉导管并进行导管尖端培养,24 h后仍不退热者,遵医嘱应用抗生素。

8. 每次观察巡视后,应及时做好记录(记录在输液巡视卡或护理记录单上)。

9. 向患者说明年龄、病情及药物性质是决定输液速度的主要因素,嘱患者不可自行随意调节输液滴速,以免发生意外。

10. 告知患者及家属保护静脉导管的方法,避免翻身、活动、更衣时导管脱出。

【操作评分标准】

肠外营养支持护理操作评分标准见表5-3。

表5-3　肠外营养支持护理操作评分标准

项目	评分细则	得分	扣分	备注
评估(5分)	1. 评估患者病情(出入水量、生命体征、血糖、电解质、肝功能)、意识状态、合作程度和心理状态	3		
	2. 评估全营养混合液的质量:配制时间、配置于营养液的3 L袋有无破损、袋口有无松动等;检查各物品有效期	2		
准备质量(5分)	1. 仪表端庄	1		
	2. 操作前洗手、戴口罩	2		
	3. 用物齐全,摆放有序	2		
操作流程质量(70分)	1. 将用物携至患者床旁,核对床号、姓名(反问式提问)、腕带	3		
	2. 告知患者肠外营养目的、方法及配合要点,取得合作	5		
	3. 询问患者有无需求,协助取舒适卧位	3		
	4. 评估外周或中心静脉管道留置时间、外露长度;固定是否牢固,有无脱出;局部皮肤有无红、肿、热、压痛及渗出等症状	10		
	5. 速干手消毒剂洗手。再次核对,检查营养液标签:床号、姓名、全营养混合液成分、剂量、浓度、配制日期、时间、配制者与查对者姓名;检查营养液有无混悬物或沉淀	10		
	6. 将全营养混合液袋或单瓶输注的营养液挂于输液架上,排气、关闭调节器	3		
	7. 输注前用0.9%氯化钠溶液冲管,然后连接营养液输液导管(建议使用输液泵),调节滴速,40~60滴/min,根据患者的年龄、病情调节,恒速输注	10		
	8. 注明开始输注的日期和时间,24 h内输注完毕	3		
	9. 整理床单位,向患者及家属交代注意事项	3		
	10. 巡视观察患者输注过程中的反应			
	(1)监测患者体温、血压、心率、尿量、血糖、电解质、肝功能等	5		
	(2)观察患者意识形态,听取患者的主诉,有无胸闷、心悸等不适	5		
	(3)观察置管处皮肤有无红肿、置管部位透明贴膜有无潮湿或渗血	2		
	11. 输注完毕,中心静脉导管用10 mL及以上注射器抽吸0.9%氯化钠溶液或10 U/mL肝素盐水脉冲式正压封管,外周静脉导管用0.9%氯化钠溶液5 mL脉冲式正压封管	3		
	12. 整理用物,洗手,记录	5		
全程质量(20分)	1. 严格执行无菌操作原则及查对制度	5		
	2. 操作熟练,动作轻柔,体现人文关怀	5		
	3. 听取其主诉,解释清楚	5		
	4. 滴速符合要求,输注通畅,无渗漏	5		

【选择题】

1. 经中心静脉途径进行肠外营养支持，适用于肠外营养支持的时间是　（　）

A. 7 d　　B. 10 d
C. 14 d　　D. 3 周
E. 4 周

2. 在无菌条件下配制的肠外营养液冷藏的有效期为　（　）

A. 2 h　　B. 4 h
C. 8 h　　D. 12 h
E. 24 h

3. 肠外营养液中，提供热量的主要能源是　（　）

A. 葡萄糖　　B. 脂肪
C. 氨基酸　　D. 维生素
E. 电解质

4. 下列关于肠外营养的护理，正确的是　（　）

A. 首选中心静脉途径　　B. 可经中心静脉输血
C. 不要经中心静脉导管采血　　D. 怀疑导管性脓毒症时，首选抗生素治疗
E. 葡萄糖、氨基酸和脂肪乳剂最好单独输注

5. 文中案例急性胰腺炎患者治疗 7 d 后，体温 37.5 ℃；血、尿淀粉酶正常；腹痛、腹胀减轻；无恶心、呕吐；排便排气正常，此时应给予的营养支持是　（　）

A. 普食　　B. 鼻饲流食
C. 流质饮食　　D. 部分肠外营养
E. 完全胃肠外营养

【选择题答案】

1. B　2. E　3. A　4. C　5. D

【评判性思考】

1. 如何确保肠外营养液输注恒速、通畅？
2. 肠外营养输注期间，需要监测哪些监测指标？有什么意义？

项目四 胃肠减压护理

胃肠减压技术是利用负压吸引原理，将胃肠道内积聚的气体和液体吸出，以降低胃肠道内压力，改善胃肠壁血液循环，有利于炎症的局限，促进伤口的愈合和消化道功能恢复的一种方法。

【实验学时】

2 学时。

【实验类型】

技能型实验。

【学习目标】

1. 识记　胃肠减压的原理、目的、操作要点、注意事项。
2. 理解　胃肠减压技术操作流程。
3. 运用　胃肠减压过程中能与患者交流，并对患者和家属进行健康教育。

【实验目的】

1. 胃肠道手术的术前准备，以减少胃肠胀气。
2. 解除或缓解肠梗阻症状。
3. 吸出胃肠道内气体和胃内容物，减轻腹胀，减少缝线张力和减轻伤口疼痛，促进伤口愈合。
4. 通过对胃肠减压引流液的判断，可观察病情变化和协助诊断。

【临床案例】

患者，王××，男，45 岁，主诉“反复上腹部烧灼样痛 5 年，再发加重 3 h”，诊断“胃、十二指肠溃疡急性穿孔”。

现病史：患者今日午餐后突发上腹剧烈疼痛，并迅速蔓延至全腹，发病后呕吐 2 次，为胃内容物。

既往史：患者既往有溃疡病史，近期有胃痛。既往无药物过敏史，无肝炎、肺结核、糖尿病、高血压病史。

体格检查：急性面容，T 38 ℃，P 108 次/min，R 25 次/min，BP 90/60 mmHg，平卧屈膝被动体位，心肺听诊无异常。腹式呼吸消失，腹肌紧张，有明显压痛和反跳痛。叩诊移动性浊音(+)，肝浊音界消失。

辅助检查:X 射线检查见膈下游离气体。血常规示白细胞计数 15.5×10^9/L,中性粒细胞百分比 85%,淋巴细胞百分比 10%。

入院后遵医嘱给予禁食、保护胃黏膜、泵入生长抑素等治疗。现遵医嘱实施“胃肠减压”。

【操作流程图】

操作前准备

用物准备:治疗盘、治疗碗内盛生理盐水或凉开水、治疗巾、12～14 号胃管、20 mL注射器、石蜡油球、纱布 2 块、无菌棉签、鼻贴、引流管固定装置 1 个,镊子、弯盘 1 个、手电筒、压舌板、听诊器、一次性负压引流器、管道标识、速干手消毒剂、无菌手套 1 副、生活垃圾桶、医疗废物装放容器。

(1)护士准备:仪表端庄,服装整洁。戴口罩、帽子,洗手。
(2)评估患者:评估病情、意识、合作程度和心理状态。评估口腔黏膜、鼻腔及周围皮肤情况。评估有无食管静脉曲张和胃肠道手术史。
(3)环境准备:安静、清洁,光线明亮,温度适宜,注意保护患者的隐私。

胃肠减压护理

↓

核对

(1)核对医嘱,根据病情、年龄选择合适的胃管。
(2)核对床头卡及腕带信息。

↓

解释

参考解释语:您好,请问您叫什么名字?(患者:王××。)让我核对一下您的腕带好吗?(患者:好的。)王先生,为了减轻您现在的腹痛,遵医嘱现在为您进行“胃肠减压”。您有义齿吗?您的鼻腔有破损吗?您以前鼻子做过手术吗?您以前有没有做过胃肠道手术?您以前有插入过胃管吗?(患者:没有。)王先生,您不用害怕,我们的胃管很柔软,您只需要配合我做吞咽动作就可以了,您现在需要去卫生间吗?(患者:不需要。)

↓

安置体位,清洁鼻腔

(1)协助患者取坐位或半坐位,不能坐位者可取右侧卧位。昏迷患者取去枕平卧位,头向后仰。
(2)铺治疗巾,放置弯盘,准备鼻贴。
(3)观察鼻腔有无分泌物,是否通畅,选择通畅一侧,清洁鼻腔。

↓

插管

(1)再次核对。洗手,戴手套。
(2)测量胃管插入深度。
(3)插至咽部(10～15 cm)时,嘱患者头稍前倾并做吞咽动作,顺势将胃管送下。
参考解释语:王先生,请您坐稳,我现在要给您插胃管,请您不要紧张,当我让您做吞咽动作时,请您像吃面条一样吞咽好吗?(患者:好的。)

↓

判断位置(否 → 返回插管)

↓ 是

固定胃管，连接负压装置	（1）用鼻贴将胃管固定于鼻翼，用引流管固定装置将胃管固定于面颊部，粘贴标识，注明留置日期及时间。 （2）连接负压引流装置，粘贴标识，注明日期和时间。 （3）再次核对。
停止胃肠减压	（1）当患者肠蠕动恢复，肠鸣音恢复，无明显腹胀，肛门排气后停止胃肠减压。 （2）拔管时，先将引流装置与胃管分离，揭去固定的胶布，捏紧胃管末端。 （3）用纱布包裹近鼻孔处的胃管，嘱患者屏气或呼气时迅速拔出。
操作后处理	（1）安置患者：清洁患者面部，整理床单位，协助患者取舒适体位。 （2）交代注意事项：在胃肠减压期间要防止胃管脱出。 （3）整理用物：分类、统一处理。 （4）洗手，记录。 参考解释语：王先生，现在胃肠减压操作已经成功，请您在活动时，幅度不要太大，以免胃管或者负压引流器脱出。（患者：好的。）
操作后评价	（1）患者和家属了解胃肠减压的目的、注意事项，能够配合操作。 （2）胃管妥善固定，避免脱出。 （3）护士操作熟练，动作轻柔。 （4）操作中给予患者心理护理。

【操作要点】

1. 昏迷患者胃肠减压，胃管插入 10 ~ 15 cm 时，将患者头部托起，使下颌靠近胸骨柄以增大咽喉部通道的弧度，便于胃管顺利通过。

2. 插入深度为前额发际至剑突处或由鼻尖经耳垂至剑突处。

3. 如果插管时患者出现恶心，应暂停操作，嘱深呼吸，待症状缓解后再插入；如果出现呛咳、呼吸困难、发绀等，应立即拔出胃管，休息片刻后重新插入。

4. 确认胃管插入胃内的方法：①用注射器从胃管内注入少量空气，同时置听诊器于胃部听诊，听气过水声；②胃管末端接注射器，抽吸出胃液；③胃管末端置于盛水的治疗碗中，无气泡逸出。

5. 必要时雾化吸入，保持呼吸道湿润及通畅。

【注意事项】

1. 动作轻稳，以免损伤黏膜。操作前了解患者病情。若有消化道出血史、食管静脉曲张、胃肠道手术史，需在主管医生指导下操作。

2. 胃管通过食管阻塞和食管癌患者的梗阻部位时不能强行插入，以免穿孔，可将胃管置于梗阻部位上端，待手术中直视下置于胃中。

3. 观察记录引流液的量、颜色和性质。经常挤压胃管，定时回抽或注入 10 ~ 20 mL 生理盐水冲管，观察是否通畅，若引流不畅可在医生指导下适当转动角度、调节插管的深度或用 20 mL 生理盐水少量、低压冲洗，注意避免吻合口瘘或出血。

4. 妥善固定，避免受压、扭曲、移位，留有一定的长度，以免翻身或活动时脱出。

5. 引流装置应每日更换一次，引流液过多应及时更换。定期更换胃管，普通胃管每周更换一次，硅胶胃管每月更换一次，更换胃管时应从另一侧鼻孔插入。

6. 幽门梗阻者，术前留置较粗鼻胃管，为减轻胃黏膜水肿每日用 300 ~ 500 mL 温生理盐水洗胃，连续 3 d，直至洗出液澄清。

7. 注意口腔护理，保持口腔清洁舒适。

【操作评分标准】

胃肠减压护理操作评分标准见表 5-4。

表 5-4　胃肠减压护理操作评分标准

项目	评分细则	得分	扣分	备注
评估（5 分）	1. 评估患者病情、意识、合作程度和心理状态	3		
	2. 评估口腔黏膜、鼻腔及插管周围皮肤情况；了解有无食管静脉曲张	2		
准备质量（5 分）	1. 仪表端庄	1		
	2. 操作前洗手，戴口罩	2		
	3. 用物齐全，摆放有序	2		
操作流程质量（70 分）	1. 携用物至患者床旁，核对患者信息	2		
	2. 告知患者胃肠减压的目的及配合方法	3		
	3. 根据患者病情取坐位、半坐位或平卧位，观察鼻腔是否通畅	3		
	4. 颌下铺治疗巾，弯盘置于口角旁，清洁鼻腔	3		
	5. 洗手，戴手套	3		
	6. 检查胃管，测量长度并做标记	3		
	7. 润滑胃管前端，一手持纱布托住胃管，一手持镊子，夹住胃管前段沿一侧鼻孔轻轻插入	15		
	8. 到咽喉部时，嘱患者吞咽（口述），随后顺势将胃管插入。插入不畅时应检查是否盘于口中，若患者呛咳应立即拔出重插	10		
	9. 确认胃管在胃内后，固定并做好标识	5		
	10. 正确连接负压引流装置。负压吸引力不可过强，以免堵塞管口和损伤胃黏膜	5		
	11. 需经胃管给药时，将药物碾碎溶解后注入胃管并用温开水冲管，闭管 30 min	2		
	12. 观察引流液的颜色、性质和量	2		
	13. 拔管时，先将负压装置与胃管分离，夹闭胃管末端，嘱患者屏气或呼气时迅速拔出	10		
	14. 清洁患者面部，协助患者取舒适卧位	2		
	15. 整理用物，洗手，记录	2		

续表 5-4

项目	评分细则	得分	扣分	备注
全程质量(20分)	1. 严格查对制度,关心患者	2		
	2. 操作熟练,动作轻柔	3		
	3. 注意事项			
	(1)给昏迷患者插胃管时,应先撤去枕头,头向后仰,当胃管插入10~15 cm时,将患者头部托起,使下颌靠近胸骨柄以增加咽喉部通道的弧度,便于胃管顺利通过会厌部	5		
	(2)插管时患者出现恶心,应休息片刻,嘱患者深呼吸再插入。出现呛咳、呼吸困难、发绀等情况,立即拔出,休息后重新插入	4		
	(3)每日做口腔护理,定时更换负压引流装置	2		
	(4)食管和胃部手术后,冲洗胃管有阻力时不可强行冲洗,通知医生,采取相应措施	2		
	(5)长期胃肠减压者,定期更换胃管,从另一侧鼻腔插入	2		

【选择题】

1. 胃穿孔非手术治疗的护理,下列哪项最重要 (　　)
   A. 取半卧位　　B. 禁食,静脉输液
   C. 准确记录出入量　　D. 有效的胃肠减压
   E. 按时应用抗生素
2. 胃肠减压期间护理不正确的是 (　　)
   A. 患者应禁食　　B. 随时观察吸引是否有效
   C. 注意口腔护理　　D. 及时更换负压吸引装置
   E. 若发现胃管有鲜红色血液流出,应继续持续吸引
3. 胃肠减压的目的不包括 (　　)
   A. 改善肠壁血液循环　　B. 促进胃肠吻合口愈合
   C. 维持正常体液平衡　　D. 促进胃肠功能恢复
   E. 减轻胃肠道内压力
4. 胃肠减压禁忌使用于下列哪一类患者 (　　)
   A. 食管静脉曲张　　B. 肠梗阻
   C. 胃肠道手术前　　D. 胃肠道穿孔
   E. 腹部损伤
5. 胃肠减压的健康指导不包括 (　　)
   A. 告知患者插胃管可能造成的不良反应
   B. 告知患者胃肠减压的目的,操作过程中的不适及配合方法,减轻患者焦虑
   C. 指导患者在恶心时做深呼吸

D. 指导患者在带管期间的注意事项，避免导管脱出

E. 如果插管时出现呛咳、呼吸困难、发绀等情况，应继续插入胃管

【选择题答案】

1. D　2. E　3. C　4. A　5. E

【评判性思考】

1. 进行胃肠减压时，如何对患者进行心理护理，使其更好地配合治疗和护理？
2. 胃肠减压操作完成后，如何对患者及其家属进行健康教育，避免脱管的发生？

项目五　肠梗阻导管护理配合

【实验学时】

3 学时。

【实验类型】

综合型实验。

【学习目标】

1. 了解肠梗阻导管的概念、目的、适应证、作用原理、操作配合要点及注意事项。
2. 掌握肠梗阻导管患者的观察与护理。
3. 掌握经鼻型肠梗阻导管鼻翼处导管固定的方法及注意事项。
4. 熟悉肠梗阻导管术后并发症的观察与护理。

【实验准备】

1. 物品准备　X 射线透视装置、一次性床单、无菌盆、肠梗阻导管套件、泥鳅导丝、泥鳅加硬导丝、斑马导丝、椎动脉导管、单弯导管、导引导管、奥布卡因凝胶、碘对比剂、生理盐水、灭菌蒸馏水/灭菌注射用水、20 mL 注射器 2 个、负压引流器、导管固定器、纱布、吸引器等。

2. 学生准备　每实验小班学生平均分成 4 组，组长 1 名。衣帽整洁、洗手、戴口罩，穿手术衣。通过查阅文献、书籍等学习肠梗阻导管（经鼻型肠梗阻导管、经肛型肠梗阻导管）相关知识。

【情景案例】

患者，崔××，女，49 岁，以“腹痛、腹胀伴恶心、呕吐 1 周”为主诉收入院，初步诊断“腹痛待查、肠梗阻”。

现病史：持续性腹痛、腹胀 1 周，伴恶心、呕吐、大汗。

既往史：既往无高血压、糖尿病、心脏病、脑血管病病史，无肝炎、食物及药物过敏史。

体格检查：急性面容，T 38.7 ℃，P 92 次/min，R 25 次/min，BP 119/81 mmHg。脐下见约 10 cm 手术瘢痕。腹部膨隆，叩诊鼓音。肠型，蠕动波。腹部压痛，肠蠕动增加，肠鸣音亢进，约 9 次/min。

辅助检查：X 射线腹部平片见多发气液平面。血常规示白细胞计数 10.64×10^9/L，中性粒细胞百分比 82.7%，淋巴细胞百分比 12.1%，血清白蛋白 33.2 g/L。

入院遵医嘱给予暂禁食水，静脉营养支持，维持水电解质平衡，实施“数字减影血管造影（digital subtracted angiography, DSA）下消化道造影+肠梗阻导管置入”术。

【实验内容与步骤】

1. 案例讨论

（1）患者初入病房，护士如何接待患者？

学生分组，每组选 3 名同学进行角色扮演，1 名护士、1 名家属、1 名患者，分别进行评析。

（2）如何为该患者做好肠梗阻导管术前准备？

2 名同学进行角色扮演，1 名患者、1 名病房责任护士，进行经鼻型肠梗阻导管术前准备。讨论并评析。

（3）情境一：该患者术后安返病房，清醒，给予吸氧，心电监护。

分析以下问题：

1）导管前端未到达梗阻部位的固定方法？

2）导管前端到达梗阻部位的固定方法？

答：

1）导管前端未到达梗阻部位固定方法：①鼻腔外预留 10～20 cm 的松缓弯曲长度，将导管固定在面颊部，当面颊部松缓弯曲消失时，再次做 10～20 cm 的松缓弯曲，重新固定，按照导管松缓弯曲消失的量保持导管前行。②事先在胃中保留 20～30 cm 的松缓余量。每经过几小时将导管向鼻内插入 5～10 cm。

2）导管前端到达梗阻部位固定方法：收缩前球囊，不松缓导管的情况下，在鼻翼外侧稍向下处固定导管。

（4）情境二：患者术后出现排液流出不佳、焦虑烦躁情绪。

分析以下问题：

1）此时护士应如何做？

2）预防肠梗阻导管堵塞的方法有哪些？

答：

1）耐心解释，心理安慰，缓解患者焦虑情绪。

2）告知医生，遵医嘱注入适量生理盐水以确认导管是否堵塞。如果肠梗阻导管堵塞，可采用挤压肠梗阻导管法等解除堵塞。

（5）情境三：置管第 5 天，患者肠梗阻症状改善，X 射线腹部平片显示，肠管内气体消失。

分析以下问题：

1）此时护士应如何做？

2）拔管过程中护士如何配合操作？

3）拔管注意事项有哪些？

答：

1）告知医生。观察引流量。一般在吸引量 24 h 小于 200 mL 时可考虑拔管。

2)协助医生夹闭导管,遵医嘱开始试饮水,再次通过 X 射线腹部平片观察,如果症状没有恶化,即可拔管。

3)拔导管时,常规试抽净前端水囊。拔管过程中,尽量边拔边吸引肠内容物。勿较强负压下拔管。如怀疑黏膜被吸附到侧孔上时,可反向注入少量空气解除吸附。

2. 每组学生代表发言,教师点评分析。

3. 技能训练

(1)经鼻型肠梗阻导管的护理配合要点

1)适应证:机械性肠梗阻、动力性肠梗阻、血运性肠梗阻(绞窄性肠梗阻除外)。

2)方法与步骤:①护士协助患者仰卧 DSA 手术床,头部稍垫高。术前,奥布卡因凝胶局部麻醉鼻咽部黏膜。②遵医嘱建立静脉通路,给予吸氧、心电监护。准备吸痰器。铺无菌单。准备手术器械、物品、药品。生理盐水冲洗导管、导丝,检查肠梗阻导管性能完好。③X 射线透视可见肠管扩张严重,嘱患者口服碘对比剂,行上消化道造影。操作医生引入椎动脉导管及泥鳅加硬导丝,护士配合下,经鼻腔、咽、喉、食管,导丝导管经胃、十二指肠进入空肠远端,造影证实后置入肠梗阻导管,远端位于扩张的肠襻内(根据梗阻部位而定)。④导丝导管通过咽喉部时,嘱患者做吞咽动作以促进导管通过。⑤导管头端进入胃部后,旋转导丝、导管,头端朝向幽门,确认导管朝向幽门部,送管。⑥确认导管插入到目标位置后,前球囊注入 10~30 mL 无菌蒸馏水(借助肠蠕动,导管可向前移动)。拔出导丝。⑦护士配合操作医生,确认固定方法,固定导管。⑧护士和操作医生确认患者需要自然引流或间歇性持续引流后,导管连接负压引流器。⑨告知患者操作完成,安慰并询问患者有无不适。告知患者导管留置时间不超过 1 个月,说明留置导管、拔管等注意事项。

(2)肠梗阻导管堵管的预防措施

1)预防措施:①留置过程中注意确认内腔状态,如果发生堵塞,用微温盐水洗净内腔。②排液流出不佳时,可注入适量生理盐水或蒸馏水,以确认导管是否堵塞。

2)方法与步骤:①对导管进行挤压,先挤压导管的管身某处,然后多次挤压导管近患者处,在导管内形成负压,即使前端侧孔有堵塞,一般情况下会被解除。②先压迫导管中枢使其闭塞,然后渐渐向导管远端压迫闭塞,此时解除中枢的压迫,可加剧肠内容物向导管远端移动并流至贮液袋。

(3)经鼻型肠梗阻导管鼻翼处固定注意事项

1)一般肠梗阻导管置管时在胃内盘旋 20~40 cm,以便导管向肠道远端运行。

2)外固定不需预留过多,鼻贴固定,以患者舒适为主。

3)肠梗阻导管每日送入,如无阻力,可送入 5~10 cm。如有阻力,需 X 射线透视观察肠梗阻导管位置,肠梗阻导管前端情况、有无打折,观察肠道积气、积液情况,必要时调管或经补气孔向肠道远端注入生理盐水或气体。

【操作评分标准】

肠梗阻导管护理配合操作评分标准见表 5-5。

表 5-5　肠梗阻导管护理配合操作评分标准

项目		评分细则	得分	扣分	备注
案例分析(20 分)		1. 临床思维清晰	4		
		2. 制定病情紧急预案迅速、全面	8		
		3. 思考题回答正确	8		
护理技能操作(48 分)	评估	1. 评估患者病情、意识状态及配合能力	2		
		2. 评估患者心理状态	2		
	准备	1. 能说出该项操作原理、目的、适应证、配合要点	2		
		2. 医生、护士共同核对信息	2		
	操作过程	1. 协助患者仰卧 DSA 手术床,头部稍垫高。奥布卡因凝胶局部麻醉鼻咽部黏膜	2		
		2. 建立静脉通路、连接心电监护仪、吸氧装置。准备吸痰器	2		
		3. 铺无菌单。准备手术器械、物品、药品。生理盐水冲洗导管、导丝,检查肠梗阻导管性能完好	2		
		4. X 射线透视,嘱患者口服碘对比剂。医生引入椎动脉导管及泥鳅加硬导丝,护士配合下经鼻腔、咽、喉、食管,导丝导管配合经胃、十二指肠进入空肠远端,造影证实后置入肠梗阻导管,远端位于扩张的肠襻内	4		
		5. 导丝导管通过咽喉部时,嘱患者做吞咽动作以促进导管通过	2		
		6. 导管头端进入胃部后,旋转导丝、导管,头端朝向幽门,送管	4		
		7. 确认导管插入目标位置后,前球囊注入 10 ~ 30 mL 无菌蒸馏水(借助肠蠕动,导管可向前移动)	4		
		8. 拔出导丝	2		
		9. 护士配合操作医生,确认固定方法,根据置管位置,妥善鼻翼处固定导管	4		
		10. 置管期间,能进行预防导管堵塞护理	4		
		11. 能说出经鼻型肠梗阻导管鼻翼处固定注意事项	2		
		12. 能说出拔管指征、能进行拔管操作配合	2		
		13. 能向患者及家属交代注意事项,完善记录	2		
		14. 操作熟练,动作轻柔	2		
		15. 能说出禁忌证、并发症、注意事项	2		
人文关怀(12 分)		1. 态度亲切、语言恰当	4		
		2. 沟通有效	4		
		3. 宣教内容正确	4		

续表 5-5

项目	评分细则	得分	扣分	备注
团队合作（20分）	1. 严格无菌操作，医护人员衣帽整齐	4		
	2. 情景设计合理，准备充分	4		
	3. 组织有序，规范完成操作	4		
	4. 情景模拟生动	4		
	5. 总结分析客观、全面	4		

【选择题】

1. 肠梗阻的临床表现不包括 （　　）
   A. 腹痛　　B. 呕吐
   C. 腹胀　　D. 排便排气停止
   E. 腹泻
2. 经鼻型肠梗阻导管的适应证不包括 （　　）
   A. 粘连性肠梗阻　　B. 大肠癌梗阻左侧
   C. 小肠造影检查　　D. 大肠癌梗阻右侧
   E. 需手术粘连严重肠梗阻术前术中肠管减压
3. 肠梗阻导管插入时，并发症不包括 （　　）
   A. 肠管短缩　　B. 鼻腔咽喉部的损伤
   C. 导丝拔出困难　　D. 导丝造成的消化道损伤
   E. 吸入性肺炎
4. 肠梗阻按病因分类不包括 （　　）
   A. 机械性肠梗阻　　B. 动力性肠梗阻
   C. 单纯性肠梗阻　　D. 麻痹性肠梗阻
   E. 血运性肠梗阻
5. 肠梗阻导管拔管注意事项不包括 （　　）
   A. 不要向气囊内注入有结晶化的液体
   B. 不可勉强拔管，勉强拔管可能会引起肠套叠及肠管破损
   C. 球囊抽空后拔出肠梗阻导管　　D. 不可注入过量液体使气囊破裂
   E. 拔管动作轻柔，避免肠壁损伤

【选择题答案】

1. E　2. B　3. A　4. C　5. C

【评判性思考】

1. 肠梗阻导管都会自动向前移动吗？
2. 肠梗阻导管，置管越深越好吗？
3. 经鼻型肠梗阻导管与经肛型肠梗阻导管的优缺点是什么？如何选择插管方式？

项目六 鼻肠管护理

鼻肠管主要用于肠内营养,根据管道末端所在位置命名,末端在十二指肠者,称为鼻十二指肠管,末端在空肠者,称为鼻空肠管。经鼻肠管注入的食物在幽门括约肌的作用下不易发生反流,可降低误吸风险。目前,鼻肠管置管法主要有床旁盲插法(包括使用药物被动等待置管法、液囊空肠导管置管法等)、X 射线引导置管法、超声引导置管法、内镜(胃镜)引导置管法等。本章节仅介绍床旁螺旋形鼻肠管盲插法。

【实验学时】

2 学时。

【实验类型】

技能型实验。

【学习目标】

1. 识记　鼻肠管操作技术的原理、目的、操作要点、注意事项。
2. 理解　鼻肠管技术操作流程。
3. 运用　操作过程中能与患者交流,操作结束后与患者和家属进行健康教育。

【实验目的】

1. 为肠内营养提供通路。
2. 供给食物、药物,满足患者营养、治疗需求。
3. 保证患者营养的摄取、消化、吸收,促进康复。

【临床案例】

患者,李××,男,39 岁,主诉“上腹部疼痛 10 余天,加重伴恶心、呕吐 3 d,腰背部酸痛 10 h”,初步诊断“胰腺炎”。

现病史:10 余天前无明显诱因出现上腹部疼痛,呈持续性剧痛,伴发热、恶心、呕吐,呕吐物为胆汁样。

既往史:既往体健,无高血压、心脏病、糖尿病、脑血管病疾病史。无药物过敏史。

体格检查:神志清楚,急性面容。T 36.9 ℃,P 120 次/min,R 21 次/min,BP 149/90 mmHg,$SpO_2$95%(吸氧状态)。心前区无隆起,心尖搏动正常,各瓣膜听诊区未闻及杂音。上腹部压痛明显,肠鸣音减弱。

辅助检查:床旁超声示胰腺弥漫性肿大,胰管轻度扩张;肝弥漫性回声改变(重度脂肪肝)；腹腔积液，深约38 mm。胰淀粉酶(尿)1 501 U/L，胰淀粉酶(血)225 U/L，胰脂肪酶(血)454 U/L，C反应蛋白228 mg/L，N端脑纳肽前体171.6 pg/mL，降钙素原0.712 mg/mL。

入院后遵医嘱给予暂禁食水、持续胃肠减压、肠内营养支持、保肝、护胃、抗感染等对症支持治疗。现遵医嘱实施“鼻肠管”置管。

【操作流程图】

- **操作前准备**
  - 用物准备：无菌包（治疗巾、治疗碗、弯盘、镊子、纱布）、鼻肠管、20 mL注射器、50 mL注射器、5 mL注射器、无菌棉签、生理盐水/灭菌注射用水、胶布、安全别针、手电筒、听诊器、速干手消毒剂、无菌手套、盐酸甲氧氯普胺注射液，必要时备急救包、开口器、压舌板。
  - （1）护士准备：仪表端庄，服装整洁。洗手，戴口罩、帽子。
    （2）评估患者：评估病情、意识、心理状况、合作程度；评估鼻腔黏膜及周围皮肤情况，评估有无插管经历；评估注射部位皮肤情况。
    （3）环境准备：安静、整洁、舒适、光线明亮，注意保护患者隐私。
- ↓ **核对**
  - （1）核对医嘱、床头卡、腕带，根据病情、年龄选择合适的鼻肠管。
    （2）解释目的、操作步骤及配合技巧。
- ↓ **解释**
  - 参考解释语：您好，请问您叫什么名字？（患者：李××。）让我核对一下您的腕带好吗？（患者：好的。）李先生，为了补充营养，预防营养不良，现遵医嘱给您留置“鼻肠管”。请问，您有义齿吗？您的鼻腔有破损吗？您以前留置过类似的管道吗？（患者：没有。）您不用紧张，这个管道比较柔软，到时候，您只需配合做吞咽动作就可以了。您现在需要去卫生间吗？（患者：不需要。）
- ↓ **清洁鼻腔**
  - （1）观察鼻腔有无分泌物，是否通畅。
    （2）颌下铺治疗巾，放置弯盘，清洁鼻腔。
    参考解释语：李先生，您头偏向一侧，我帮您清洁鼻腔。有点凉，但是不疼，您不用紧张。
- ↓ **测量鼻肠管置入长度，润滑鼻肠管前端**
  - （1）再次核对，确定剑突位置。洗手，戴手套。
    （2）测量留置鼻肠管的长度（发际—剑突或鼻尖—耳垂—剑突，再加10~15 cm，不超过120 cm）。

鼻肠管护理

插入鼻肠管	（1）插入胃内：缓慢插入鼻肠管，至 14~16 cm 时，嘱患者做吞咽动作；昏迷患者托起头部使其下颌靠近胸骨柄，缓慢插入胃内。 （2）确定鼻肠管在胃内。 （3）协助患者取右侧卧位，床头抬高 20°~30°。 （4）注气：按每千克体重 8~10 mL，气体量<500 mL，向胃内注入气体使胃膨隆。边注气边观察腹部膨隆情况。注意避免气体泄漏。 （5）插入空肠内：缓慢将鼻肠管向前徐徐送入。当有阻力时（入幽门口，一般长度为 75 cm）螺旋送管；若无阻力可能管道返折；若过幽门口，送管时以 1 cm / 次缓慢螺旋送，应感到管道可随肠蠕动自行进管，过幽门后经鼻肠管应抽不出气体，若仍在胃内可抽出胃内气体。 参考解释语：李先生，当我让您做吞咽动作时，请您像吃面条一样吞咽好吗？（患者：好的。）
检查鼻肠管是否盘在口中	嘱患者张口，检查鼻肠管是否盘在口中。昏迷患者使用压舌板和开口器检查。 参考解释语：李先生，您张一下嘴，我检查一下管道是否盘在您的口中？
判断鼻肠管是否在空肠内	（1）抽：用注射器连接鼻肠管末端，能抽出金黄色肠液并测定pH值>7。 （2）听：将听诊器置于脐周，连接注射器与鼻肠管末端，快速推注 10 mL 空气，能听到气过水声，比胃部气过水声明显。
撤导丝，固定鼻肠管	（1）胃内放气，缓慢撤出导丝，夹闭鼻肠管。 （2）在鼻肠管鼻腔外 30 cm 处，用胶布双固定在耳垂下方，粘贴管道标识。
确定鼻肠管最终留置位置	（1）置管后，遵医嘱行床旁腹平片检查，并确定鼻肠管末端位置。 （2）确认留置位置正确后，遵医嘱给予肠内营养。
操作后处理	（1）安置患者：协助取舒适体位，告知患者，翻身活动时，幅度要小，避免牵拉、折叠，防止脱管。如有任何不适，随时告知医护人员。 （2）物品处理：各种物品按医院消毒隔离规范处理。 （3）护理人员洗手，记录。 参考解释语：李先生，鼻肠管留置成功，请您翻身活动时，幅度不要太大，以免引流管打折、脱出。（患者：好的。）
操作后评价	（1）患者和家属了解鼻肠管置管目的，注意事项，能够配合操作。 （2）鼻肠管妥善固定，避免脱出。 （3）护士操作熟练，动作轻柔，患者感觉舒适。 （4）操作中给予患者心理护理。

【操作要点】

1. 插入过程中观察患者反应,若出现恶心、呕吐,减慢插管速度或暂停插管,嘱患者深呼吸;若出现呛咳、呼吸困难、发绀,立即拔出鼻肠管,休息片刻,重新插入。

2. 昏迷患者鼻肠管置入时,插入 14 ~ 16 cm 时,将患者头部托起,使下颌靠近胸骨柄以增大咽喉部通道的弧度,便于通过。

3. 插入深度为胃管深度(前额发际至剑突处或由鼻尖经耳垂至剑突处的距离)×2 = 100 ~ 120 cm,不超过 120 cm。

4. 鼻肠管置入 75 cm 时,动作要轻柔缓慢,以 1 cm/次螺旋送管,一边送鼻肠管一边回抽空气,判断是否入幽门口。

5. 判断是否插入空肠内的方法:①用注射器从鼻肠管内注入少量空气,同时置听诊器于脐周听诊,听气过水声(比胃部气过水声明显);②鼻肠管末端接注射器,抽出黄色肠液并测定 pH 值>7;③床旁拍摄腹部平片。

6. 操作过程中,检查胃内气体有无漏气现象,以免影响判断。

【注意事项】

1. 首先评估患者整体情况、病情,能否右侧卧位,能否在胃内注入大量气体;置管过程中有困难可调体位及床头高度。

2. 管道的体外部分应在鼻翼两侧及面颊固定,告知患者活动及翻身时幅度要小,以免鼻肠管脱出。测量管道体外部分的长度,做好记录。

3. 保持鼻肠管通畅,避免堵塞。每 2 ~ 4 h 30 mL 温开水脉冲式冲管,鼻饲无渣流食。

4. 注意口腔护理,保持口腔清洁舒适。

【操作评分标准】

鼻肠管护理操作评分标准见表 5-6。

表 5-6 鼻肠管护理操作评分标准

项目	评分细则	得分	扣分	备注
评估(5 分)	1. 评估病情、意识、心理状况、合作程度	3		
	2. 评估口腔黏膜、鼻腔黏膜及周围皮肤情况,评估有无插管经历。了解有无食管静脉曲张	2		
准备质量(5 分)	1. 仪表端庄	1		
	2. 操作前洗手、戴口罩	2		
	3. 用物齐全,摆放有序	2		

续表 5-6

项目	评分细则	得分	扣分	备注
操作流程质量(70分)	1. 携用物至患者床旁,核对患者信息	2		
	2. 告知患者鼻肠管置管目的、步骤及配合技巧	3		
	3. 协助患者取舒适体位,肌内注射盐酸甲氧氯普胺注射液 10 mg	3		
	4. 灭菌注射用水浸泡鼻肠管,导丝完全插入鼻肠管内	2		
	5. 颌下铺治疗巾,弯盘置于口角旁,清洁鼻腔	5		
	6. 再次核对,确定剑突位置。洗手,戴手套	3		
	7. 检查鼻肠管、测量长度发际—剑突或鼻尖—耳垂—剑突,再加 10 ~ 15 cm,不超过 120 cm	5		
	8. 石蜡油棉球润滑鼻肠管前端,一手持纱布托住鼻肠管,一手持镊子,夹住前端沿一侧鼻孔缓慢插入			
	(1)插入胃内:缓慢插入鼻肠管,至 14 ~ 16 cm 时,嘱患者做吞咽动作;昏迷患者托起头部使其下颌靠近胸骨柄,缓慢插入胃内	3		
	(2)确认鼻肠管在胃内	3		
	(3)协助患者取右侧卧位,床头抬高 20° ~ 30°	3		
	(4)注气:按体重向胃内注入气体使胃膨隆	3		
	(5)插入空肠内:当有阻力时(入幽门口,一般长度为 75 cm)螺旋送管;若无阻力可能管道返折;若过幽门口,送管时以 1 cm/次缓慢螺旋送,应感到管道可随肠蠕动自行进管,过幽门后经营养管应抽不出气体,若仍在胃内可抽出胃内气体	3		
	9. 插入不畅时应检查是否盘于口中,若患者呛咳应立即拔出重插。昏迷患者使用压舌板和开口器检查	10		
	10. 判定鼻肠管最终留置位置			
	(1)抽:用注射器连接鼻肠管末端,松开止血钳,能抽出金黄色肠液并测定 pH 值>7	5		
	(2)听:将听诊器置于脐周,连接注射器与鼻肠管末端,快速推注 10 mL 空气,能听到气过水声,比胃部气过水声明显	5		
	11. 胃内放气,缓慢撤出导丝,夹闭鼻肠管。在鼻肠管鼻腔外 30 cm 处,用胶布双固定在耳垂下方,粘贴管道标识	5		
	12. 协助取舒适体位,告知患者,翻身活动时,幅度要小,避免牵拉、折叠,防止脱管。如有任何不适,随时告知医护人员	5		
	13. 整理用物,洗手,记录	2		

续表 5-6

项目	评分细则	得分	扣分	备注
全程质量(20分)	1. 严格查对制度,关心患者	2		
	2. 操作熟练,动作轻柔	3		
	3. 注意事项			
	(1)插入过程中观察患者反应,若出现恶心、呕吐,应减慢插管速度或暂停插管,嘱患者深呼吸;若出现呛咳、呼吸困难、发绀,立即拔出鼻肠管,休息片刻,重新插入	5		
	(2)昏迷患者鼻肠管置入时,插入 14~16 cm 时,将患者头部托起,使下颌靠近胸骨柄以增大咽喉部通道的弧度,便于通过	5		
	(3)插入深度为胃管深度(发际—剑突处或由鼻尖—耳垂—剑突处的距离)×2=100~120 cm,不超过 120 cm	3		
	(4)每日口腔护理,预防感染,保持口腔清洁、患者舒适	2		

【选择题】

1. 留置鼻肠管的适应证,不包括 ( )
   A. 意识障碍或昏迷　　B. 急性胰腺炎
   C. 消化道大出血　　D. 慢性消耗性疾病
   E. 纠正和预防手术前后营养不良
2. 留置鼻肠管的并发症,不包括 ( )
   A. 恶心、呕吐　　B. 误吸
   C. 口腔感染　　D. 腹泻、腹胀
   E. 管道堵塞
3. 判断鼻肠管正确位置的金标准是 ( )
   A. 抽出墨绿色液体　　B. 听诊气过水声
   C. 腹部拍片　　D. 鼻肠管末端无液体抽出
   E. 鼻肠管末端无气体逸出
4. 留置鼻肠管的健康教育,不包括 ( )
   A. 插管过程中如有不适,应及时告知
   B. 妥善固定,避免牵拉鼻肠管
   C. 留置鼻肠管后,立即给予肠内营养
   D. 昏迷患者鼻肠管置入时,将患者头部托起,使下颌靠近胸骨柄以增大咽喉部通道的弧度,便于通过
   E. 告知患者活动及翻身时幅度要小,以免鼻肠管脱出
5. 留置鼻肠管的目的,不包括 ( )
   A. 提供营养支持　　B. 预防营养不良

C. 促进康复　　D. 保证患者摄入足够的营养素

E. 胃肠减压

【选择题答案】

1. C　2. E　3. C　4. C　5. E

【评判性思考】

1. 进行鼻肠管置管时，如何对患者进行心理护理，使其更好地配合操作和护理？

2. 操作完成后，如何对患者及其家属进行健康教育，避免脱管的发生？

模块六　肝胆疾病护理技术

项目一　T管引流护理

T管是一根形似英文字母“T”的橡胶管,其较短的横臂放在胆总管内,长臂可通过腹壁引出体外,连接引流袋。T管可起到引流胆汁和降低胆管内压力、引流胆管内残留结石、支撑胆管、预防胆管狭窄的作用,也可作为检查和治疗胆管疾病的通道。

【实验学时】

2学时。

【实验类型】

技能型实验。

【学习目标】

1. 识记　T管引流的原理、目的。
2. 理解　更换T管引流袋的操作要点、注意事项。
3. 运用　操作过程中能与患者交流,并对患者和家属进行健康教育。

【实验目的】

1. 通过护理,保证引流有效性,防止胆汁反流发生逆行感染。
2. 通过对T管引流出胆汁的量、颜色、性状的判断,观察病情变化。

【临床案例】

患者,李××,女,55岁,主诉“突发右上腹痛6 h,伴高热,最高达39.3 ℃”,初步诊断为“急性梗阻性化脓性胆管炎”。

现病史:患者6 h前进食炒鸡蛋后,突发右上腹阵发性疼痛,并向右肩胛下及背部放射,逐渐加剧。2 h前右上腹疼痛转为持续性疼痛,阵发性加重。发病后呕吐3次,量少,为胃内容物,呕吐后腹痛未减轻。

既往史:患者既往无药物过敏史,无肝炎、肺结核、糖尿病、高血压史。

体格检查:T 39.3 ℃,P 126次/min,R 25次/min,BP 80/60 mmHg,患者烦躁不安,巩膜黄染,四肢湿冷,皮肤发花。右上腹部压痛(+),反跳痛(+),腹肌紧张,肝区叩击痛(+),叩诊移动性浊音(-),肠鸣音弱。

辅助检查:血常规示白细胞计数23.4×10^9/L,中性粒细胞百分比95%。血清总胆红素119.2 μmol/L,结合胆红素61 μmol/L;谷丙转氨酶208.3 U/L、谷草转氨酶136.2 U/L。腹部CT示肝左叶肝内胆管结石、胆总管下端结石、肝内外胆管扩张。

入院后遵医嘱给予抗休克治疗，积极完善手术准备，急诊行“胆囊切除术、胆总管探查术、T管引流术”。现遵医嘱实施T管引流护理。

【操作流程图】

操作前准备

用物准备：治疗盘、无菌棉签、碘伏、无菌纱布、弯盘1个、清洁手套1副、无菌治疗巾1块、清洁无齿血管钳1把、无菌引流袋1个、管道标识、医嘱查对本、速干手消毒剂、生活垃圾桶、医疗废物装放容器、别针、笔、记录单。

（1）护士准备：仪表端庄，衣帽整洁。洗手，戴口罩。
（2）核对医嘱。
（3）环境准备：操作环境安静清洁，光线明亮，温度适宜。

↓

评估解释

（1）评估患者病情、意识、合作程度和心理状态。
（2）评估T管及引流液：T管有无破损、脱出；T管是否通畅；T管内是否有血凝块、絮状物或结石等；与引流袋连接是否完好，有无胆汁渗漏；引流液的颜色、量和性状。
参考解释语：李女士，您好！能告诉我您的姓名吗？（患者：李××。）好的，我先核对一下您的信息（查对患者床头卡、腕带信息）。李女士，为防止发生胆道逆行感染，遵医嘱要为您更换T管引流袋，操作前我要先看看您的黄疸消退、引流管口周围皮肤、引流液及引流管情况。（关闭门窗，拉开隔帘，遮挡患者，评估患者）您的黄疸比原来消退许多，伤口和引流管一切正常。我现在为您更换引流袋，这项操作没有痛苦，请您配合一下。（患者：好的。）

↓

摆放体位

（1）协助患者取平卧位或半卧位。暴露T管及右侧腹壁，再次核对患者信息。
（2）洗手，无菌治疗巾铺于引流管下方，弯盘置于治疗巾上。无齿血管钳夹闭引流管。

↓

取下引流袋

（1）戴手套。
（2）消毒引流管与引流袋衔接处。
（3）分离引流管与引流袋的衔接，引流管口用无菌纱布包裹，引流袋弃置于医疗废物装放容器。
（4）脱手套，将手套弃置于医疗废物装放容器。

连接引流袋

（1）洗手。
（2）消毒T管管口及外周，待干。
（3）打开无菌引流袋，出口处拧紧。
（4）连接引流管与引流袋，检查袋管紧密连接。

固定引流袋

将引流袋妥善固定于床旁。

观察

（1）松开无齿血管钳。
（2）撤去弯盘。
（3）检查引流是否通畅，从引流管近端向远端挤压，确认通畅。
（4）粘贴引流管、引流袋标识。
（5）撤去治疗巾，弃置于医疗废物装放容器。

操作后处理

（1）整理床单位：整齐清洁，拉开隔帘。
（2）再次查对患者：查对患者床号、姓名，核对腕带信息。
（3）安置患者：协助患者取舒适卧位。
（4）健康指导。
参考解释语：李女士，引流袋已经为您更换完毕，请您变换体位时避免引流管脱出；引流袋在平卧时要低于腋中线，站立时要低于腹部切口平面，活动时把引流袋固定于衣服上，以防引流液逆流；要少量多餐，动物内脏、肥肉、油炸食物、辛辣食物等是不能食用的；如有腹痛、腹胀等不适现象，请您及时告诉我。感谢您的配合。（患者：好的。）
（5）床旁呼叫器置于合适的位置。
（6）整理用物，分类处置。
（7）洗手，记录。

操作后评价

（1）患者和家属了解T管引流的目的、注意事项，能够配合操作。
（2）T管妥善固定。
（3）护士操作熟练，动作轻柔，无菌观念强。
（4）操作中给予患者心理护理。
（5）患者对服务满意，未诉特殊不适。

【操作要点】

消毒管路外径长度≥3 cm。

【注意事项】

1. 妥善固定：避免 T 管受压、打折、扭曲，留有一定的长度，以免变换体位时脱出。
2. 有效引流：按时挤压引流管，防止堵塞。避免引流液逆流。
3. 预防感染：引流袋应每日更换，引流量较多应及时更换。
4. 评估记录：观察胆汁的量、颜色、性状、有无鲜血或碎石等沉淀物。
5. 皮肤护理：保护引流口周围皮肤。
6. 拔管护理：一般留置 12 ~ 14 d，先试行夹管 1 ~ 2 d，无腹痛、发热及黄疸等症状。再经 T 管行胆管造影显示胆管通畅，造影后继续引流 24 h 以上。如情况正常，再次夹管 1 ~ 2 d，患者如无不适，即可拔管。

【操作评分标准】

T 管引流护理操作评分标准见表 6-1。

表 6-1　T 管引流护理操作评分标准

项目	评分细则	得分	扣分	备注
评估（5 分）	1. 评估患者病情、意识、合作程度和心理状态	3		
	2. 查看患者黄疸消退情况、伤口及引流情况	2		
准备质量（5 分）	1. 仪表端庄	1		
	2. 操作前洗手、戴口罩	2		
	3. 用物齐全，摆放有序	2		
操作流程质量（70 分）	1. 携用物至患者床旁，核对患者信息	3		
	2. 告知患者更换 T 管引流袋的目的及配合方法	3		
	3. 协助患者取合适体位，暴露 T 管及右侧腹壁，再次核对患者信息	3		
	4. 洗手，铺无菌治疗巾，放置弯盘，无齿血管钳夹闭引流管	3		
	5. 戴手套	4		
	6. 消毒引流管与引流袋衔接处	4		
	7. 断开引流袋，引流管口用无菌纱布包裹，引流袋弃置于医疗废物装放容器。脱手套，将手套弃置于医疗废物装放容器	4		
	8. 洗手	4		
	9. 再次消毒 T 管管口及外周，待干	3		
	10. 打开无菌引流袋，出口处拧紧	3		

续表 6-1

项目	评分细则	得分	扣分	备注
操作流程质量(70分)	11. 连接引流管与引流袋,检查袋管紧密连接	3		
	12. 将引流袋固定于床旁	3		
	13. 松开无齿血管钳,撤去弯盘	3		
	14. 检查T管引流情况,挤压T管	3		
	15. 粘贴引流管、引流袋标识	3		
	16. 撤去治疗巾,弃置于医疗废物装放容器	3		
	17. 整理床单位	3		
	18. 再次查对患者信息	3		
	19. 协助患者取舒适卧位	3		
	20. 健康宣教	3		
	21. 床旁呼叫器置于合适的位置	3		
	22. 整理用物,洗手,记录	3		
全程质量(20分)	1. 严格执行查对制度,操作中关心患者	2		
	2. 操作熟练,动作轻柔	3		
	3. 注意事项			
	(1)严格执行无菌操作	3		
	(2)妥善固定好管路	3		
	(3)观察记录引流液的量、颜色和性状	3		
	(4)保持T管引流通畅	3		
	(5)保护患者引流口周围皮肤	3		

【选择题】

1. 胆总管引流术后,T管引流胆汁过多常提示 ( )
   A. 肝细胞分泌亢进　　B. 胆管分泌胆汁过多
   C. 胆囊浓缩功能减退　　D. 胆管下端梗阻
   E. 十二指肠反流
2. T管引流胆汁,坐位或站立时引流袋的位置应为 ( )
   A. 不可高于腹部手术切口　　B. 不可高于腋中线
   C. 不可高于腋前线　　D. 不可高于腋后线
   E. 可在任意位置
3. T管造影后应开放引流多少小时以上 ( )
   A. 4 h　　B. 8 h
   C. 10 h　　D. 2 h

E. 24 h

4. T 管拔除指征是（　　）

A. 引流管通畅，胆汁颜色正常　　B. 引流胆汁量逐日减少

C. 患者食欲好转，大便颜色正常　　D. 黄疸逐日消退、无发热、腹痛

E. 胆管造影无残留结石，夹管后机体无异常变化

5. T 管拔除前，夹管观察的内容是（　　）

A. 体温、血压、意识　　B. 腹痛、血压、体温

C. 腹痛、呕吐、体温　　D. 黄疸、血压、意识

E. 腹痛、体温、黄疸

【选择题答案】

1. D　2. A　3. E　4. E　5. E

【评判性思考】

1. T 管引流期间，为使患者更好地配合治疗和护理，如何对患者进行心理护理？
2. T 管引流期间，如何对患者及其家属进行健康教育，避免脱管的发生？

项目二　经 T 管窦道胆管镜取石术护理配合

凡经过胆管手术取石仍未能取净结石且带有 T 管引流者，可采取经 T 管窦道胆管镜取石术。首次经窦道取石的患者应在胆管手术后 6～8 周进行。

【实验学时】

2 学时。

【实验类型】

技能型实验。

【学习目标】

1. 识记　经 T 管窦道胆管镜取石术的适应证。
2. 理解　经 T 管窦道胆管镜取石术的护理要点。
3. 运用　操作中对患者实施人文关怀。

【实验目的】

1. 了解胆管镜的类型。
2. 熟练配合经 T 管窦道胆管镜取石术。

【临床案例】

患者，王××，女，50 岁，主诉"胆囊切除术、胆总管探查术、T 管引流术后 7 周"。

现病史：患者 7 周前因"上腹部疼痛 3 个月，再发加重 5 d"入院，入院诊断"肝外胆管结石、慢性胆囊炎"。完善各项术前检查后，在全麻下行"胆囊切除术、胆总管探查取石术、T 管引流术"。术后第 8 天，患者病情平稳，带 T 管出院。

既往史：患者 7 周前行"胆囊切除术、胆总管探查取石术、T 管引流术"，既往无药物过敏史，无肝炎、肺结核、糖尿病、高血压病史，否认家族遗传性疾病及肿瘤病史。

体格检查：T 37.2 ℃，P 80 次/min，R 20 次/min，BP 125/80 mmHg。患者神志清楚，查体合作，皮肤、巩膜无黄染，全身浅表淋巴结无肿大。心肺听诊无异常，腹软，全腹无压痛，肝脾肋下未扪及，右腹壁见一长约 16 cm 手术切口瘢痕，愈合良好，右中腹部留置一 T 管，固定稳妥。肠鸣音正常。脊柱四肢无异常。神经系统检查，生理反射存在，病理反射未引出。

辅助检查：胆管造影示胆管术后残留结石。

遵医嘱完善各项术前检查，拟行"经 T 管窦道胆管镜取石术"。

【操作流程图】

操作前准备

用物准备：胆管镜及常用附件、电视监视器，根据医嘱准备药物（阿托品、曲马多、芬太尼、苯巴比妥钠、地西泮、哌替啶、利多卡因、肾上腺素、庆大霉素、常用抢救药品）、皮肤消毒剂、速干手消毒剂、无菌纱布、防水垫、无菌手术衣帽、口罩、无菌手套、手术黏合薄膜、生理盐水、18 ~ 22 F Foley 球囊导管或T管。

（1）护士准备：服装整洁。洗手，戴口罩、帽子。
（2）患者准备：核对患者信息，了解病史、手术情况；评估患者身体状况、合作程度和心理状态。
（3）环境准备：操作环境安静清洁，光线明亮，温度适宜。

↓

核查解释

查对患者姓名、年龄、既往手术史、术前检查项目（如血常规，传染病四项检查，凝血功能检查，心、肺、肝、肾功能，腹部彩超或T管造影等结果），监测生命体征。

参考解释语：王女士，您好，能告诉我您的姓名吗？（患者：王××。）好的，我先核对一下您的信息（查对患者床头卡、腕带信息）。王女士，造影显示您胆管内还有残留的结石，所以用胆管镜给您取石。胆管镜取石安全、可靠、恢复快、并发症少，您不用紧张。操作中您有任何不适，请随时告诉我们。（患者：好的。）

↓

术前用药

遵医嘱给予苯巴比妥钠或地西泮肌内注射。

↓

准备冲洗装置

准备冲洗装置，天气寒冷时，将冲洗用生理盐水加热至接近人体温度为宜。

↓

摆放体位

患者平卧，向右倾斜 5° ~ 10°，右手上举置于枕后。窦道口下方垫防水垫。

操作配合

（1）术者消毒腹部皮肤后，拔除T管，再次常规消毒术野、铺巾。
（2）协助术者穿无菌手术衣，戴无菌手套。
（3）如患者不能耐受，术者进行窦道内和胆管内局部表面麻醉。
（4）连接软镜与主机的电源插头。
（5）将导光束接头连接于光源对接口。
（6）打开监视器。
（7）打开主机。
（8）打开光源。
（9）对“白平衡”。
（10）连接冲水管、吸引管。
（11）术者检查胆管情况；同时，经胆管镜冲洗系统向胆管内滴注生理盐水（含抗生素）；边吸引。
（12）术者操作。
（13）根据手术需要和进展随时调整各仪器设备参数。
（14）术毕，放置新的引流管，光源亮度调至最小，关闭仪器电源开关。
（15）拔出摄像头数据线、导光束等附件。
（16）拔出电源插头、整理好电源线，仪器归位。

操作后处理

（1）安置患者：协助术者包扎伤口，妥善固定引流管。
（2）交代注意事项。
参考解释语：王女士，取石术已经结束了，这是取出的结石。因为重新给您放置了引流管，术后请您注意变换体位时避免引流管脱出；引流袋在平卧时要低于腋中线，站立时要低于腹部切口高度，活动时把引流袋固定于衣服上，以防引流液逆流；要少量多餐，多吃鱼、瘦肉、豆制品、新鲜蔬菜和水果、西红柿、玉米、胡萝卜等食物；如有腹痛、发热、恶心、呕吐、腹泻等不适现象，请您立即就诊。感谢您的配合。（患者：好的。）
（3）结石处理：将结石装入标本袋内，安全密封。
（4）整理用物：按内镜处理规范要求，进行清洗消毒和保养。
（5）洗手，记录。

操作后评价

（1）患者和家属能够配合操作，了解注意事项。
（2）引流管妥善固定。
（3）护士操作熟练。
（4）操作中给予患者人文关怀。

【操作要点】

1. 检查前 1 d 晚餐宜清淡饮食，术前常规禁食 8 h 以上，检查当日清晨禁水。

2. 操作过程中滴注生理盐水不宜超过 3 000 mL，压力不宜过高，注意控制滴速。
3. 术中注意观察患者生命体征变化及胃肠道反应。
4. 每次胆管镜操作时间不宜过长，以 1 ~2 h 为宜。若结石较多宜分次取出。
5. 重新经窦道放置的引流管，术后需开放引流 24 h。

【注意事项】

1. 胆管镜及附件要轻拿轻放。
2. 使用前、后应对软镜进行测漏检查，观察外皮是否完好。
3. 术后观察引流情况，患者有无疼痛、发热、恶心、呕吐、腹泻、胆管出血、胆漏等。
4. 如需再次取石，两次取石的间隔时间以 5 ~7 d 为宜。

【操作评分标准】

经 T 管窦道胆管镜取石术护理配合操作评分标准见表 6-2。

表 6-2　经 T 管窦道胆管镜取石术护理配合操作评分标准

项目	评分细则	得分	扣分	备注
评估（5 分）	1. 评估患者病情、合作程度和心理状态	3		
	2. 查看患者黄疸消退情况、伤口及引流情况	2		
准备质量（5 分）	1. 仪表端庄	1		
	2. 操作前洗手、戴口罩、帽子	2		
	3. 用物齐全，摆放有序	2		
操作流程质量（70 分）	1. 查对患者姓名、年龄、既往手术史、术前检查结果	1		
	2. 遵医嘱给予术前用药	1		
	3. 准备冲洗装置	1		
	4. 患者取平卧，向右倾斜 5° ~10°位，右手上举置于枕后。窦道口下方垫防水垫	3		
	5. 术者消毒腹部皮肤、拔除 T 管后，再次常规消毒术野、铺巾	3		
	6. 协助术者穿无菌手术衣，戴无菌手套	1		
	7. 如患者不能耐受，术者进行窦道内和胆管内局部表面麻醉	1		
	8. 连接软镜与主机的电源插头	5		
	9. 将导光束接头连接于光源对接口	5		
	10. 打开监视器	5		
	11. 打开主机	5		
	12. 打开光源	5		
	13. 对“白平衡”	5		
	14. 连接冲水管、吸引管	5		

续表 6-2

项目	评分细则	得分	扣分	备注
操作流程质量(70 分)	15. 术者检查胆管情况。边注水，边检查、边吸引	5		
	16. 术者伸入器械操作	1		
	17. 根据手术需要和进展随时调整各仪器设备参数	3		
	18. 术毕，放置新的引流管。光源亮度调至最小，关闭仪器电源开关	3		
	19. 拔出摄像头数据线、导光束等附件	3		
	20. 拔出电源插头、整理好电源线，仪器归位	3		
	21. 安置患者	1		
	22. 健康教育	1		
	23. 处理结石	1		
	24. 整理用物及消毒胆管镜	2		
	25. 洗手，记录	1		
全程质量(20 分)	1. 严格查对制度，操作中关心患者	2		
	2. 操作熟练，动作轻柔	3		
	3. 注意事项 (1)严格执行无菌操作 (2)妥善固定好管路 (3)按规定对胆管镜进行维护与保养	 3 3 9		

【选择题】

1. 胆汁的排放方式为 ( )

A. 持续性　　B. 定时

C. 间断性　　D. 夜间

E. 空腹

(2 ~4 题共用题干)

男，36 岁，反复右上腹痛、发热、黄疸 5 年，此次发病后黄疸持续不退。体检示：T 39.0 ℃，P 122 次/min，R 20 次/min，BP 125/85 mmHg，右上腹压痛，肌紧张。实验室检查：白细胞计数15.5×10^9/L，中性粒细胞百分比 85%。B 超提示肝外胆管扩张，内有强光团伴声影。

2. 导致该患者腹痛的原因是 ( )

A. 胆囊剧烈收缩　　B. 结石梗阻致胆总管痉挛和压力增高

C. 结石直接损伤胆囊　　D. 结石直接损伤胆总管

E. 胃、十二指肠痉挛

3. 该患者的黄疸程度取决于 ( )

A. 梗阻的程度　　B. 肝功能情况
C. 结石的种类　　D. 有无并发症
E. 患者的肤色

4. 若对该患者行手术治疗后，留置 T 管的护理措施不正确的是　　(　　)
A. 妥善固定 T 管　　B. 定期由近端向远端挤捏
C. 每日更换引流袋　　D. 每日冲洗 1 次
E. 每日记录引流量

5. 经 T 管窦道行胆管镜取石术的并发症，不包括下列哪项　　(　　)
A. 出血　　B. 胆管感染
C. 窦道穿孔　　D. 腹泻
E. 胰腺炎

【选择题答案】

1. C　2. B　3. A　4. D　5. E

【评判性思考】

1. 经 T 管窦道行胆管镜取石术时，如何对患者进行心理护理，使其更好地配合治疗和护理？

2. 请结合实际操作，思考经 T 管窦道行胆管镜取石术可能还有哪些注意事项？

模块七　泌尿系统疾病护理技术

项目一 持续膀胱冲洗护理

持续膀胱冲洗是利用三腔导尿管，将无菌溶液灌入到膀胱内，再利用虹吸原理将液体引流至体外的过程，是泌尿外科常用的治疗方法。

【实验学时】

2 学时。

【实验类型】

技能型实验。

【学习目标】

1. 识记　持续膀胱冲洗技术的目的、操作要点和注意事项。
2. 理解　持续膀胱冲洗技术操作流程。
3. 运用　能够熟练实施膀胱冲洗技术，对患者和家属进行健康教育。

【实验目的】

1. 清除膀胱内血凝块、黏液、细菌等异物，保持尿液引流通畅。
2. 前列腺及膀胱肿瘤电切术后预防血凝块形成。

【临床案例】

患者，张××，女，71 岁，主诉"全程肉眼血尿 1 d，加重 2 h"。诊断"血尿原因待查"。

现病史：1 d 前无明显诱因出现全程肉眼血尿，呈洗肉水样，逐渐加重，尿液混有大的血凝块，伴尿道刺激症状。

既往史：患者宫颈癌术后放疗 3 个月余，无肝炎、高血压、糖尿病、心脏病、外伤及过敏史。

体格检查：患者神志清楚、精神可，T 36.9 ℃，P 80 次/min，R 20 次/min，BP 134/82 mmHg，体重 70 kg，自由体位，心肺功能正常。

辅助（肾、输尿管、膀胱超声）检查：①肾、输尿管未见异常；②膀胱内强回声。

入院后遵医嘱给予止血、抗生素等药物治疗，现遵医嘱实施"持续膀胱冲洗"。

【操作流程图】

操作前准备

- 用物准备：护理车、输液架、三腔导尿管、导尿包、石蜡油棉球、10 mL 注射器、无菌冲洗装置、络合碘、弯盘、防水垫巾、无齿血管钳、管道标识、引流管固定装置、速干手消毒剂、无菌手套、生活垃圾桶、医疗废物装放容器。按医嘱备冲洗液。
- （1）护士准备：仪表端庄，服装整洁，洗手，戴口罩。
（2）评估患者：①评估病情、意识、合作程度和心理状态；②膀胱充盈程度。
（3）环境准备：安静、清洁，光线明亮，温度适宜，注意保护患者隐私。

持续膀胱冲洗护理

↓

核对

（1）核对医嘱，根据病情、年龄选择合适型号的三腔导尿管。
（2）核对冲洗液名称、剂量、质量、有效期。
（3）核对床头卡及腕带信息。

↓

解释

参考解释语：您好！请问您叫什么名字？（患者：张××。）让我核对一下您的腕带好吗？（患者：好的。）张女士，为了帮助您排出膀胱内血凝块、预防血凝块继续形成，遵医嘱用生理盐水为您持续膀胱冲洗。您以前做过尿道手术吗？（患者：没有。）您不用紧张，我会为您留置合适的三腔导尿管，再接上冲洗液就好了。请您配合我好吗？（患者：好的。）

↓

安置体位

（1）关闭门窗、隔帘遮挡，站在患者右侧，协助患者取屈膝仰卧位。
参考解释语：张女士，您平躺，把双腿屈曲，双膝向左右两边分开。我给您臀下铺防水垫巾。
（2）移动输液架置于患者右侧床旁。

↓

留置尿管

（1）快速手消毒，再次核对执行单，将冲洗装置与冲洗液连接，挂于输液架上排气（冲洗液液面高于床面 40~60 cm）。
（2）快速手消毒，带无菌手套，按顺序用络合碘消毒阴阜—大阴唇—小阴唇—尿道口。
（3）脱去手套，快速手消毒，打开导尿包。
（4）打开三腔导尿管在无菌区内。
（5）带无菌手套，铺洞巾，引流袋与三腔导尿管出水口连接（粗管），无菌封堵入水口（细管）。
（6）润滑导管，依次消毒尿道口—小阴唇—尿道口。
（7）插入尿道 4~6 cm，见尿液再插入 7~10 cm 后充气囊固定。

连接冲洗

（1）开放引流袋，充分引流。
（2）观察引流液颜色、性质和量。
（3）将冲洗装置接头与入水口连接，调节控制阀，根据尿液颜色调节滴速，及时倾倒引流液。
（4）冲洗管路和引流管路，做好管道标识并注明留置日期及时间。

操作后处理

（1）安置患者：协助患者取舒适体位，引流袋固定于床旁，整理床单位。
参考解释语：张女士，膀胱冲洗已经连接好，冲洗液输完我来帮您更换。请不要随意调节速度，如果您感觉下腹部憋胀不适，可能是血凝块阻塞管道，请告诉我，我帮您疏通管道。您可以把引流袋固定在低于膀胱的衣物上，借助移动输液架下床活动。隔帘是否帮您收起来？（患者：好的，谢谢。）
（2）整理用物：分类处理。
（3）洗手，记录。

停止冲洗

（1）核对医嘱，做好解释。
（2）关闭冲洗装置调节阀。
（3）无齿血管钳夹闭三腔导尿管入水腔，消毒后无菌封堵。观察引流尿液的颜色、性质和量。
（4）整理用物：分类处理。
（5）洗手，记录。

操作后评价

（1）患者了解持续膀胱冲洗技术的目的、注意事项，能够配合操作。
（2）护士操作熟练，动作轻柔。
（3）操作符合医院感染相关要求、无导管相关性感染发生。
（4）关心患者，宣教到位，沟通有效。
（5）管路通畅，妥善固定，标识醒目。

【操作要点】

1. 在留置无菌导尿管后，冲洗前先排空膀胱。
2. 将膀胱冲洗液悬挂在输液架上，液面高于床面 40～60 cm。
3. 冲洗速度根据引流尿液颜色调节。
4. 固定引流袋，位置低于耻骨联合以下水平。

【注意事项】

1. 严格执行无菌操作，防止导管相关性感染。
2. 寒冷气候，冲洗液应加温至 25～30 ℃。
3. 冲洗前应确认冲洗管与导尿管连接正确、紧密。
4. 冲洗过程中注意观察患者反应，若患者感觉不适，应减慢冲洗液速度，必要时暂停冲洗，告知医生处理。
5. 观察引流管是否通畅，引流液的颜色、性质和量。

【操作评分标准】

持续膀胱冲洗护理操作评分标准见表 7-1。

表 7-1　持续膀胱冲洗护理操作评分标准

项目	评分细则	得分	扣分	备注
评估（5 分）	1. 评估患者病情、意识、合作程度和心理状态	2		
	2. 评估膀胱充盈程度	2		
	3. 评估室内环境，安静、清洁，光线明亮，温度适宜	1		
准备质量（5 分）	1. 仪表端庄	1		
	2. 操作前洗手、戴口罩	2		
	3. 用物齐全，摆放有序	2		
操作流程质量（70 分）	1. 将用物备齐，按顺序置于护理车上，推至患者床旁	3		
	2. 核对患者床号、姓名、性别、腕带信息	3		
	3. 解释操作的目的、方法及配合要点	3		
	4. 隔帘遮挡患者，协助患者摆好体位，取屈膝仰卧位。臀下铺防水垫巾	3		
	5. 快速手消毒，核对冲洗液与执行单一致	3		
	6. 将冲洗装置与冲洗液连接，挂于输液架上，排气一次成功（冲洗液液面高于床面 40 ~ 60 cm）	3		
	7. 快速手消毒，戴无菌手套，络合碘按顺序消毒阴阜—大阴唇—小阴唇—尿道口	3		
	8. 脱去手套，快速手消毒，打开导尿包	3		
	9. 打开三腔导尿管在无菌区内	3		
	10. 戴无菌手套，铺洞巾，引流袋与三腔导尿管出水口连接，无菌封堵入水口	3		
	11. 润滑导尿管，依次消毒尿道口—小阴唇—尿道口	3		
	12. 插入尿道 4 ~ 6 cm，见尿液后再插入 7 ~ 10 cm 后充气囊固定	6		
	13. 开放引流袋，充分引流	6		
	14. 观察引流液颜色、性质和量	5		
	15. 将冲洗装置接头与入水口连接，调节控制阀，根据尿液颜色调节滴速	5		
	16. 冲洗管路和引流管路做好管道标识	3		
	17. 根据患者需求连接引流袋并固定于床旁或患者衣物上	3		
	18. 脱去手套，取舒适卧位，整理床单位	3		
	19. 向患者及家属讲解注意事项并进行健康教育	3		
	20. 整理用物，洗手，记录	3		

续表 7-1

项目	评分细则	得分	扣分	备注
全程质量(20分)	1. 严格查对制度	4		
	2. 操作熟练,动作轻柔	4		
	3. 注意事项 (1)注意保暖,保护患者隐私 (2)患者安全舒适 (3)患者和家属掌握相关知识	 4 4 4		

【选择题】

1. 持续膀胱冲洗液滴入膀胱的速度下列不妥的是 (　　)
   A. 30 ~ 50 滴/min　　B. 40 ~ 60 滴/min
   C. 60 ~ 80 滴/min　　D. 80 ~ 100 滴/min
   E. 患者自行调节滴速
2. 行持续膀胱冲洗技术时,下列措施不妥的是 (　　)
   A. 冲洗液滴入速度 80 滴/min　　B. 引流袋位置要低于膀胱水平
   C. 冲洗液液面距离床面上 60 cm　　D. 冲洗液温度 25 ~ 30 ℃
   E. 为预防导管相关性感染,可常规应用抗生素
3. 膀胱高度充盈的患者,首次导尿量不超过 (　　)
   A. 500 mL　　B. 100 mL
   C. 1 000 mL　　D. 3 000 mL
   E. 1 500 mL
4. 女性患者留置导尿管置入长度为 (　　)
   A. 4 ~ 6 cm,见尿液后再置入 7 ~ 10 cm
   B. 4 ~ 6 cm,见尿液后再置入 1 ~ 2 cm
   C. 20 ~ 22 cm,见尿液后再置入 1 ~ 2 cm
   D. 20 ~ 22 cm,见尿液后再置入 7 ~ 10 cm
   E. 以上都不对
5. 男性患者留置导尿管置入长度为 (　　)
   A. 4 ~ 6 cm,见尿液后再置入 7 ~ 10 cm
   B. 4 ~ 6 cm,见尿液后再置入 1 ~ 2 cm
   C. 20 ~ 22 cm,见尿液后再置入 1 ~ 2 cm
   D. 20 ~ 22 cm,见尿液后再置入 7 ~ 10 cm
   E. 以上都不对

【选择题答案】

1. E　2. E　3. C　4. A　5. D

【评判性思考】

1. 持续膀胱冲洗和静脉输液同时进行时，如何防止给药途径错误？
2. 持续膀胱冲洗期间，如何协助患者下床活动？

项目二 肾造瘘管护理

肾造瘘是一种高位尿流改道的方法，按造瘘管留置时间可分为暂时性肾造瘘和永久性肾造瘘。适用于各种原因引起的输尿管梗阻、不能或不宜接受其他手术治疗的患者；通过引流降低肾盂压力，改善肾功能，减轻肾盂和肾实质感染。

【实验学时】

2 学时。

【实验类型】

技能型实验。

【学习目标】

1. 识记　肾造瘘管护理的目的、适应证、操作要点、注意事项。
2. 理解　肾造瘘管护理技术操作流程。
3. 运用　能实施肾造瘘管护理技术，护理过程中能与患者沟通交流，对患者和家属进行健康教育。

【实验目的】

1. 防止导管脱落。
2. 预防导管相关性感染发生。
3. 保持皮肤清洁干燥，提高患者舒适度。
4. 保持管道通畅，观察病情变化。

【临床案例】

患者，王××，女，60 岁，主诉"右腰部疼痛半年，发热 2 d"，诊断"右侧输尿管结石、右肾重度积水合并感染"。

现病史：自诉半年前右腰部疼痛，2 d 前出现疼痛加重、体温升高，伴有寒战。

既往史：患者无药物过敏史，无肝炎、肺结核、糖尿病、高血压、心脏病、外伤和手术史。

体格检查：患者神志清楚，精神可。急性病容，面部潮红，畏寒。T 38.9 ℃，P 88 次/min，R 22 次/min，BP 132/80 mmHg，体重 55 kg，右肾区疼痛。

辅助检查：泌尿系超声检查示"右输尿管结石、右肾重度积水"。

入院后在局麻彩超引导下行"经皮右肾穿刺造瘘术"，术后遵医嘱对肾造瘘管进行常规护理。

【操作流程图】

操作前准备

用物准备：护理车、换药包、络合碘、无菌引流袋、无菌手套、无菌棉签、无菌治疗巾、速干手消毒剂、管道标识、导管固定装置、无齿血管钳、别针、生活垃圾桶、医疗废物装放容器。

（1）护士准备：仪表端庄，洗手，戴口罩。
（2）评估患者：评估病情、意识及合作程度。评估引流管路是否通畅、脱出，观察引流液颜色、性质和量。
（3）环境准备：室内安静、清洁，光线明亮，温度适宜，注意保护患者隐私。

↓

核对

（1）核对医嘱。
（2）核对床头卡及腕带信息。

↓

解释

参考解释语：您好，请问您叫什么名字？（患者：王××。）能让我核对一下您的腕带吗？（患者：好的。）王女士，您因结石阻塞输尿管，且合并上尿路感染，医生给您置入肾造瘘管，将尿液引流到体外，为后期手术做准备。我现在遵医嘱为您做肾造瘘管护理，目的是防止造瘘管脱落、预防导管相关性感染的发生，请您配合我好吗？（患者：好的。）您不用紧张，我会动作轻一些。（患者：好的。）

↓

安置体位

关闭门窗，隔帘保护，站在患者健侧，协助患者取健侧卧位。
参考解释语：王女士您这样躺着舒服吗？（患者：舒服。）

↓

管道固定

（1）洗手，戴手套。
（2）以高举平台等方法将肾造瘘管固定于患侧腹外侧壁皮肤。
（3）标记管道名称、外露长度、管道置入日期和时间。
（4）根据患者活动范围将引流袋固定在床旁或衣物上。
（5）引流袋体外标记更换日期和时间。
参考解释语：王女士，导管我给您固定好了，翻身或下床活动时注意先松解引流袋，否则导管会牵拉脱出。如果您发现您对固定在皮肤上的胶布过敏或有胶布松脱，要及时告诉我。

↓

感染预防	参考解释语：王女士，预防导管相关性感染的发生非常重要，请您注意以下几点。 （1）每日饮水 2 000 mL 以上。 （2）引流袋低于肾脏下极水平，妥善固定、避免滑脱，及时更换引流袋。 （3）根据肾造瘘管材质，定期更换。 （4）观察切口周围皮肤情况，如有异常及渗出，及时处理。
观察记录	（1）造瘘管口敷料有无脱落、渗液，皮肤有无过敏。 （2）造瘘管外露长度，固定装置是否松脱。 （3）管道是否通畅，引流液颜色、性质和量。 （4）肾造瘘管和引流袋是否在有效期内。 （5）管道标识字迹是否清晰。 （6）洗手记录。
拔管	（1）拔管前遵医嘱夹闭 24~48 h，观察有无渗出、发热、腰部胀痛等症状。 （2）拔管后用凡士林纱布和无菌敷料覆盖伤口，包扎固定。
操作后处理	（1）协助患者取舒适体位，整理床单位，保持被服清洁、干燥。 （2）交代注意事项，翻身或下床活动时，先妥善固定引流袋，防止牵拉导管而脱出。 （3）整理用物，分类处理，统一回收。 （4）洗手，记录。
操作后评价	（1）患者和家属了解肾造瘘管护理的目的、注意事项，能够配合操作。 （2）翻身或下床活动时，无导管脱出发生。 （3）操作符合医院感染相关要求、无导管相关性感染发生。 （4）护士操作熟练，动作轻柔。 （5）操作中给予患者心理护理。 （6）管道固定位置适宜，患者舒适、安全。

【操作要点】

1. 操作过程中有效固定,防止脱管。
2. 操作符合医院感染要求,预防导管相关性感染。

【注意事项】

1. 操作前评估患者病情、意识、合作程度。躁动或意识障碍的患者应适当约束。

2. 注意保暖,保护隐私。

3. 动作轻柔,防止牵拉导管。

4. 每周更换敷料 2 ~3 次,肾造瘘管口渗血、渗液时应及时更换敷料。

5. 永久性肾造瘘管根据置入管道的材质要求定期更换。如肾造瘘管阻塞,挤压疏通无效,协助医生用无菌注射器抽吸生理盐水 5 ~10 mL 低压冲洗导管,必要时更换导管。

6. 定期更换引流袋,并有效固定,留有一定长度,以免翻身或活动时脱出。避免导管受压、扭曲、移位,导管阻塞时及时更换。

7. 拔出肾造瘘管后取健侧卧位,拔管后 3 d 内可有少量尿液渗出,无须缝合等特殊处理,必要时更换敷料、加压包扎。

8. 指导患者每日饮水不少于 2 000 mL,预防结石和导管相关性感染发生。

【操作评分标准】

肾造瘘管护理操作评分标准见表 7-2。

表 7-2　肾造瘘管护理操作评分标准

项目	评分细则	得分	扣分	备注
评估(5 分)	1. 评估患者病情、意识状态、合作程度	1		
	2. 评估引流管路是否通畅、脱出,观察引流液颜色、性质和量	2		
	3. 室内安静、清洁,光线明亮,温度适宜,保护患者隐私	2		
准备质量(5 分)	1. 仪表端庄	1		
	2. 操作前洗手、戴口罩	2		
	3. 用物齐全,摆放有序	2		
操作流程质量(70 分)	1. 携用物至患者床旁,核对患者信息	3		
	2. 告知患者肾造瘘管护理的目的及配合方法	3		
	3. 根据患者病情取健侧卧位,快速手消毒,戴手套	5		
	4. 将肾造瘘管固定于患侧腹外侧壁皮肤	6		
	5. 标记管道名称、外露长度、管道置入日期和时间	6		
	6. 根据患者活动范围将引流袋固定于床旁或衣物上	6		
	7. 引流袋体外标记更换日期和时间	6		
	8. 脱去手套、快速手消毒	5		

续表 7-2

项目	评分细则	得分	扣分	备注
操作流程质量(70分)	9. 宣教内容			
	(1)指导患者每日饮水 2 000 mL 以上	3		
	(2)引流袋低于肾脏下极水平,妥善固定,避免滑脱,及时更换引流袋	3		
	(3)根据肾造瘘管材质,定期更换	3		
	(4)观察切口周围皮肤情况,如有异常及渗出,及时处理	3		
	10. 整理用物,洗手,记录	3		
	11. 巡视内容			
	(1)肾造瘘管口敷料有无脱落、渗液	3		
	(2)肾造瘘管外露长度、固定装置是否松脱	3		
	(3)管道是否通畅、引流液颜色、性质和量	3		
	(4)肾造瘘管标识字迹是否清晰	3		
	(5)引流袋标识字迹是否清晰	3		
全程质量(20分)	1. 严格查对制度	4		
	2. 操作熟练,动作轻柔	4		
	3. 注意事项			
	(1)操作符合医院感染要求,预防导管相关性感染发生	3		
	(2)操作过程中避免牵拉,妥善固定防止导管脱出	3		
	(3)注意保暖,保护患者隐私	3		
	(4)患者安全舒适	3		

【选择题】

1. 留置肾造瘘管的适应证不包括 ( )
   A. 尿路梗阻性无尿,不能耐受复杂手术者
   B. 输尿管或肾脏手术后需引流尿液者
   C. 严重肾积水或积脓,肾功能严重受损者
   D. 非尿路梗阻引起的肾功能不全
   E. 经皮肾镜碎石取石术
2. 肾造瘘管护理不正确的是 ( )
   A. 每月更换引流袋　　B. 每日饮水量 2 000 mL 以上
   C. 拔管前需夹闭 24 ~48 h　　D. 保持肾造瘘口处皮肤清洁干燥
   E. 有效固定导管,防止脱落
3. 肾造瘘管居家护理指导,错误的是 ( )
   A. 每日饮水量 2 000 mL 以上　　B. 每周更换引流袋 1 ~2 次

C. 不可沐浴　　　　D. 定期更换导管

E. 肾造瘘管意外脱管,应立即就诊

4. 肾造瘘管健康宣教内容不包括　　（　　）

A. 衣服要柔软舒适,避免紧身衣裤

B. 长期造瘘置管者,根据导管材质定期更换导管

C. 适量运动,避免剧烈活动

D. 禁止沐浴

E. 多饮水以冲洗尿路,预防感染

5. 肾造瘘管存在和潜在的护理问题不包括　　（　　）

A. 导管脱落　　　　B. 导管相关性感染

C. 舒适度改变　　　　D. 知识缺乏

E. 营养失调

【选择题答案】

1. D　2. A　3. C　4. D　5. E

【评判性思考】

1. 如何帮助失能的老年患者管理肾造瘘管?

2. 如何对携带肾造瘘管的患者进行心理护理?

项目三 耻骨上膀胱造瘘管护理

膀胱造瘘是经耻骨上膀胱造瘘并置入导管,使膀胱内尿液引流至体外,可暂时性或永久性解决患者排尿困难。暂时性膀胱造瘘适用于尿道狭窄,尿道损伤,导尿管无法置入,膀胱、前列腺及尿道手术后需暂时引流尿液的患者。永久性膀胱造瘘适用于老年性前列腺疾病、神经源性膀胱、尿道肿瘤不能行手术治疗的患者。

【实验学时】

2 学时。

【实验类型】

技能型实验。

【学习目标】

1. 识记　膀胱造瘘管护理的目的、适应证、操作要点、注意事项。
2. 理解　膀胱造瘘管护理技术操作流程。
3. 运用　实施耻骨上膀胱造瘘护理技术,适时对患者和家属进行健康教育。

【实验目的】

1. 防止导管脱落。
2. 预防导管相关性感染。
3. 保持皮肤清洁干燥,提高患者舒适度。
4. 保持管道通畅,观察病情变化和协助诊断。

【临床案例】

患者,赵××,男,73 岁,主诉"进行性排尿困难 2 年,加重 10 h",诊断"急性尿潴留"。

现病史:患者 2 年前出现排尿困难,今日 13:00 症状加重,下腹部憋胀不适,尿道口少量溢尿。

既往史:既往有前列腺增生病史,无药物过敏史,无肝炎、肺结核、糖尿病、高血压、心脏病、外伤和手术史。

体格检查:患者意识清楚,烦躁不安,急性病容。T 36.5 ℃,P 108 次/min,R 22 次/min,BP 164/82 mmHg,耻骨上区可见半球形膨隆,上缘至脐下水平,用手按压有明显尿意,尿道口溢出少量淡黄色尿液,下腹部叩诊呈浊音。

入院后因留置导尿管失败,在局麻下行"耻骨上膀胱造瘘术",术后遵医嘱对造瘘管进行常规护理。

【操作流程图】

操作前准备

用物准备：护理车、换药包、络合碘、无菌引流袋、无菌导尿管、20 mL注射器、无菌手套、无菌棉签、无菌治疗巾、速干手消毒剂、管道标识、导管固定装置、无齿血管钳、别针、生活垃圾桶、医疗废物装放容器，生理盐水 100 mL。

（1）护士准备：仪表端庄，洗手，戴口罩。
（2）评估患者：病情、意识、合作程度和心理状态。评估引流管路是否通畅、脱出，观察引流液颜色、性质和量。
（3）环境准备：室内安静、清洁，光线明亮，温度适宜，注意保护患者的隐私。

↓

核对

（1）核对医嘱。
（2）核对床头卡及腕带信息。

↓

解释

参考解释语：您好，请问您叫什么名字？（患者：赵××。）能让我看一下您的腕带吗？（患者：好的。）赵先生，因为您术后留置膀胱造瘘管，我现在遵医嘱对您进行膀胱造瘘管护理，目的是防止造瘘管脱落、预防导管相关性感染。您对胶布过敏吗？（患者：不过敏。）您不用紧张，我会动作轻一些。请您配合我好吗？（患者：好的。）

↓

安置体位

隔帘遮挡，站在患者右侧，协助取平卧位或半坐卧位。
参考解释语：赵先生您这样躺着舒服吗？（患者：舒服。）

↓

管道固定

（1）快速手消毒，戴手套。
（2）以高举平台等方法将造瘘管固定于左下腹或右下腹腹壁皮肤。
（3）标记管道名称、外露长度、管道置入日期和时间。
（4）根据患者活动范围将引流袋固定在床旁或衣物上。
（5）引流袋体外标记更换日期和时间。
参考解释语：赵先生，导管我给您固定好了，翻身或下床活动时注意先松解引流袋，防止牵拉脱出。如果您发现您对固定在皮肤上的胶布过敏或有胶布松脱，要及时告诉我。

↓

感染预防

参考解释语：赵先生，预防导管相关性感染非常重要，请您注意以下几点。

（1）每日饮水 2 000 mL以上。

（2）引流袋低于膀胱水平，妥善固定，避免滑脱。

（3）及时更换引流袋。

（4）根据膀胱造瘘管材质，定期更换。

观察记录

（1）造瘘管口敷料有无脱落、渗液，皮肤有无过敏现象。

（2）造瘘管外露长度，固定装置是否松脱。

（3）管道是否通畅，引流液颜色、性质和量。

（4）造瘘管和引流袋是否在有效期内。

（5）管道标识字迹是否清晰。

操作后处理

（1）协助患者取舒适体位，整理床单位，保持被服清洁、干燥。

（2）交代注意事项，翻身或下床活动时，先妥善固定引流袋，防止牵拉导管而脱出。

（3）整理用物，分类处理，统一回收。

（4）洗手，记录。

拔管

（1）拔管前夹闭 24~48 h，观察有无发热、腹部胀痛等症状。

（2）拔管后用凡士林纱布和无菌敷料覆盖切口，包扎固定。

（3）整理用物，分类处理。

（4）洗手，记录。

操作后评价

（1）患者和家属了解造瘘管护理的目的、注意事项，能够配合操作。

（2）翻身或下床活动时，无导管脱出发生。

（3）操作符合医院感染相关要求、无导管相关性感染发生。

（4）护士操作熟练，动作轻柔，患者舒适。

（5）关心患者，宣教到位，沟通有效。

【操作要点】

1. 操作过程中有效固定，防止脱管。

2. 操作符合医院感染要求，预防导管相关性感染发生。

【注意事项】

1. 操作前评估患者病情、意识、合作程度。躁动或意识障碍的患者应适当约束。

2. 注意保暖，保护患者隐私。

3. 动作轻柔，防止牵拉导管。

4. 每周更换敷料 2～3 次，造瘘管口周围渗血、渗液时应及时更换。

5. 永久性携带膀胱造瘘管根据置入管道的材质要求定期更换，造瘘管阻塞时，用无菌冲洗器抽吸生理盐水冲洗导管，无效时更换。

6. 定期更换引流袋，并有效固定，留有一定长度，以免翻身或活动时脱出。避免导管受压、扭曲、移位，阻塞时及时更换。

7. 拔管前后需观察患者自行排尿情况；拔出导管后 3 d 内可有少量尿液渗出，无须缝合等特殊处理，及时更换敷料、加压包扎。

8. 指导患者每日饮水 2 000 mL 以上，预防结石和导管相关性感染发生。

【操作评分标准】

耻骨上膀胱造瘘管护理操作评分标准见表 7–3。

表 7–3　耻骨上膀胱造瘘管护理操作评分标准

项目	评分细则	得分	扣分	备注
评估（5 分）	1. 评估患者病情、意识状态、合作程度	1		
	2. 评估引流管路是否通畅、脱出，观察引流液颜色、性质和量	2		
	3. 评估室内安静、清洁，光线明亮，温度适宜，保护患者隐私	2		
准备质量（5 分）	1. 仪表端庄	1		
	2. 操作前洗手、戴口罩	2		
	3. 用物齐全，摆放有序	2		
操作流程质量（70 分）	1. 携用物至患者床旁，核对患者信息	3		
	2. 告知患者造瘘管护理的目的、方法及配合要点	3		
	3. 根据患者病情取平卧位或半坐卧位，快速手消毒，戴手套	5		
	4. 将造瘘管固定于左下腹或右下腹腹壁皮肤	6		
	5. 标记管道名称、外露长度、管道置入日期和时间	6		
	6. 根据患者活动范围将引流袋固定在床旁或衣物上	6		
	7. 引流袋体外标记更换日期和时间	6		
	8. 脱去手套、快速洗手	5		

续表 7–3

项目	评分细则	得分	扣分	备注
操作流程质量(70 分)	9. 宣教内容			
	(1)指导患者每日饮水 2 000 mL 以上	3		
	(2)引流袋低于膀胱水平,妥善固定,避免滑脱	3		
	(3)及时更换引流袋	3		
	(4)根据膀胱造瘘管材质,定期更换	3		
	10. 整理用物,洗手,记录	3		
	11. 巡视内容			
	(1)造瘘管口敷料有无脱落、渗液	3		
	(2)造瘘管外露长度,固定装置是否松脱	3		
	(3)管道是否通畅,引流液颜色、性质和量	3		
	(4)膀胱造瘘管标识字迹是否清晰	3		
	(5)引流袋标识字迹是否清晰、是否在有效期内	3		
全程质量(20 分)	1. 严格查对制度	4		
	2. 操作熟练,动作轻柔	4		
	3. 注意事项			
	(1)操作符合医院感染相关要求,预防导管相关性感染发生	3		
	(2)操作过程中避免牵拉,妥善固定防止导管脱出	3		
	(3)注意保暖,保护患者隐私	3		
	(4)患者安全舒适	3		

【选择题】

1. 留置耻骨上膀胱造瘘管的适应证包括　　(　　)

A. 经尿道导尿禁忌证者　　B. 经尿道插管失败的急性尿潴留

C. 尿道断裂　　D. 严重尿道狭窄

E. 以上都是

2. 耻骨上膀胱造瘘术的并发症不包括　　(　　)

A. 尿潴留　　B. 腹膜炎

C. 肠穿孔　　D. 血管损伤

E. 膀胱刺激征

3. 耻骨上膀胱造瘘管居家护理指导不包括　　(　　)

A. 每日饮水量 2 000 mL 以上　　B. 有效固定导管,防止脱落

C. 定期更换导管　　D. 不可沐浴

E. 观察并记录引流液的颜色、性质和量

4. 属于耻骨上膀胱造瘘术禁忌证的是　　　　(　　)

A. 膀胱空虚　　　　B. 既往下腹部手术史伴瘢痕

C. 全身出血性疾病　　　　D. 既往盆腔放疗史伴瘢痕

E. 以上均是

5. 耻骨上膀胱造瘘管存在和潜在的护理问题不包括　　　　(　　)

A. 导管脱落　　　　B. 导管相关性感染

C. 舒适度改变　　　　D. 出血

E. 营养失调

【选择题答案】

1. E　2. A　3. D　4. E　5. E

【评判性思考】

1. 如何对永久性携带膀胱造瘘管患者进行居家护理指导?

2. 如何帮助永久性膀胱造瘘管患者沐浴?

项目四 泌尿系统造口护理

泌尿系统造口是由于膀胱发生病变或尿路严重病变，不能用尿路成形方法恢复尿道排尿，将输尿管直接或间接开口于腹壁以引出尿液，称为永久性泌尿系统造口或尿流改道。主要包括回肠代膀胱术和经皮输尿管造瘘术。

【实验学时】

2 学时。

【实验类型】

技能型实验。

【学习目标】

1. 识记　造口袋更换的目的、操作要点及注意事项。
2. 理解　造口袋的更换流程。
3. 运用　能实施泌尿系统造口护理技术，能够与患者及家属有效沟通，进行健康教育。

【实验目的】

1. 收集尿液，观察其颜色、性质和量。
2. 减少尿液对造口周围皮肤的刺激，保持造口周围皮肤的完整性。

【临床案例】

患者，孔××，男，63 岁，主诉“间断无痛全程肉眼血尿 2 个月余、加重 2 d”，诊断“膀胱癌”。

现病史：患者诉 2 个月前出现间断性无痛肉眼血尿，呈洗肉水样，2 d 前血尿加重，无尿频、尿急症状。

既往史：无高血压、糖尿病、心脏病、外伤和手术史，无过敏史。

体格检查：患者神志清楚，精神差，T 36.5 ℃，P 76 次/min，R 19 次/min，BP 134/82 mmHg，体重 60 kg。自由体位，心肺功能正常，无手术禁忌证。

辅助检查：膀胱镜检查膀胱内占位，组织活检结果为浸润性尿路上皮癌。

完善相关检查后，在全麻下行“根治性膀胱全切术+回肠代膀胱腹壁造口术”，术后遵医嘱对造口进行常规护理。

【操作流程图】

操作前准备	用物准备：一件式造口袋1个或两件式造口袋1套（底盘和造口袋）、剪刀、造口量度表或尺子、生理盐水、棉球、一次性换药包、速干手消毒剂、弯盘、治疗巾、无菌手套、皮肤保护膜及造口护肤粉，生活垃圾桶、医疗废物装放容器。必要时备防漏膏。
	（1）护士准备：仪表端庄，服装整洁。洗手，戴口罩。 （2）评估患者：①自理能力，如视力、体力和手的灵活度；②造口位置、类型；③造口袋粘贴的稳固性；④尿液的颜色、性质和量。 （3）环境准备：病房内环境安静、清洁，光线明亮，温度适宜，注意保护患者隐私。
核对	（1）核对医嘱。 （2）核对床头卡及腕带信息。
解释	参考解释语：您好，请问您叫什么名字？（患者：孔××。）让我核对一下您的腕带好吗？（患者：好的。）孔先生，因为您膀胱全切术后尿流改道，我现在需为您粘贴造口袋，目的是为更好地收集尿液，希望您能够配合我。（患者：好的。）您不用紧张，我会动作轻一些，您可以半卧位，看我来做，下次您来做，我给您提供帮助，行吗？（患者：可以。）
安置体位	关闭门窗，隔帘遮挡，站在患者右侧，协助取平卧位或半坐卧位。 参考解释语：孔先生您这样躺着舒服吗？（患者：舒服。）
粘贴造口袋	（1）洗手，戴手套。 （2）暴露造口部位，造口侧铺治疗巾。 （3）分离两件式尿袋，并撕除两件式造口底盘或一件式造口袋，置于医疗废物装放容器中。 （4）清洗：打开换药包，放入棉球，倒入生理盐水，用镊子夹取生理盐水棉球清洗造口及周围皮肤，遵循由外到内原则。 （5）擦干：从外到内擦干造口及其周围皮肤。 （6）评估造口及其周围皮肤是否出现并发症，并对症处理。 （7）评估之前选用的造口袋是否合适，根据造口及其周围皮肤情况选择合适的造口袋。 （8）测量造口的大小。 （9）裁剪造口底盘：底盘开口比造口大2~3 mm。 （10）造口周围皮肤处涂抹造口护肤粉少许，擦掉多余的造口粉，涂皮肤保护膜。 （11）根据造口及造口周围皮肤情况选用防漏膏。 （12）粘贴造口底盘、安装两件式造口袋或一件式造口袋；连接尿袋，固定于床旁或衣物上。粘贴管道标识并注明更换日期和时间。

操作后处理

（1）安置患者：协助患者取舒适体位，整理床单位。
（2）整理用物：分类处理，统一回收。
（3）洗手，记录。
（4）健康教育：造口袋已经粘贴好了，您可以用手掌轻轻按压 15 min，增强黏附性。为了让您掌握造口袋更换技巧，请您观看造口袋更换视频。

操作后评价

（1）患者和家属了解造口护理的目的、注意事项，能够配合操作。
（2）护士熟练掌握造口袋更换方法。
（3）造口及造口周围并发症得到及时发现和处理。
（4）患者和家属了解分离尿袋方法、造口袋更换方法及日常护理。
（5）患者、家属对护士或造口治疗师的宣教和操作满意。

【操作要点】

1. 根据造口大小、形状裁剪造口底盘。
2. 粘贴造口袋时需保持腹部皮肤干爽、平整、无皱褶。

【注意事项】

1. 不能自理的患者，需指导家属掌握造口护理技术。
2. 粘贴时应确保造口周围皮肤干爽，造口处覆盖棉球吸附尿液，粘贴时动作迅速，建议在晨起空腹进行。
3. 根据造口大小裁剪底盘，底盘过大，尿液刺激皮肤产生炎症，过小可损伤造口黏膜或阻碍血运。
4. 粘贴后按压造口底盘 15 min，以增强黏附性。
5. 造口周围有凹陷，宜选用凸面底盘造口袋，并配合使用造口腰带。
6. 造口袋的引流方向应根据患者的体位而定，卧位时选择横向，半卧位选择斜向，自由活动时选择垂直方向。
7. 撕除造口底盘时，要由上往下撕除，动作轻柔，避免损伤皮肤。

【操作评分标准】

泌尿系统造口护理操作评分标准见表 7-4。

表 7–4　泌尿系统造口护理操作评分标准

项目	评分细则	得分	扣分	备注
评估（5 分）	1. 评估患者病情、意识状态、合作程度	3		
	2. 评估室内环境安静、清洁，光线明亮，温度适宜，保护患者的隐私	2		
准备质量（5 分）	1. 仪表端庄	1		
	2. 操作前洗手、戴口罩	2		
	3. 用物齐全，摆放有序	2		
操作流程质量（70 分）	1. 将用物备齐，按顺序置于护理车上，推至患者床旁	3		
	2. 核对患者床号、姓名、性别	3		
	3. 操作的目的、方法及配合要点	3		
	4. 隔帘遮挡，协助患者摆好体位，解开腹部衣物，暴露造口	3		
	5. 快速手消毒，戴手套，铺治疗巾在造口下方	3		
	6. 观察排出尿液的颜色、性质和量	5		
	7. 一手固定造口周围皮肤，一手由上往下 180° 揭除造口袋	5		
	8. 快速手消毒，戴手套	5		
	9. 打开一次性换药包，放入棉球，倒入生理盐水，用镊子夹取生理盐水棉球，由外向内清洁造口及周围皮肤	5		
	10. 评估造口及其周围皮肤是否有并发症，并及时对症处理	3		
	11. 评估造口袋是否合适，根据造口及其周围的皮肤情况选择合适的造口袋	3		
	12. 用尺子测量造口大小	5		
	13. 裁剪造口底盘，底盘孔径应比造口测量所得值大 2 ~ 3 mm	5		
	14. 在造口周围皮肤处涂抹造口护肤粉少许，擦掉多余的造口粉，涂皮肤保护膜（根据患者造口及造口周围皮肤情况确定是否需要使用防漏膏）	5		
	15. 粘贴造口底盘、安装两件式造口袋或一件式造口袋	3		
	16. 根据患者需求连接引流袋并固定于床旁或患者衣物上	3		
	17. 脱去手套，取舒适卧位，整理床单位	3		
	18. 整理用物，洗手，记录	2		
	19. 对患者和家属进行健康教育	3		
全程质量（20 分）	1. 严格查对制度	4		
	2. 操作熟练，动作轻柔	4		
	3. 注意事项			
	（1）注意保暖，保护患者隐私	4		
	（2）患者安全舒适	4		
	（3）患者和家属掌握相关知识	4		

【选择题】

1. 更换造口袋时，清洗造口周围皮肤正确的方向是 ( )
   A. 外→内　　B. 内→外
   C. 由内→外→内　　D. 内→外→内
   E. 以上均可
2. 清洗造口周围皮肤宜选取的清洗液是 ( )
   A. 络合碘　　B. 肥皂水
   C. 75%酒精　　D. 生理盐水
   E. 以上均可
3. 以下哪一项不是尿路感染的先兆 ( )
   A. 发热　　B. 尿液浑浊
   C. 造口排出黏液　　D. 尿液气味大
   E. 以上均是
4. 尿路造口患者的健康指导，哪一项不正确 ( )
   A. 造口袋 3 ~5 d 更换 1 次
   B. 尿路造口患者每天的饮水量应该在 2 000 mL 以上
   C. 预防性地使用抗生素是预防尿路感染最好的办法
   D. 造口患者晚上睡觉时应使用床边尿袋
   E. 伤口愈合后可以淋浴
5. 以下关于造口护理技术的操作要点，不正确的是 ( )
   A. 为患者安置体位，以患者能看到操作为宜
   B. 撕除造口底盘时，要由下往上撕除，动作轻柔，避免损伤皮肤
   C. 自由活动的患者造口袋的引流方向应选择垂直方向
   D. 粘贴造口底盘前一定要确保造口周围皮肤干燥
   E. 根据造口大小、形状裁剪造口底盘

【选择题答案】

1. A　2. D　3. C　4. C　5. B

【评判性思考】

1. 尿流改道后长期佩戴造口袋，患者存在哪些潜在的护理问题？
2. 佩戴造口袋对患者的社交活动有哪些影响？ 如何指导？

模块八　骨科疾病护理技术

项目一 轴线翻身法

轴线翻身是将患者的头肩部和腰腿部同时向同侧翻动的一种方法。该技术利用保持与身体长轴呈一条直线的原理，避免脊柱过屈过伸、侧屈旋转，从而避免病情加重，同时减少患者身体与床单位直接接触部位皮肤的压力，预防压力性损伤的发生。

【实验学时】

2 学时。

【实验类型】

技能型实验。

【学习目标】

1. 识记　轴线翻身的原理、目的、操作要点和注意事项。
2. 理解　轴线翻身技术操作流程。
3. 运用　轴线翻身过程中能与患者交流，对患者和家属进行健康教育。

【实验目的】

1. 预防脊柱二次损伤。
2. 预防并发症，如压力性损伤、坠积性肺炎等。
3. 协助患者轴线翻身，满足检查、治疗和护理的需要。
4. 满足患者舒适需求，减轻卧床期不适感。

【临床案例】

患者，刘××，女，69 岁，主诉"腰部疼痛 2 年，左下肢放射疼痛 1 个月"，诊断"腰椎间盘突出症"。

现病史：患者于 2 d 前在全麻下行"腰椎后路椎间盘摘除椎管减压植骨融合内固定术"。

既往史：既往无药物过敏史，无高血压、糖尿病、肺结核、肝炎等病史。

体格检查：患者自行步入病房，神志清楚，精神可。T 36.8 ℃，P 73 次/min，R 18 次/min，BP 120/70 mmHg，腰椎前屈受限，左下肢直腿抬高试验阳性，左下肢小腿前外侧感觉麻木，左下肢踇背伸肌力为 4 级，余各组肌群肌力为 5 级。

辅助检查：X 射线检查示 $L_{4\sim5}$ 椎间隙变窄、腰椎退行性病变；CT、MRI 显示 $L_{4\sim5}$ 椎间盘突出。

目前患者神志清楚，精神欠佳，现需实施"轴线翻身"。

【操作流程图】

操作前准备

用物准备：护理车、清洁床单、被套、枕套各 1 个，清洁患者衣1套、翻身枕 2~3 个、翻身卡、速干手消毒剂。必要时备预防压力性损伤用品。

（1）护士准备：仪表端庄，服装整洁，戴口罩、帽子，洗手。
（2）评估患者：评估病情、意识、合作程度和心理状态。
（3）环境准备：安静、清洁、光线明亮、温度适宜，注意保护患者的隐私，必要时屏风遮挡。

↓

核对

（1）核对患者信息，根据病情选择所需用物。
（2）核对床头卡及腕带信息。

↓

解释

参考解释语：您好，请问您叫什么名字？（患者：刘××。）让我核对一下您的腕带好吗？（患者：好的。）刘女士，为了增加您的舒适感，也为了避免皮肤长时间受压，现在我们给您翻一下身，这个操作不会增加您的痛苦，只需保证脊柱与身体长轴呈一条直线即可。请问您现在有其他需要吗？（患者：没有。）

轴线翻身法

↓

评估病情

（1）如果是颈椎损伤者，应检查和固定颈托。
（2）将各种引流管道妥善固定并保持通畅。
（3）检查患者床单位及衣裤，如有污染给予更换。

↓

平卧转侧卧

（1）嘱患者双手臂环抱于胸前，双膝屈曲。
参考解释语：刘女士，请将您双手臂抱于胸前，双膝弯曲好吗？（患者：好的。）
（2）2 名护士将患者平移至同侧床旁。
（3）2 名护士同时用力将患者翻转至对侧侧卧位，双膝之间放一软枕，背部放一软枕支撑，确保患者舒适（患者有颈椎损伤时，可增加 1 名护士固定头颈部，沿纵轴向上略加牵引，使头、颈随躯干一起缓慢移动）。
（4）检查受压部位皮肤，酌情给予皮肤护理或叩背协助排痰。

↓

整理用物

（1）帮助患者取舒适卧位，整理床单位，交代注意事项。
（2）整理用物，洗手，填写翻身卡，记录翻身时间、卧位、全身皮肤情况。

↓

侧卧转平卧

（1）为满足治疗或护理需求或患者存在翻身意愿时，为其更换体位。
（2）嘱患者双手环抱于胸前，撤去背部软枕及双膝间软枕。
（3）护士一手扶患者肩背部、一手扶臀部，保持脊柱与身体长轴呈一条直线，协助患者平躺（患者有颈椎损伤时，可增加一位护士固定患者头颈部，沿纵轴向上略加牵引，使头、颈随躯干一起缓慢移动）。
（4）检查引流管，妥善固定。

操作后处理

（1）安置患者，帮助患者取舒适卧位，整理床单位。
（2）交代注意事项：在更换体位时避免过度牵拉引流管，以防脱管。
（3）整理用物，分类、统一处理。
（4）洗手，记录。
参考解释语：刘女士，已经为您翻过身了，请您注意不要过度牵拉引流管，以防脱出。您现在还有其他需要吗？（患者：没有。）

操作后评价

（1）患者和家属了解轴线翻身的目的、注意事项，保持体位正确。
（2）床单位整洁美观。
（3）护士操作熟练轻柔。
（4）给予患者心理护理，并随时观察患者病情变化。

【操作要点】

1. 操作过程中注意为患者保暖。

2. 防止管道滑脱，保证患者安全。引流管妥善固定，并保持通畅，对于气管插管、气切套管患者，应专人保护。正确使用床档，防止坠床。操作中评估患者病情，必要时停止操作。

3. 轴线翻身时，保持整个脊柱平直。有颈椎损伤时，勿扭曲或旋转患者的头部。

4. 翻身前后应检查切口敷料是否有渗出或松脱，必要时更换敷料。

5. 翻身后需用软枕支撑身体各部位，维持舒适而安全的体位。石膏固定和伤口较大患者翻身后应使用软垫支撑，预防局部受压，翻身后观察受压处的皮肤情况，预防压力性损伤。

【注意事项】

1. 操作有序，方法正确，动作轻稳，使用节力原则。

2. 床单位整洁、美观，各种管道放置有序、通畅。

3. 操作过程中随时观察患者病情，保护患者隐私，体现人文关怀。

4. 评估患者及时、准确、全面，确保持续性治疗不受影响。

5. 对因舒适度降低而拒绝翻身的患者，反复讲解轴线翻身的重要性，必要时查明原因，遵医嘱对症治疗。

【操作评分标准】

轴线翻身法操作评分标准见表 8-1。

表 8–1　轴线翻身法操作评分标准

项目	评分细则	得分	扣分	备注
评估（5 分）	1. 评估患者病情、意识、合作程度和心理状态	3		
	2. 评估周围环境，必要时用屏风遮挡	2		
准备质量（5 分）	1. 仪表端庄	1		
	2. 操作前洗手，戴口罩	2		
	3. 用物齐全，摆放有序	2		
操作流程质量（70 分）	1. 携用物至患者床旁，核对患者信息	2		
	2. 告知患者轴线翻身的目的及配合方法	3		
	3. 根据患者病情选择所用物品（若有颈椎损伤者，应检查和固定颈托）	3		
	4. 检查患者床单位及衣裤，如有污染，给予更换	2		
	5. 平卧位→侧卧位			
	(1)2 名护士站于患者一侧	1		
	(2)1 名护士放下同侧床档	2		
	(3)另一名护士嘱患者双手臂环抱于胸前，双膝屈曲（若四肢活动障碍的患者应协助其摆放体位）	4		
	(4)1 名护士将双手置于肩部、腰部	3		
	(5)1 名护士将双手置于臀部、双膝，使头、颈、肩、腰保持在一直线上	3		
	(6)2 名护士同时用力，将患者平移至同侧床旁	3		
	(7)再同时用力将患者翻转至对侧侧卧位，患者双膝之间放一软枕，背部放一软枕支撑，确保患者舒适（患者有颈椎损伤时，可增加 1 名护士固定头颈部，沿纵轴向上略加牵引，使头、颈随躯干一起缓慢移动）	4		
	(8)检查受压部位皮肤，酌情给予皮肤护理	2		
	(9)检查引流管道，避免牵拉、扭曲、打折并保持通畅	2		
	(10)1 名护士拉起同侧床档	2		
	(11)整理床单位，交代注意事项	3		
	(12)整理用物，洗手，记录	1		
	6. 侧卧位→平卧位			
	(1)2 名护士站于患者同侧，放下同侧床档	1		
	(2)1 名护士移动枕头，1 名护士松开床尾盖被	3		
	(3)嘱患者双手臂环抱于胸前，撤去双膝间软枕	3		
	(4)1 名护士将双手置于肩部、腰部	3		
	(5)1 名护士将双手置于臀部、双膝，使头、颈、肩、腰保持在一直线上	3		
	(6)撤去背部软枕	3		
	(7)检查受压部位皮肤，酌情给予皮肤护理	3		
	(8)2 名护士轻托患者，同时用力，协助患者平卧（患者有颈椎损伤时，可增加 1 名护士固定患者头颈部，沿纵轴向上略加牵引，使头、颈随躯干一起缓慢移动）	3		
	(9)检查引流管道，避免牵拉、扭曲、打折并保持通畅	2		
	(10)1 名护士拉起同侧床档	3		
	(11)整理床单位，交代注意事项	2		
	(12)整理用物，洗手，记录	1		

续表 8-1

项目	评分细则	得分	扣分	备注
全程质量(20 分)	1. 严格查对制度,关心患者	2		
	2. 操作熟练,动作轻柔	3		
	3. 注意事项 (1)操作有序,方法正确,动作轻稳,使用节力原则	5		
	(2)评估患者及时、准确、全面,确保持续性治疗不受影响,防止坠床,保证患者安全	5		
	(3)床单位整洁、美观,各种管道放置有序、通畅,防止管道滑脱	3		
	(4)操作过程中随时观察患者病情,保护患者隐私,体现人文关怀	2		

【选择题】

1. 轴线翻身的目的不包括 (　　)

A. 变换姿势　　B. 预防压力性损伤
C. 预防切口感染　　D. 满足检查、治疗、护理的需要
E. 增进患者舒适感

2. 人工髋关节置换术后翻身双腿之间夹软枕的目的是 (　　)

A. 预防假体脱位　　B. 预防切口感染
C. 预防肺部感染　　D. 预防压力性损伤
E. 外展位,并避免髋内、外旋动作

3. 轴线翻身的动作要点不正确的是 (　　)

A. 翻身前检查伤口敷料,妥善安置各种管路,翻身后检查管路是否通畅,根据需要为患者叩背
B. 轴线翻身时,保持整个脊椎平直,有颈椎损伤时,勿扭曲或旋转患者的头部,保护颈部
C. 检查各种管道,置于合适位置,妥善固定,并保持通畅
D. 双腿之间夹软枕,健侧肢体在上方,患侧肢体在下方
E. 为患者轴线翻身很重要,即使对其舒适度造成影响也要说服患者进行

4. 为颈椎骨折患者翻身时至少需由几位操作者共同实施 (　　)

A. 1 位　　B. 2 位
C. 3 位　　D. 4 位
E. 5 位

5. 为颈椎骨折患者翻身时第一操作者固定患者的 (　　)

A. 肩部和腰部　　B. 头部和颈部
C. 腰部和臀部　　D. 颈部和肩部
E. 双下肢

【选择题答案】

1. C　2. A　3. D　4. C　5. B

【评判性思考】

1. 为同一患者进行轴线翻身操作和肌内注射操作时，应如何安排前后顺序？
2. 给患者轴线翻身时，为预防压力性损伤的发生，如何放置软枕的位置？

项目二 石膏绷带固定术护理配合

【实验学时】

3 学时。

【实验类型】

综合型实验。

【学习目标】

1. 能够掌握石膏绷带固定术与医生的配合。
2. 能够掌握石膏绷带固定术的常见并发症。
3. 能够掌握石膏绷带固定术的护理要点。
4. 能及时、正确、合理地与患者沟通，实施人文关怀。

【实验准备】

1. 物品准备　传统石膏绷带或新型石膏绷带、纱布、绷带、石膏棉、石膏床、清洁手套、盛放 30 ~ 50 ℃清水的容器、水温箱。

2. 学生课前准备　每实验小班学生平均分成 4 组，选出组长 1 名。通过课前复习、查阅文献等学习石膏绷带固定术的相关知识。

【情境案例】

患者，郭××，女，38 岁，以“摔伤后右前臂疼痛肿胀伴活动受限 5 h”为主诉入院，诊断“右桡骨远端骨折”。

现病史：患者 5 h 前跑步时不慎摔倒致右前臂疼痛、肿胀伴活动受限，来我院就诊。

既往史：既往体健，无药物过敏史，无肝炎、结核、糖尿病、高血压、心血管疾病病史。

体格检查：患者自行步入病房，神志清楚，精神可，T 36.8 ℃，P 85 次/min，R 21 次/min，BP 118/75 mmHg，体重 55 kg；右前臂肿胀、疼痛，拒动，可见右前臂呈“银叉样”畸形，各手指可自主活动；脊柱生理弯曲存在，各棘突无压痛及叩击痛，余肢体检查未见明显异常。

辅助检查结果：DR 检查结果示右桡骨远端骨折。

入院后随即行手法复位、石膏绷带固定术，固定后给予活血化瘀、消肿止痛等药物对症治疗。

【实验内容与步骤】

1. 案例讨论

(1)患者初入病房,护士如何接待患者?

学生分组,每组选3名同学进行角色扮演,1名护士、1名家属、1名患者,分别进行评析。

(2)如何配合医生为该患者行石膏绷带固定术?

3名同学进行角色扮演,1名医生、1名护士、1名患者,配合医生行石膏绷带固定术。讨论并评析。

(3)情境一:该患者急诊入院,右前臂活动受限,肿胀。DR检查结果示右桡骨远端骨折。

分析以下问题:

1)石膏绷带固定术能否实施?目的及适应证有哪些?

2)如何配合医生行石膏绷带固定术?正确操作流程有哪些?

答:

1)能实施。

目的:石膏具有可塑性及吸水后硬固的特点,可根据肢体的形状而塑形,固定成型后对骨折肢体起有效的维持、固定、保持患肢特殊体位的作用,具有减轻或消除患肢负重等特点。

适应证:①骨折复位后、关节脱位和关节损伤复位后的固定。②开放性骨折清创缝合术后,创口未愈合且软组织不易受压,不适合小夹板固定者。③神经吻合、肌腱移植、肌腱缝合、关节融合固定等手术后的制动,以促进愈合、防止病理性骨折。④畸形矫正术后矫形位置的固定与维持。⑤急慢性骨、关节炎症,用于局部制动,控制炎症。

2)方法与步骤:①备齐用物,清洁皮肤,置固定部位肢体于功能位。②将患者患肢套上弹力护套,并裹上一层衬垫,注意保护骨性突出部位。打开石膏绷带卷,戴上手套,将绷带在水中浸泡25 s,挤2~4次以加速凝固。③确保肢体位置正确,右手握住石膏绷带,左手将石膏绷带卷的开端部位抚贴在患者肢体上,以“8”字缠绕方式,使石膏与肢体外形贴敷。④自然风干约7 min,待石膏干燥,固定成型后用记号笔在石膏外注明打石膏日期及预定拆石膏日期。⑤耐心倾听患者主诉,避免压力性损伤的发生。石膏拆除前指导患者行肌肉收缩锻炼防止肌肉萎缩。拆除石膏后指导患者行关节屈伸运动防止关节僵硬。

(4)情境二:患者行石膏绷带固定术后1 d出现右手肿胀伴疼痛,患者自诉感觉手指麻木。

分析以下问题:

1)此种情况应如何处理?

2)石膏绷带固定术后常见的并发症有哪些?

答:

1)耐心听取患者主诉;观察肢体末梢血运情况、感觉及运动功能情况;及时告知医生,必要时去除石膏。

2)石膏绷带固定术后常见的并发症:①骨筋膜室综合征,石膏固定后石膏与肢体间腔隙容量有限且无弛张余地,因此包扎过紧或肢体进行性肿胀,可造成骨筋膜室内压力增高,导致肌肉缺血、坏死,进而导致肢体坏疽或缺血性肌挛缩。②医疗设备相关性压力性损伤,石膏绷带包扎压力不均匀,使石膏凹凸不平或关节塑形不好;石膏未完全干透时,用手指支托石膏,压出凹陷或石膏放在硬物上,造成石膏变形;石膏内衬物不平整等,都可使石膏内壁对肢体某部位造成固定的压迫,进而形成压力性损伤。③失用性骨质疏松、关节僵硬、肌肉萎缩,大型石膏固定范围较大,固定时间较长,即使进行适当的功能锻炼,也难以避免发生肌肉萎缩;大量钙盐从骨骼中溢出并进入血液,由肾排出,不仅不利于骨的修复和骨折愈合,且容易造成失用性骨质疏松和泌尿系统结石;肢体经长期固定,关节内外组织发生纤维粘连,同时关节囊和关节周围肌肉挛缩,可造成关节活动不同程度障碍。④化脓性皮炎,因固定部位皮肤不洁,有擦伤或软组织挫伤或因局部压迫而出现水疱,破溃后可形成化脓性皮炎。因此石膏固定前应先清洗皮肤,有伤口的肢体先换药后石膏固定,再开窗。

(5)情境三:患者行石膏绷带固定术后3周,因活动性疼痛拒绝行右手功能锻炼。

分析以下问题:

1)此时护士应如何与患者沟通?

2)护士应如何指导患者进行功能锻炼?

答:

1)护士应加强宣教,向患者讲解加强功能锻炼的重要性,防止失用性萎缩及关节僵硬;鼓励患者并列举相似及不良病例,加强患者及家属重视程度。

2)护士应指导患者石膏绷带固定术后肢体禁止负重,要保持肌肉的等长运动。

2. 每组学生代表发言,教师点评分析。

3. 技能训练

(1)石膏绷带固定术的配合操作

适应证:肢体骨折或韧带损伤;局部皮肤完整,需要制动的患者。

方法与步骤:

1)评估患者石膏固定处局部软组织情况,患肢末梢血液循环情况,患肢感觉及运动情况,患肢肿胀情况。

2)告知患者石膏固定的目的及注意事项。

3)石膏硬固后可搬动患者,抬高患肢,以利于静脉回流,减轻肢体肿胀。上肢可用绷带悬吊将前臂抬高,下肢用体位垫垫起抬高,使足跟部悬空。

4)严格遵守操作规程,严防患者局部皮肤受压或者出现末梢血液循环障碍。

(2)石膏绷带固定术后的功能锻炼指导

方法与步骤:

1)初期:促进肢体血液循环,消除肿胀,防止失用综合征,因此以肌肉等长收缩锻炼为主。

2)中期:病变部位肿胀已消退,局部疼痛减轻,应配合简单器械或支具辅助锻炼,逐渐增加患肢的运动范围和强度。

3)后期:功能锻炼关键时期,要加强关节活动范围和肌力的锻炼,同时可以配合理疗、按摩、针灸等物理治疗。

(3)石膏绷带固定术的护理要点

方法与步骤:

1)石膏保持干燥清洁,绷带固定的肢体适当抬高,促进血液循环,保持功能位。

2)石膏内骨性突出部位及石膏边缘应垫好内衬,保持皮肤完整,减少摩擦。石膏内皮肤瘙痒,不可用尖锐物抓挠。

3)躯干石膏固定后观察患者有无胸闷、呼吸困难、腹痛、恶心、呕吐症状,如有异常,及时处理。

4)定时观察石膏绷带固定的患肢,如出现肢体肿胀、青紫、疼痛及末梢血液循环情况、肢体感觉障碍,应及时告知医生,给予处理。

【操作评分标准】

石膏绷带固定术的护理配合操作评分标准见表8-2。

表8-2　石膏绷带固定术的护理配合操作评分标准

项目		评分细则	得分	扣分	备注
案例分析(20分)		1. 临床思维清晰	4		
		2. 制定病情紧急预案迅速、全面	8		
		3. 思考题回答正确	8		
护理技能操作(48分)	评估	1. 了解患者病情、意识、合作程度和心理状况	4		
		2. 观察患者全身情况及局部情况;患肢感觉、运动、皮肤温度、末梢血液循环、肿胀等情况	4		
	准备	1. 用物准备齐全,能说出该项操作的适应证	4		
		2. 双人核对医嘱,明确目的	2		
		3. 向患者解释操作方法和配合指导	4		
	操作过程	1. 配合医生,协助患者摆好体位	2		
		2. 石膏固定操作方法:要用手掌平托,不能用手指抓捏,以免造成石膏凹陷压迫皮肤	8		
		3. 操作过程中观察患者反应、患肢及伤口情况,倾听患者主诉	4		
		4. 清除其他部位的污迹,观察石膏有无表面浸血及边缘渗血的情况,确保石膏不变形、不折断	4		
		5. 石膏固定后搬动患者的方法正确	4		
		6. 协助患者取舒适体位,患肢摆放正确	2		
		7. 核对患者信息,正确处置用物	2		
		8. 能告知患者注意事项及取得配合	4		

续表 8-2

项目	评分细则	得分	扣分	备注
人文关怀（12 分）	1. 态度亲切、语言恰当	4		
	2. 沟通有效	4		
	3. 宣教内容正确	4		
团队合作（20 分）	1. 医护人员衣帽整齐	4		
	2. 情景设计合理，准备充分	4		
	3. 组织有序，限时内完成操作	4		
	4. 情景模拟生动	4		
	5. 总结分析客观、全面	4		

【选择题】

1. 以下不属于石膏绷带固定术常见的并发症的是（　　）
   A. 骨筋膜室综合征　B. 压力性损伤
   C. 关节僵直　D. 韧带损伤
   E. 化脓性皮炎
2. 石膏固定患者若出现下列哪项情况时不需要立即通知医生处理（　　）
   A. 患肢皮肤苍白　B. 患肢皮肤青紫发绀
   C. 患肢皮肤肿胀明显　D. 患肢疼痛难以忍受
   E. 患肢皮肤瘙痒
3. 肢体石膏固定后，未进行功能锻炼，易导致的并发症是（　　）
   A. 骨折延期愈合　B. 骨化性肌炎
   C. 关节僵硬　D. 缺血性肌挛缩
   E. 石膏综合征
4. 躯体石膏固定患者最严重的并发症是（　　）
   A. 喷射性呕吐　B. 剧烈疼痛
   C. 石膏综合征　D. 寒战
   E. 失用综合征
5. 石膏绷带包扎时，下列不妥的是（　　）
   A. 动作灵敏　B. 患肢保持功能位
   C. 包扎处用五指托扶　D. 伤口部位在未干固前开窗
   E. 耐心倾听患者主诉

【选择题答案】

1. D　2. E　3. C　4. C　5. C

【评判性思考】

1. 请结合实际操作，想想石膏绷带固定术配合操作的注意事项还有哪些？
2. 针对不同部位的石膏绷带固定，如何更有效地预防术后并发症？
3. 石膏绷带固定术后应该对患者进行哪些健康宣教？

项目三 牵引术护理

【实验学时】

3 学时。

【实验类型】

综合型实验。

【学习目标】

1. 能够了解皮牵引术、骨牵引术及颌枕带牵引术的适应证。
2. 能够掌握皮牵引术的操作规范。
3. 能够掌握牵引术的护理要点。
4. 能及时、正确、合理地与患者沟通,实施人文关怀。

【实验准备】

1. 物品准备　皮牵引套、牵引钩、牵引支架、牵引绳、牵引锤、布朗架、清洁毛巾。

2. 学生课前准备　每实验小班学生平均分成4 组,选出组长1 名。通过课前复习、查阅文献等学习皮牵引术的相关知识。

【情境案例】

患者,李××,男,69 岁,以"摔伤后右髋部疼痛伴活动受限 2 h"为主诉入院,诊断"右股骨骨折"。

现病史:患者2 h 前摔伤致右髋部疼痛伴活动受限,右下肢短缩呈外旋畸形,急诊至我院。

既往史:患者患"高血压病"3 年,规律口服"硝苯地平缓释片"2 次/d,1 片/次,血压控制稳定在 135/85 mmHg;无药物过敏史,无肝炎、结核、糖尿病、心血管疾病病史。

体格检查:患者由平车推入病房,神志清楚,精神可,T 36.8 ℃,P 85 次/min,R 21 次/min,BP 152/78 mmHg,体重 75 kg,右髋部疼痛拒动,不能翻身,脊柱查体不能配合,右下肢呈外旋畸形,较左下肢短缩 3 cm,余肢体检查未见明显异常。

辅助检查:DR 检查结果示右股骨粗隆间骨折。

入院后随即行皮牵引术,牵引重量 5 kg,注意预防压力性损伤,牵引后给予活血化瘀、消肿止痛等药物对症治疗。

【实验内容与步骤】

1. 案例讨论

(1)患者初入病房,护士如何接待患者?

学生分组,每组选 3 名同学进行角色扮演,1 名护士、1 名家属、1 名患者,分别进行评析。

(2)如何为该患者进行专科体格检查?

2 名同学进行角色扮演,1 名患者、1 名护士,进行专科体格检查练习,讨论并评析。

(3)情境一:该患者急诊入院,经医生评估病情后,拟行“右下肢皮牵引术”。

分析以下问题:

1)皮牵引术、骨牵引术及颌枕带牵引术的适应证及目的是什么?

2)皮牵引术的操作流程有哪些?

答:

1)牵引术的目的:牵引技术是利用持续适当的牵引力和反牵引力作用于受伤肢体,解除肌肉痉挛,改善循环,减轻疼痛、矫正畸形,达到复位和维持复位固定的双重目的。

皮牵引术适应证:①老年股骨颈骨折、股骨粗隆间骨折因肿胀严重或有水疱不能即刻复位者。②成人肱骨骨折及部分保守治疗的稳定型骨盆骨折。③小儿股骨干骨折。④骨关节的炎症制动。⑤防止因骨骼病变引起的病理性骨折。

骨牵引术适应证:①长管状骨不稳定型骨折。②开放性骨折及肌力较强部位的骨折。③颈椎骨折或脱位。④关节挛缩畸形者。⑤其他需要牵引治疗而不适宜其他固定方式者。

颌枕带牵引术适应证:常用于颈椎间盘脱出、颈椎半脱位、颈椎骨折脱位、颈椎结核及颈椎病患者。

2)皮牵引术的操作流程:①了解患者病情、意识、合作程度和心理状态等,评估患者患肢局部皮肤情况、手术部位、伤口情况、患肢感觉、运动、皮肤温度、末梢血液循环等。②将牵引架悬挂于床尾,固定牢固。③协助患者平卧位,将皮牵引套包裹牵引的肢体,暴露膝关节,松紧以能够伸进 1 ~2 指为宜,牵引套上缘位于大腿中上 1/3 处,下缘至踝关节上 3 横指。④系牵引绳,下肢保持外展中立位,系上牵引锤,遵医嘱调节适宜的牵引重量。⑤加强巡视观察,防止出现压力性损伤。

(4)情境二:患者皮牵引术后 4 周,右侧踝关节僵硬,右侧小腿出现肌肉萎缩。

分析以下问题:

1)牵引术的常见并发症包括哪些?

2)患者出现的此并发症应如何预防?

答:

1)并发症:压力性损伤,血管、神经损伤,牵引针道感染,肌肉萎缩,关节僵硬,足下垂等。

2)预防措施:牵引期间为防止肌肉萎缩、关节僵硬,应指导和督促患者进行有规律的功能锻炼,如足踝背伸跖屈及股四头肌等长收缩运动,并进行肌肉按摩和关节的被动运动,促进血液循环,保持肌力和关节的正常功能。活动强度以活动后患者不感到疼痛、疲劳为宜。

(5)情境三:患者皮牵引术后4 周,护士查房见患者右侧卧位休息,且牵引套向远端滑脱。

分析以下问题:

1)此时护士应如何做?

2)如何预防发生此类情况?

答:

1)护士发现牵引套向远端滑脱后,协助患者取平卧位,松解牵引套及牵引绳,调整至合适位置,重新拉紧牵引。注意调整牵引套位置时,不可放松患肢牵引力量。

2)预防措施:①牵引绳应与患肢在一条直线上,适当垫高患肢,增加反牵引力。②皮牵引套佩戴松紧适宜,角度调整合适,内衬毛巾包裹皮肤。③牵引重量适宜,一般不超过5 kg,根据患者耐受情况适当调整。④定时调节牵引带,保持皮肤清洁干燥,勤更换衬垫,避免牵引套滑脱。

2. 每组学生代表发言,教师点评分析。

3. 技能训练

(1)皮牵引术的操作

适应证:滑膜炎患者,股骨颈骨折、转子间骨折或髋臼骨折患者等。

方法与步骤:

1)了解患者病情、意识、合作程度和心理状况,评估患者患肢局部皮肤情况、手术部位、伤口情况、患肢感觉、运动、皮肤温度、末梢血液循环等。

2)将牵引架悬挂于床尾,固定牢固。

3)协助患者平卧位,将皮牵引套包裹牵引的肢体,暴露膝关节,松紧以能够伸进1~2指为宜,牵引套上缘位于大腿中上1/3 处,下缘至踝关节上3 横指。

4)系牵引绳,下肢保持外展中立位,系上牵引锤,遵医嘱调节适宜的牵引重量。

5)加强巡视观察,防止压力性损伤发生。

(2)牵引术的并发症

预防措施:

1)牵引套内或牵引架接触的受压部位衣物平整清洁,减少局部皮肤受压,以免引起压力性损伤。

2)骨牵引的患者牵引针道处每日给予酒精滴注消毒,保持针孔附近皮肤清洁和局部不受触碰。

3)牵引期间为防止肌肉萎缩、关节僵硬,应指导和督促患者进行有规律的功能锻炼,如足踝背伸跖屈及股四头肌等长收缩运动,并进行肌肉按摩和关节的被动运动,促进血液循环,保持肌力和关节的正常功能。活动强度以活动后患者不感到疼痛、疲劳为宜。

(3)皮牵引术、骨牵引术及颌枕带牵引术的护理要点

方法与步骤:

1)牵引绳应与患肢在一条直线上,适当垫高,增加反牵引力。

2)皮牵引套、颌枕带套佩戴松紧适宜,牵引角度调整合适,内衬毛巾包裹皮肤。

3)牵引重量适宜,一般不超过 5 kg,根据患者耐受情况适当调整。

4)定时调节牵引带,保持皮肤清洁干燥,勤更换衬垫,观察皮肤情况,预防压力性损伤发生。

5)观察牵引肢体末梢血运、运动、感觉情况,如有异常及时处理。

6)骨牵引的患者牵引针孔处每日给予消毒换药,注意观察有无红肿、渗出等。

【操作评分标准】

牵引术护理操作评分标准见表 8-3。

表 8-3　牵引术护理操作评分标准

项目	评分细则		得分	扣分	备注
案例分析(20 分)	1. 临床思维清晰		4		
	2. 制定病情紧急预案迅速、全面		8		
	3. 思考题回答正确		8		
护理技能操作(48 分)	评估	1. 了解患者病情、意识、合作程度和心理状况	4		
		2. 观察患者局部皮肤情况、手术部位、伤口情况、患肢感觉、运动、皮肤温度、末梢血液循环	4		
		3. 检查用物及其性能	4		
	准备	1. 用物准备齐全,能说出该项操作的适应证	4		
		2. 核对身份信息,向患者解释操作方法及配合指导	4		
	操作过程	1. 牵引架固定牢固,牵引套位置长度合适,松紧适宜	4		
		2. 协助患者平卧位,检查牵引绳扣牢固,牵引重量正确	4		
		3. 操作过程中观察患者反应、皮肤及患肢情况,倾听患者主诉	4		
		4. 患肢处于功能位	4		
		5. 定时放松的时间与方法正确	4		
		6. 操作熟练,动作轻柔	4		
		7. 告知患者注意事项	4		
人文关怀(12 分)		1. 态度亲切、语言恰当	4		
		2. 沟通有效	4		
		3. 宣教内容正确	4		
团队合作(20 分)		1. 医护人员衣帽整齐	4		
		2. 情景设计合理,准备充分	4		
		3. 组织有序,限时内完成操作	4		
		4. 情景模拟生动	4		
		5. 总结分析客观、全面	4		

【选择题】

1. 皮牵引术的适应证不包括 （　　）
   A. 股骨颈骨折、股骨粗隆间骨折
   B. 成人不稳定型肱骨骨折、稳定型闭合性股骨骨折及部分保守治疗的稳定型骨盆骨折
   C. 小儿股骨骨折的持续牵引
   D. 骨关节的炎症制动
   E. 开放性骨折
2. 以下不属于骨牵引禁忌证的是 （　　）
   A. 牵引处有炎症
   B. 牵引局部骨骼有病变及严重骨质疏松者
   C. 牵引部位需要切开复位者
   D. 关节挛缩畸形者
   E. 开放性创伤污染严重者
3. 下肢皮牵引术，要观察患肢背伸、跖屈功能防止哪个神经受压，引起足下垂（　　）
   A. 腓浅神经　　B. 腓总神经
   C. 腓深神经　　D. 坐骨神经
   E. 胫神经
4. 以下关于牵引术的说法错误的是 （　　）
   A. 牵引的重量和患者体重无关
   B. 牵引针孔处要保持清洁、干燥
   C. 保持患肢的功能位，每日进行功能锻炼
   D. 牵引的重量要根据病情加减，保持牵引锤悬空，不可着地或者靠于床架
   E. 牵引针道处每日酒精滴注消毒
5. 哪一项不是牵引术的并发症 （　　）
   A. 血管、神经损伤　　B. 压力性损伤
   C. 牵引针道处感染　　D. 关节僵硬
   E. 骨质疏松

【选择题答案】

1. E　2. D　3. B　4. A　5. E

【评判性思考】

1. 请结合实际操作，想想皮牵引术的操作注意事项还有哪些？
2. 针对不同部位的牵引术，如何更有效地预防牵引后并发症？
3. 皮牵引术、骨牵引术及颌枕带牵引术术后应该对患者进行哪些健康宣教？

项目四 支具使用护理技术

【实验学时】

3 学时。

【实验类型】

综合型实验。

【学习目标】

1. 能够了解常见支具的种类。
2. 能够掌握胸腰椎支具使用的目的和适应证。
3. 能够掌握胸腰椎支具的使用方法和护理要点。
4. 能及时、正确、合理地与患者沟通,实施人文关怀。

【实验准备】

1. 物品准备　根据患者病情选择所要使用的支具,如拐杖、助行器、轮椅,以及躯干、上肢、下肢的定制支具等。

2. 学生课前准备　每实验小班学生平均分成4组,选出组长1名。通过课前复习、查阅文献等学习支具的相关知识。

【情境案例】

患者,王××,女,65 岁,以“摔倒后腰背部疼痛伴活动受限 1 d”为主诉入院,诊断“腰椎压缩性骨折”。

现病史:患者 1 d 前摔倒后出现腰背部疼痛伴活动受限,平躺时疼痛稍缓解,不伴下肢放射性麻木、疼痛等症状,至我院就诊。

既往史:患者 1 年前体检时发现骨质疏松,间断口服抗骨质疏松药物。无药物过敏史,无肝炎、结核、糖尿病、高血压、心血管疾病病史。

体格检查:患者由平车推入病房,神志清楚,精神可,T 36.7 ℃,P 78 次/min,R 20 次/min,BP 112/70 mmHg,体重 62 kg。腰背部疼痛,腰背部正中压痛、叩击痛阳性,四肢各关节活动均未见明显异常,四肢腱反射及肌力正常。

辅助检查:DR 检查结果示第 1 腰椎椎体压缩性骨折。

入院后遵医嘱给予胸腰椎支具佩戴。

【实验内容与步骤】

1. 案例讨论

(1)患者初入病房,护士如何接待患者?

学生分组,每组选3名同学进行角色扮演,1名护士、1名家属、1名患者,分别进行评析。

(2)如何为该患者进行专科体格检查?

2名同学进行角色扮演,1名患者、1名护士,进行专科体格检查练习。讨论并评析。

(3)情境一:该患者急诊入院,腰背部疼痛伴活动受限,经医生评估病情后,给予支具佩戴。

分析以下问题:

1)胸腰椎支具应用的适应证及目的有哪些?

2)胸腰椎支具佩戴正确操作步骤有哪些?

答:

1)适应证:胸腰椎损伤的非手术治疗;胸腰椎术后的外固定;辅助物理治疗及康复。

目的:①保持腰椎正常的生理前凸,增加脊柱的稳定性。②减轻脊柱的负荷。③防止腰部过度的扭曲、旋转,加快骨骼愈合。

2)方法与步骤:①了解患者病情、意识、合作程度和心理状况,评估局部皮肤或伤口情况,引流管有无拔除。②告知患者佩戴胸腰椎支具的目的及注意事项。③检查支具性能。④嘱患者侧卧,将支具一边放入患者身下,协助患者平卧,将支具妥善固定。⑤协助患者床上或下床活动,观察伤口情况,发现异常及时通知医生。⑥撤除支具:协助患者平卧于床上,松开并取下支具。⑦协助患者取舒适体位。

(4)情境二:患者夜间休息时自行撤下胸腰椎支具,并拒绝佩戴。

分析以下问题:

1)此时护士应如何对患者宣教?

2)佩戴胸腰椎支具的注意事项有哪些?

答:

1)护士应向患者讲解佩戴胸腰椎支具的目的,是为了保持腰椎正常的生理前凸,增加脊柱的稳定性,从而减轻脊柱的负荷,防止腰部过度的扭曲、旋转,可加快骨骼的愈合。对患者进行有效沟通,并告知坚持佩戴支具的重要性,可避免引起骨折移位或继发畸形。

2)佩戴胸腰椎支具的注意事项:①佩戴胸腰椎支具应松紧适宜,以可放入1指,不影响呼吸为宜。②要先佩戴好胸腰椎支具后再协助患者坐起或下床,撤除胸腰椎支具应在患者卧床时进行。③注意观察患者受压皮肤有无压红、疼痛,以及肢体有无肿胀、麻木等症状;每天清洁佩戴处皮肤。④患者佩戴胸腰椎支具后不宜在短期内进食大量食物,否则容易导致胃部不适,甚至出现恶心、呕吐等。⑤佩戴胸腰椎支具期间,不宜负重,不宜弯腰拾物,可蹲下拾物,以直立行走为主。⑥佩戴胸腰椎支具期间,还应在医生指导下,逐渐增加腰背肌锻炼强度,以防止腰背肌的萎缩。

(5)情境三:患者佩戴胸腰椎支具3 d后,查体发现支具边缘可见明显压痕,患者自诉该处皮肤稍感疼痛。

分析以下问题:

1）佩戴胸腰椎支具的并发症及护理要点有哪些?

2）护士怎样做可避免此问题的出现?

答:

1）并发症:血管压迫损伤、神经损伤、压力性损伤、继发畸形等。

护理要点:①卧位时佩戴,卧位时摘除,即坐起之前将支具戴好,躺下后再去除支具。②床上活动时应遵循轴线翻身方法,佩戴好支具再下床活动。③患者需在床旁端坐片刻,无头晕、恶心不适再下床,活动量由小到大,每日逐渐递增。④支具分为前后页,前页下缘抵于髂前上棘,后页下缘抵于骶骨,前后页上缘位于腋下 5 ~ 10 cm,松紧度以可伸入 1 指为宜,不影响呼吸,不完全限制腰骶部屈曲活动。⑤佩戴支具时,避免做弯腰、脊柱旋转动作,禁止剧烈活动或从事重体力劳动。⑥在使用支具期间,应在医生的指导下逐渐加强腰背肌锻炼以防止或减轻肌肉萎缩。⑦告知患者佩戴支具的时间,一般为 2 ~ 3 个月。达到治疗目的后,在医生的指导下及时解除,不宜长期使用。时间过长会引起腰背肌萎缩及关节强直,加重胸腰椎负担。

2）护士应做到:胸腰椎支具的松紧度要适宜,确认患者佩戴后无气紧不适等症状,使用支具时应注意观察患者皮肤的情况,保持支具内衣物或内衬平整,易受压部位给予棉毛巾内衬,防止压力性损伤发生。

2. 每组学生代表发言,教师点评分析。

3. 技能训练

(1)佩戴胸腰椎支具的操作

适应证:胸腰椎损伤的非手术治疗;胸腰椎术后的外固定;辅助物理治疗及康复。

方法与步骤:

1）了解患者病情、意识、合作程度和心理状况,评估局部皮肤或伤口情况,引流管有无拔除。

2）告知患者佩戴胸腰椎支具的目的及注意事项。

3）选择合适支具并检查性能是否完好。

4）嘱患者侧卧将支具一边放入患者身下,协助患者平卧,将支具妥善固定。

5）协助患者床上或下床活动,观察伤口情况,发现异常及时通知医生。

6）撤除支具:协助患者平卧于床上,松开并取下支具。

7）协助患者舒适体位。

(2)佩戴支具后的并发症

预防措施:

1）保持支具内衣物或内衬平整,骨隆突处采取防压措施,防止局部组织长期受压。

2）指导患者下床活动应循序渐进,不可操之过急,预防因体位变换过快过猛而引起低血压导致晕厥。

(3)佩戴支具的护理要点

方法与步骤:

1）护理工作者应掌握支具的使用方法、目的、作用及注意事项,告知患者佩戴支具的目的和注意事项,如支具佩戴方法不当、功能锻炼不正确、取出支具过早会造成骨折移位等。使患者能正确掌握并积极配合。

2)支具根据患者需佩戴部位的大小、形状来量身制作。

3)注意皮肤清洁与护理,视情况每日清洁皮肤,支具与皮肤接触内层应保持干燥,骨隆突部位垫软垫,防止摩擦或压迫造成压力性损伤。

4)定时按摩受压部位的皮肤,以促进血液循环。对于因受压而出现反应性充血的皮肤组织则不主张按摩。

5)注意观察支具是否合体、肢体血液循环变化,防止支具压迫或固定过紧引起血管神经损伤,如疼痛、肿胀、发绀或苍白、麻木、肌肉无力等,一旦发现需去除支具,查明原因,对症处理。

6)定时检查粘贴带的黏附性和固定螺丝是否松动。

7)鼓励患者正确地锻炼和坚持使用支具,使肢体尽快适应,避免采取不正确的被动姿势,导致继发畸形。

8)指导患者进行股四头肌收缩、直腿抬高、关节屈伸活动等训练,防止肢体出现肌肉萎缩、静脉血栓形成、关节强直粘连的现象。

9)指导患者做深而慢的呼吸运动、有效咳嗽或吹气球提高呼吸功能,预防肺部并发症。

【操作评分标准】

支具使用护理操作评分标准见表8-4。

表8-4　支具使用护理操作评分标准

项目		评分细则	得分	扣分	备注
案例分析(20分)	1. 临床思维清晰		4		
	2. 制定病情紧急预案迅速、全面		8		
	3. 思考题回答正确		8		
护理技能操作(48分)	评估	1. 了解患者病情、意识、合作程度和心理状况	4		
		2. 评估患者全身情况及伤口局部情况	4		
		3. 检查用物及支具性能	4		
	准备	1. 用物准备齐全,能说出该项操作的适应证	4		
		2. 核对身份信息,向患者解释操作方法及配合指导	4		
	操作过程	1. 正确协助患者取侧卧位,将支具放置患者身下	2		
		2. 正确协助患者取平卧位,将支具妥善固定	6		
		3. 根据患者情况调节支具松紧度	4		
		4. 操作过程中观察患者反应,倾听患者主诉	2		
		5. 正确协助患者佩戴支具后翻身或下床活动	6		
		6. 撤除支具方法正确	4		
		7. 能正确全面地告知患者注意事项	4		

续表 8-4

项目	评分细则		得分	扣分	备注
人文关怀(12 分)		1. 态度亲切、语言恰当	4		
		2. 沟通有效	4		
		3. 宣教内容正确	4		
团队合作(20 分)		1. 医护人员衣帽整齐	4		
		2. 情景设计合理,准备充分	4		
		3. 组织有序,限时内完成操作	4		
		4. 情景模拟生动	4		
		5. 总结分析客观、全面	4		

【选择题】

1. 使用胸腰椎支具的操作方法错误的是　　(　　)
   A. 将胸腰椎支具一侧置于患者身下,使支具正中线的位置正对患者脊柱
   B. 将患者轴向翻身转为平卧位
   C. 先后将胸腰椎支具的内、外侧固定片粘牢
   D. 检查胸腰椎支具松紧度,以可伸入 1 指为宜
   E. 让患者先站立再佩戴
2. 使用胸腰椎支具的操作要点不包括　　(　　)
   A. 评估患者使用支具处皮肤完好性　　B. 选择合适尺寸的支具
   C. 佩戴松紧适宜　　D. 坐着戴,躺着摘
   E. 佩戴支具的时间一般为 2 ~ 3 个月
3. 支具使用的适应证为　　(　　)
   A. 皮肤有破损的患者　　B. 骨折、骨骼损伤的定位、矫正、固定
   C. 肢体内固定术后的外固定　　D. 韧带受损患者的外固定
   E. 关节畸形
4. 支具的选择与下列哪些因素无关　　(　　)
   A. 患肢的大小　　B. 受伤部位
   C. 患者年龄　　D. 患肢的形状
   E. 手术部位
5. 以下哪些情况易造成骨折移位　　(　　)
   A. 支具固定松弛　　B. 衬垫放置不当
   C. 功能锻炼不正确　　D. 取出支具过早
   E. 以上均是

【选择题答案】

1. E　2. D　3. B　4. C　5. E

【评判性思考】

1. 思考对佩戴胸腰椎支具的患者如何进行出院指导？
2. 针对佩戴下肢支具的患者，应如何进行功能锻炼指导？
3. 佩戴躯干、上下肢支具的禁忌证有哪些？

项目五　外固定架使用护理

【实验学时】

2 学时。

【实验类型】

综合型实验。

【学习目标】

1. 能够了解外固定架应用的目的及适应证。
2. 能够掌握外固定架固定术后的并发症。
3. 能够掌握外固定架的护理要点。
4. 能及时、正确、合理地与患者沟通，实施人文关怀。

【实验准备】

1. 物品准备　外固定架、治疗盘、换药包(无菌纱布、碘伏棉球适量)、75%酒精、一次性无菌手套、无菌治疗巾、速干手消毒剂。

2. 学生课前准备　每实验小班学生平均分成4组，选出组长1名。通过课前复习、查阅文献等学习外固定架的相关知识。

【情境案例】

患者，王××，男，48岁，以“车祸致右小腿开放伤1 h”为主诉入院，诊断“右胫腓骨开放性骨折”。

现病史：患者1 h前车祸致右小腿开放伤，右小腿前方可见面积约3 cm×8 cm创口，创口内可见胫骨骨折断端裸露，部分肌肉撕裂，创面渗血，急救人员赶到后给予创口无菌敷料加压包扎，右小腿予以夹板外固定，急诊转运至医院。

既往史：既往体健，无药物过敏史，无肝炎、结核、糖尿病、高血压、心血管疾病病史。

体格检查：患者由平车推入病房，神志清楚，精神差，T 36.8 ℃，P 85次/min，R 21次/min，BP 98/65 mmHg，体重75 kg。右下肢疼痛拒动，右小腿夹板外固定，右小腿前方敷料血液未渗透，右足皮纹低于正常，足背动脉可触及，右下肢远端皮肤毛细血管充盈时间延迟，右足部感觉正常，脊柱查体未见明显异常，余肢体各关节活动自如，未见明显异常。

辅助检查：X射线检查示右胫腓骨开放性骨折。

入院后完善相关实验室检查，排除手术禁忌后急诊行“右下肢清创术+右小腿外固定架固定术”，术后给予补液、抗生素预防感染、消肿止痛等对症治疗。

【实验内容与步骤】

1. 案例讨论

(1)患者初入病房，护士如何接待患者？

学生分组，每组选3名同学进行角色扮演，1名护士、1名家属、1名患者，分别进行评析。

(2)如何为该患者进行专科体格检查？

2名同学进行角色扮演，1名患者、1名护士，进行专科体格检查练习。讨论并评析。

(3)情境一：该患者急诊入院，经医生评估病情后，拟行“右下肢清创术+右小腿外固定架固定术”。

分析以下问题：

1)外固定架应用的适应证及目的有哪些？

2)外固定架护理操作流程有哪些步骤？

答：

1)适应证：主要用于开放性骨折或闭合性骨折伴有局部软组织损伤或感染灶等。

目的：固定已经错位或断裂的骨折端，防止伤害加重；术后固定手术部位，保证骨骼良好愈合。

2)操作流程步骤：用物准备，评估患者，选择合适体位，观察固定效果及患者病情变化，消毒针孔，更换敷料。

(4)情境二：患者外固定架固定术后第2天，查体发现患者右足跟有一处3 cm×3 cm的皮肤红肿，压之不褪色，稍感疼痛。

分析以下问题：

1)患者发生了什么并发症？

2)外固定架固定术后常见的并发症有哪些？

答：

1)患者发生了压力性损伤，与肢体活动受限有关。

2)外固定架固定术后常见的并发症有压力性损伤、骨折加重或脱位、针孔部位感染、固定针折断或松动、关节僵硬或功能障碍等。

(5)情境三：患者外固定架固定术后第5天，T 38.5 ℃，发现固定针针孔处皮肤红肿且有分泌物流出。

分析以下问题：

1)此种情况应如何处理？

2)外固定架的护理要点有哪些？

答：

1)患者出现了针孔感染。应及时告知医生；定时消毒针孔部位，针道滴注酒精，避免炎症加重；监测体温变化，遵医嘱采血进行药敏试验，物理或药物降温；监测患者病情变化，遵医嘱合理应用抗生素。

2)外固定架的护理要点:①观察外固定架固定效果,要求松紧适宜,固定牢固。②观察固定针针孔部位有无渗出、红肿,定时更换敷料,预防感染。③观察患肢运动及感觉功能是否正常,末梢血液循环及皮肤变化情况,如有异常及时处理。④受压部位皮肤定时检查,防止形成压力性损伤。⑤长期卧床、活动量少的患者,指导其掌握踝泵运动等活动方法,防止血栓的形成。

2. 每组学生代表发言,教师点评分析。

3. 技能训练

(1)外固定架的护理操作

适应证:主要用于开放性骨折或闭合性骨折伴有局部软组织损伤或感染灶等。

方法与步骤:

1)携用物至患者床旁,核对患者床号、姓名,说明目的、方法及配合指导,询问患者需求并协助解决。

2)评估周围环境、光照情况;了解患者病情、意识、合作程度和心理状况,观察患者局部皮肤情况、手术部位、伤口及外固定架的固定情况。

3)根据患者病情需要,协助取合适体位,暴露患肢,注意保暖。

4)检查针孔周围有无血痂、螺钉是否松动;并观察患肢皮肤、血液循环情况,如有异常应通知医生及时处理。

5)消毒针孔及周围皮肤,针道内滴注酒精,无菌纱布包裹针孔处,并妥善固定。

6)整理床单位及用物,协助患者取舒适卧位,交代注意事项。

7)规范洗手、记录。

(2)外固定架固定术的并发症

1)定时观察患肢受压部位皮肤情况。

2)注意倾听患者主诉,有无疼痛加重或骨折处异常的情况。

3)按时给予针孔处换药,注意观察有无发红或苍白浸渍现象、组织液渗出等。

4)定时观察固定针有无松动,及时调整。

5)加强患肢功能锻炼的宣教指导,按照循序渐进的活动原则,切勿过度活动以免引起固定针松动或折断。

处理措施:①对局部受压部位进行适当按摩,改善血液循环。对于因受压而出现反应性充血的皮肤组织则不主张按摩。②骨折加重或脱位:协助医生给予相应处理,必要时给予止痛药物。③固定针松动或折断:及时查找原因,协助医生给予相应处理。④针孔处感染:加强换药,每日滴注酒精,必要时给予抗生素。⑤关节功能障碍:多见于固定时间过长和跨关节固定的患者,应尽早干预患者的功能锻炼,指导患者掌握活动方法,并进行督导。

(3)外固定架固定术后的护理要点

方法与步骤:

1)及时与患者和家属沟通,鼓励患者树立信心,取得患者的配合。

2)评估患者的疼痛情况,重视与患者的交流,及时提供术后疼痛管理。

3)严密观察伤口敷料有无渗血、渗液、脱落等,及时进行固定针针孔处的消毒换药,保持外固定器及固定针外漏部分的清洁干燥。

4)定时检查外固定器的螺丝有无松动,避免碰撞外固定器。

5)固定针针孔以外裸露的皮肤应给予保护,以防外固定器压伤皮肤。

6)加强功能锻炼的指导,鼓励患者掌握循序渐进的活动方法。

【操作评分标准】

外固定架使用护理操作评分标准见表 8-5。

表 8-5 外固定架使用护理操作评分标准

<table>
<tr><th>项目</th><th colspan="2">评分细则</th><th>得分</th><th>扣分</th><th>备注</th></tr>
<tr><td rowspan="3">案例分析(20分)</td><td colspan="2">1. 临床思维清晰</td><td>4</td><td></td><td></td></tr>
<tr><td colspan="2">2. 制定病情紧急预案迅速、全面</td><td>8</td><td></td><td></td></tr>
<tr><td colspan="2">3. 思考题回答正确</td><td>8</td><td></td><td></td></tr>
<tr><td rowspan="12">护理技能操作(48分)</td><td rowspan="2">评估</td><td>1. 了解患者病情、意识、合作程度和心理状况</td><td>4</td><td></td><td></td></tr>
<tr><td>2. 观察患者局部皮肤情况、手术部位、伤口情况</td><td>4</td><td></td><td></td></tr>
<tr><td rowspan="2">准备</td><td>1. 用物准备齐全,能说出该项操作的适应证</td><td>4</td><td></td><td></td></tr>
<tr><td>2. 核对身份信息,向患者解释操作方法及配合指导</td><td>4</td><td></td><td></td></tr>
<tr><td rowspan="8">操作过程</td><td>1. 根据患者病情需要,协助患者取合适体位</td><td>2</td><td></td><td></td></tr>
<tr><td>2. 暴露患肢,注意保暖,做好宣教</td><td>2</td><td></td><td></td></tr>
<tr><td>3. 检查针孔周围有无血痂、螺钉是否松动</td><td>4</td><td></td><td></td></tr>
<tr><td>4. 观察患肢皮肤、末梢血液循环情况</td><td>4</td><td></td><td></td></tr>
<tr><td>5. 消毒针孔及周围皮肤,针道内滴注酒精,无菌纱布包裹针孔处,并妥善固定</td><td>8</td><td></td><td></td></tr>
<tr><td>6. 操作过程中观察患者反应、皮肤及患肢情况,倾听患者主诉</td><td>4</td><td></td><td></td></tr>
<tr><td>7. 操作熟练,动作轻柔</td><td>4</td><td></td><td></td></tr>
<tr><td>8. 告知患者注意事项</td><td>4</td><td></td><td></td></tr>
<tr><td rowspan="3">人文关怀(12分)</td><td rowspan="3"></td><td>1. 态度亲切、语言恰当</td><td>4</td><td></td><td></td></tr>
<tr><td>2. 沟通有效</td><td>4</td><td></td><td></td></tr>
<tr><td>3. 宣教内容正确</td><td>4</td><td></td><td></td></tr>
<tr><td rowspan="5">团队合作(20分)</td><td rowspan="5"></td><td>1. 医护人员衣帽整齐</td><td>4</td><td></td><td></td></tr>
<tr><td>2. 情景设计合理,准备充分</td><td>4</td><td></td><td></td></tr>
<tr><td>3. 组织有序,限时内完成操作</td><td>4</td><td></td><td></td></tr>
<tr><td>4. 情景模拟生动</td><td>4</td><td></td><td></td></tr>
<tr><td>5. 总结分析客观、全面</td><td>4</td><td></td><td></td></tr>
</table>

【选择题】

1. 外固定架固定术的适应证不包括　　（　　）

A. 开放性骨折　　B. 感染性骨折不愈合

C. 多发骨折　　D. 骨盆骨折

E. 腰椎压缩性骨折

2. 以下哪项不是外固定架术后并发症　　（　　）

A. 针孔感染　　B. 固定针松动

C. 疼痛　　D. 骨折延迟愈合或不愈合

E. 压力性损伤

3. 以下固定针针孔的护理措施错误的是　　（　　）

A. 保持针孔的清洁、干燥

B. 钉孔处每天要清洁消毒

C. 告知患者一个棉球可以清洁多处钉孔

D. 术后 24 ~ 48 h 入针处常有出血

E. 针道内可滴注酒精

4. 外固定架都包括　　（　　）

A. 固定针　　B. 固定夹钳

C. 连接杆　　D. 螺栓及螺母

E. 以上都是

5. 外固定架患者要加强功能锻炼，原因不包括　　（　　）

A. 消除肿胀　　B. 防止肌肉萎缩

C. 防止关节僵硬　　D. 防止针道感染

E. 利于肢体恢复功能

【选择题答案】

1. E　2. C　3. C　4. E　5. D

【评判性思考】

1. 外固定架固定术的禁忌证有哪些？
2. 针对不同部位的外固定架固定术，如何更有效地预防术后并发症？
3. 外固定架固定术后应该如何对患者行功能锻炼指导？

项目六　颈托固定护理

【实验学时】

2 学时。

【实验类型】

综合型实验。

【学习目标】

1. 能够掌握佩戴颈托的目的、适应证、操作步骤及注意事项。

2. 能够运用跌倒/坠床风险评估表对患者进行跌倒/坠床风险评估。

3. 能够及时、正确、合理地与患者沟通，实施人文关怀，保护患者隐私。

【实验准备】

1. 物品准备　颈托 1 个、小毛巾 2 块、速干手消毒剂 1 瓶。

2. 学生课前准备　每实验小班学生平均分成 4 组，选出组长 1 名。通过课前复习、查阅文献等方式，小组学习预防跌倒/坠床及正确佩戴颈托的相关知识。

【情境案例】

患者，刘××，男，39 岁，以“双上肢麻木半年，行走无力 1 个月”为主诉入院。诊断“颈椎间盘突出症”。

现病史：半年前无明显诱因出现双上肢麻木，呈进行性加重，1 个月前双下肢出现行走无力，有“踩棉花”感。

既往史：既往体健，无药物过敏史，无肝炎、结核、糖尿病、高血压、心血管疾病病史。

体格检查：患者自行步入病房，神志清楚，精神可，T 36.8 ℃，P 72 次/min，R 18 次/min，BP 123/79 mmHg，体重 78 kg。Hoffmann 征右(+)、左(+)，双上肢肌力正常，双手拇指及示指麻木，感觉减退。

辅助检查结果：颈部 MRI 显示颈椎曲度存在，$C_{3\sim4}$、$C_{6\sim7}$椎间盘突出。

入院后完善相关检查，排除手术禁忌，于全麻下行“颈前路椎间盘切除椎间植骨融合术”，术后给予镇痛、营养神经等药物治疗。

【实验内容与步骤】

1. 案例讨论

(1) 患者初入病房，护士如何接待患者？

学生分组，每组选 3 名同学进行角色扮演，1 名护士、1 名家属、1 名患者，分别进行评析。

(2)患者术后首次下床前，如何为其进行跌倒/坠床风险评估？

2 名同学进行角色扮演，1 名患者、1 名护士，进行跌倒/坠床风险评估，讨论并评析。

(3)情境一：该患者术后返回病房，生命体征示 T 36.1 ℃，P 92 次/min，R 22 次/min，BP 120/80 mmHg，按颈椎间盘突出症术后护理常规进行护理。

分析以下问题：

1)患者术后 6 h 内是否可以使用颈托固定？

2)颈托固定的目的及注意事项有哪些？

答：

1)患者术后返回病房，在搬运过程中应佩戴颈托；搬运到病床后，为便于护士观察手术切口有无渗血、颈部有无血肿形成、增加患者舒适度等，暂不用颈托固定。

2)颈托固定的目的：①固定、制动、保持颈椎的稳定性。②减少颈椎活动时对血管、神经组织的摩擦刺激，控制急性期无菌性炎症的发展，促进炎症、水肿的消除和吸收。

注意事项：①有外伤、出血、过敏者，应先对症处理，再佩戴颈托。②患者翻身或下床活动时，颈部需颈托固定，平卧位时可摘除颈托。患者直立行走时，避免双肩同时负重及强行扭转颈部。③颈托固定应松紧适宜，以颈托与皮肤间可伸入 1 指为宜。④保持颈部皮肤清洁、干燥，定时观察皮肤受压情况，避免压力性损伤。⑤遵医嘱加强颈部肌肉功能锻炼。

(4)情境二：患者术后 12 h，护士巡视病房时，发现患者颈部增粗，手触切口周围皮肤张力高，可触及皮下包块。

分析以下问题：

1)患者此时出现哪种并发症？

2)应怎样配合医生进行处理？

答：

1)患者此时出现颈部血肿。

2)立即通知医生进行抢救，必要时剪开缝线，暴露切口，清除血肿。同时做好生命体征监测，建立静脉通道，完成配血等术前准备，配合医生进一步检查和处理。

(5)情境三：患者术后 48 h，生命体征示 T 36.9 ℃，P 86 次/min，R 20 次/min，BP 130/75 mmHg，跌倒/坠床风险评分为高危风险，遵医嘱协助患者佩戴颈托下床活动。

分析以下问题：

1)护士协助患者完成颈托佩戴的操作流程有哪些？

2)患者下床后出现眩晕，自诉全身无力、眼前发黑等不适，此时最有可能出现什么情况？

答：

1)正确操作流程：①评估患者的病情、意识状态及配合能力。观察患者颈部切口、管路及皮肤情况。②向患者及家属说明操作目的、方法及配合要点，取平卧位，暴露颈部。③协助患者穿全棉贴身衣服 1 件。④固定头颈部，协助患者轴线翻身至侧卧位，将棉质衬垫放入颈托后片内侧，为患者佩戴颈托后片。⑤固定头颈部，协助患者轴线翻身至平卧位。将另一棉质衬垫放入颈托前片内侧，佩戴颈托前片，前片边缘应压住后片。系好尼龙搭扣，尼龙搭扣勿直接接触患者皮肤，以免引起不适。⑥调节松紧度，以颈托与皮肤间可伸入1指为宜。⑦颈托前片的上凹槽应托住下颌，颈托后片的上缘应靠近枕骨，下缘应靠近双肩。⑧摘除颈托：协助患者平卧于床上；解开颈托尼龙搭扣，取下颈托前片；协助患者轴线翻身至侧卧位，取下颈托后片；协助患者轴线翻身至平卧位，保持患者舒适，整理床单位。

2）患者可能出现了体位性低血压。

2. 每组学生代表发言，教师点评分析。

3. 技能训练

（1）颈托固定前的准备

适应证：颈椎病；颈椎骨折；颈椎间盘突出症；颈髓损伤；颈椎肿瘤等患者的保守治疗；颈部手术后患者的制动及固定，保持颈椎稳定性。

方法与步骤：

1）评估患者的病情、意识状态及配合能力。观察患者颈部切口、管路及皮肤情况。

2）向患者及家属说明操作目的、方法及配合要点，取平卧位，暴露颈部。

3）协助患者穿全棉贴身衣服一件。

4）固定头颈部，协助患者轴线翻身至侧卧位，将棉质衬垫放入颈托后片内侧，为患者佩戴颈托后片。

5）固定头颈部，协助患者轴线翻身至平卧位。另一棉质衬垫放入颈托前片内侧，佩戴颈托前片，前片边缘应压住后片。系好尼龙搭扣，尼龙搭扣勿直接接触患者皮肤，避免引起不适。

6）调节松紧度，以颈托与皮肤间可伸入1指为宜。

7）颈托前片的上凹槽应托住下颌，颈托后片的上缘应靠近枕骨，下缘应靠近双肩。

8）摘除颈托：①协助患者平卧于床上；②解开颈托尼龙搭扣，取下颈托前片；③协助患者轴线翻身至侧卧位，取下颈托后片；④协助患者轴线翻身至平卧位，保持患者舒适，整理床单位。

（2）颈托固定注意事项

1）有外伤、出血、过敏者，应先对症处理，再佩戴颈托。

2）患者翻身或下床活动时，颈部需颈托固定，平卧位时可摘除颈托。患者直立行走时，避免双肩同时负重及强行扭转颈部。

3）颈托固定应松紧适宜，以颈托与皮肤间可伸入1指为宜。

4）保持颈部皮肤清洁、干燥，定时观察皮肤受压情况，避免压力性损伤。

5）遵医嘱加强颈部肌肉功能锻炼。

【操作评分标准】

颈托固定护理操作评分标准见表8-6。

表 8-6 颈托固定护理操作评分标准

<table>
<tr><th>项目</th><th colspan="2">评分细则</th><th>得分</th><th>扣分</th><th>备注</th></tr>
<tr><td rowspan="3">案例分析（20 分）</td><td colspan="2">1. 临床思维清晰</td><td>4</td><td></td><td></td></tr>
<tr><td colspan="2">2. 制定病情紧急预案迅速、全面</td><td>8</td><td></td><td></td></tr>
<tr><td colspan="2">3. 思考题回答正确</td><td>8</td><td></td><td></td></tr>
<tr><td rowspan="14">护理技能操作（48 分）</td><td rowspan="2">评估</td><td>1. 了解患者病情、意识、合作程度和心理状态</td><td>4</td><td></td><td></td></tr>
<tr><td>2. 观察患者颈部切口、引流管及皮肤情况</td><td>4</td><td></td><td></td></tr>
<tr><td rowspan="2">准备</td><td>1. 用物准备齐全，熟悉患者病情，为患者选择合适的颈托</td><td>4</td><td></td><td></td></tr>
<tr><td>2. 熟悉操作目的及适应证</td><td>4</td><td></td><td></td></tr>
<tr><td rowspan="10">操作过程</td><td>1. 携用物至患者床旁，核对各项信息，向患者及家属说明操作目的、方法及配合要点，询问患者有无需求</td><td>2</td><td></td><td></td></tr>
<tr><td>2. 2 名护士分别站于病床两侧，协助患者穿全棉贴身衣服一件，暴露颈部</td><td>4</td><td></td><td></td></tr>
<tr><td>3. 1 名护士固定患者头颈部，另一名护士协助患者轴线翻身至侧卧位，检查局部皮肤有无破损、切口有无渗血，整理患者头发</td><td>4</td><td></td><td></td></tr>
<tr><td>4. 将棉质衬垫放入颈托后片内侧，为患者佩戴颈托后片，颈托后片的上缘应靠近枕骨，下缘应靠近双肩</td><td>2</td><td></td><td></td></tr>
<tr><td>5. 协助患者轴线翻身至平卧位</td><td>4</td><td></td><td></td></tr>
<tr><td>6. 另一棉质衬垫放入颈托前片内侧，为患者佩戴颈托前片，颈托前片的上凹槽应托住下颌，前片边缘要压住后片</td><td>4</td><td></td><td></td></tr>
<tr><td>7. 调节松紧度，以颈托与皮肤间可伸入 1 指为宜</td><td>2</td><td></td><td></td></tr>
<tr><td>8. 系好尼龙搭扣，尼龙搭扣勿直接接触患者皮肤，避免引起不适</td><td>2</td><td></td><td></td></tr>
<tr><td>9. 询问患者有无不适，向患者及家属交代注意事项</td><td>4</td><td></td><td></td></tr>
<tr><td>10. 摘除颈托
（1）协助患者平卧于床上
（2）解开颈托尼龙搭扣，取下颈托前片
（3）协助患者轴线翻身至侧卧位，取下颈托后片
（4）协助患者轴线翻身至平卧位，保持患者舒适，整理床单位</td><td>
1
1
1
1</td><td></td><td></td></tr>
<tr><td rowspan="3">人文关怀（12 分）</td><td rowspan="3"></td><td>1. 态度亲切、语言恰当</td><td>4</td><td></td><td></td></tr>
<tr><td>2. 沟通有效</td><td>4</td><td></td><td></td></tr>
<tr><td>3. 宣教内容正确</td><td>4</td><td></td><td></td></tr>
</table>

续表 8-6

项目	评分细则		得分	扣分	备注
团队合作(20分)		1. 医护人员衣帽整齐	4		
		2. 情景设计合理,准备充分	4		
		3. 组织有序,限时内完成操作	4		
		4. 情景模拟生动	4		
		5. 总结分析客观、全面	4		

【选择题】

1. 以下哪项不是颈托固定的目的 ( )
   A. 固定颈椎 B. 制动作用
   C. 保护颈椎 D. 保持颈椎稳定性
   E. 压迫颈部切口、止血
2. 以下哪项不是颈托固定前评估重点 ( )
   A. 患者全身状况 B. 颈部伤口
   C. 四肢肌力 D. 骶尾部有无压力性损伤
   E. 颈托尺寸
3. 下列说法不正确的是 ( )
   A. 颈托固定前要进行评估
   B. 有凹槽的为前片,有塑料长托的为后片
   C. 先固定前片,再固定后片
   D. 前片压于后片之上
   E. 佩戴或摘除颈托时,取平卧位
4. 关于颈托松紧度,说法错误的是 ( )
   A. 颈托与皮肤之间应伸入 2 指或更多
   B. 颈托与皮肤之间应伸入 1 指
   C. 颈托固定过紧易引起患者呼吸费力、压力性损伤等并发症
   D. 颈托固定过松达不到良好的固定、制动效果
   E. 颈托固定也应考虑患者是否舒适
5. 以下说法正确的是 ( )
   A. 佩戴或摘除颈托时取坐位 B. 佩戴或摘除颈托时取站立位
   C. 佩戴或摘除颈托时取平卧位 D. 四肢活动良好的患者不需要轴线翻身
   E. 佩戴或摘除颈托时,脊柱可以侧屈、旋转

【选择题答案】

1. E 2. D 3. C 4. A 5. C

【评判性思考】

1. 颈托固定的患者还会出现什么问题？怎样解决？
2. 患者颈托固定且长期卧床，其常见并发症有哪些？怎样预防？

项目七 腰围使用护理

【实验学时】

2 学时。

【实验类型】

综合型实验。

【学习目标】

1. 能够掌握佩戴腰围的目的、适应证、操作方法和注意事项。
2. 能够运用跌倒/坠床风险评估表对患者进行跌倒/坠床风险评估。
3. 能够掌握腰围的性能检查和日常维护技术。
4. 能够随时观察患者病情变化，实施人文关怀，保护患者隐私。

【实验准备】

1. 物品准备　根据患者腹围及体型选择尺寸合适的腰围。

2. 学生课前准备　每实验小班学生平均分成4组，选出组长1名。通过课前复习、查阅文献等方式，小组学习预防跌倒/坠床及正确佩戴腰围的相关知识。

【情境案例】

患者，王××，男，34 岁，以“腰部疼痛 1 年余，加重伴右下肢疼痛半年”为主诉入院。诊断“腰椎间盘突出症”。

现病史：1 年前无明显诱因出现右侧腰部疼痛，活动后加重；半年来上述症状逐渐加重，伴右侧臀部酸痛，伴右下肢放射痛、麻木，休息后可缓解，自行腰部按摩治疗，治疗效果欠佳。

既往史：既往体健，无药物过敏史，无肝炎、结核、糖尿病、高血压、心血管疾病病史。

体格检查：患者自行步入病房，神志清楚，精神可，T 36.4 ℃，P 88 次/min，R 22 次/min，BP 124/88 mmHg，体重 79 kg。腰部疼痛，左侧直腿抬高试验阴性，股神经牵拉试验阴性，4 字试验阴性；右侧直腿抬高试验阳性，股神经牵拉试验阴性，4 字试验阴性；余肢体各关节活动均未见明显异常，四肢腱反射及肌力正常。

辅助检查：腰椎 MRI 显示 $L_{4\sim5}$、$L_5\sim S_1$ 椎间盘变性，$L_{4\sim5}$椎间盘膨出，$L_5\sim S_1$ 椎间盘突出（右后侧）。

入院后完善相关检查，排除手术禁忌，于局麻下行“经皮内镜下经椎间孔入路腰椎间孔狭窄扩大成形髓核摘除术”，术后给予镇痛、消除神经根水肿等药物治疗。

【实验内容与步骤】

1. 案例讨论

(1)患者术后返回病房时,手术室护士与病房护士如何交接患者?

学生分组,每组选 4 名同学进行角色扮演,1 名手术室护士、1 名病房护士、1 名患者、1 名家属,分别进行评析。

(2)患者术后首次下床时,如何为其进行跌倒/坠床风险评估?

2 名同学进行角色扮演,1 名患者、1 名护士,进行跌倒/坠床风险评估,讨论并评析。

(3)情境一:术日晚,T 36.6 ℃,P 92 次/min,R 23 次/min,BP 132/72 mmHg,跌倒/坠床风险评分为低危风险,遵医嘱协助患者佩戴腰围下床活动。

分析以下问题:

1)护士如何协助佩戴腰围患者床上坐起及床旁站立?

2)佩戴腰围时的注意事项有哪些?

答:

1)①床上坐起:协助患者轴线翻身至左侧卧位,患者左肘关节与右手掌共同支撑床面,一名护士将手伸至患者左肩下,协助患者将上身抬起,同时另一名护士协助患者双腿垂至床边,协助患者在床旁坐起。②床旁站立:静坐 3 min,观察患者无头晕、恶心等不适症状后,嘱患者双手撑床,两名护士分别搀扶于患者腋下,协助患者缓慢起身,保持腰部挺直,协助患者站立 3 min,观察患者无头晕、恶心等不适症状后再行走。

2)注意事项:①患者在平卧位时完成腰围的佩戴或摘除。②患者上下床时须有人陪同,如有头晕、心悸等不适症状应及时卧床休息。③佩戴腰围期间不宜负重,且以直立行走为主。④每天清洁腰围佩戴处皮肤,观察局部皮肤有无受压,避免压力性损伤。⑤佩戴腰围期间,应加强腰背肌功能锻炼。⑥腰围佩戴的时间应严格遵医嘱。

(4)情境二:术后第 1 天,患者切口敷料处有一 3 cm×3 cm 渗血,局部组织稍肿胀。

分析以下问题:

1)此时患者能否直接佩戴腰围下床?

2)此时该患者首先解决的护理问题是什么?

答:

1)不能。

2)有感染的危险:与切口渗血有关;护士应该先通知医生为患者进行切口换药,再协助患者佩戴腰围下床活动。

(5)情境三:术后第 1 天,患者佩戴腰围下床活动时,诉双侧肋缘下疼痛。

分析以下问题:

1)患者疼痛的原因有哪些?

2)此时护士应如何做?

答:

1)患者疼痛的原因可能有:①腰围佩戴过紧,压迫局部皮肤引起疼痛。②患者术中俯卧位,长时间压迫引起局部组织破损或疼痛。③不排除急腹症可能。

2)排查引起疼痛的原因:①检查患者腰围松紧度,若因腰围佩戴过紧引起疼痛,及时调整松紧度,以可伸入1指为宜。②检查患者局部皮肤有无破损、红肿,若有破损,给予消毒、无菌敷料覆盖,暂停腰围使用。③若排除以上原因后患者仍诉疼痛,应及时通知医生,配合查体,遵医嘱给予对症治疗。

2. 每组学生代表发言,教师点评分析。

3. 技能训练

(1)佩戴腰围的操作方法

目的:固定、限制腰椎活动;减轻疼痛、保持腰椎稳定性;减轻腰椎负荷,使腰部肌肉休息,缓解和改善椎间隙内的压力。

适应证:严重的腰部软组织损伤;腰椎术后的辅助固定;腰椎间盘突出症;腰椎小关节紊乱;腰椎单纯性压缩性骨折的保守治疗。

方法与步骤:

1)评估患者的病情、生活自理能力、跌倒/坠床风险。

2)向患者及家属说明操作目的、方法及配合要点。

3)协助患者穿全棉无痕贴身衣服1件。

4)协助患者向左侧轴线翻身,使患者取左侧卧位。

5)将腰围左侧向内卷成筒状,放入患者身下,使腰围后侧前凸、正中线正对患者脊柱中线、上缘至肋缘下、下缘至臀裂。

6)协助患者轴线翻身至平卧位。

7)协助患者向右侧轴线翻身,将腰围左侧伸展平整。

8)协助患者轴线翻身至平卧位,将腰围固定片粘牢。

9)检查腰围松紧度:以腰围与皮肤间可伸入1指为宜。

10)床上坐起:协助患者轴线翻身至左侧卧位,患者左肘关节与右手掌共同支撑床面,一名护士将手伸至患者左肩下,协助患者将上身抬起,同时另一名护士协助患者双腿垂至床边,协助患者在床旁坐起。

11)床旁站立:静坐3 min,观察患者无头晕、恶心等不适症状后,嘱患者双手撑床,两名护士分别搀扶于患者腋下,协助患者缓慢起身,保持腰部挺直,协助患者站立3 min,观察患者无头晕、恶心等不适症状后再行走。

12)摘除腰围:①协助患者取左侧卧位;②解开腰围固定片;③将腰围右侧向内卷成筒状;④协助患者向右侧轴线翻身至右侧卧位,取下腰围;⑤协助患者轴线翻身至平卧位。

注意事项:①患者在平卧位时完成腰围的佩戴或摘除。②患者上下床时须有人陪同,如有头晕、心悸等不适症状应及时卧床休息。③佩戴腰围期间不宜负重,且以直立行走为主。④每天清洁腰围佩戴处皮肤,观察局部皮肤有无受压,避免压力性损伤。⑤佩戴腰围期间,应加强腰背肌功能锻炼。⑥腰围佩戴的时间应严格遵医嘱。

(2)腰围的性能检查与日常维护

方法与步骤:

1)佩戴前检查腰围内置钢板有无松动、外露、前屈角度是否合适,腰围固定片粘贴是否牢固,腰围弹性是否良好。

2)腰围摘除后,放置于阴凉干燥处,摊开、晾干上面汗渍。

3)腰围污染后用温水与温和清洁剂局部擦洗,不可全部放于水中清洗,以免内置钢板生锈,放置阴凉处晾干备用。

【操作评分标准】

腰围使用护理操作评分标准见表 8-7。

表 8-7　腰围使用护理操作评分标准

<table>
<tr><th>项目</th><th colspan="2">评分细则</th><th>得分</th><th>扣分</th><th>备注</th></tr>
<tr><td rowspan="3">案例分析(20 分)</td><td colspan="2">1. 临床思维清晰</td><td>4</td><td></td><td></td></tr>
<tr><td colspan="2">2. 制定病情紧急预案迅速、全面</td><td>8</td><td></td><td></td></tr>
<tr><td colspan="2">3. 思考题回答正确</td><td>8</td><td></td><td></td></tr>
<tr><td rowspan="13">护理技能操作(48 分)</td><td rowspan="2">评估</td><td>1. 了解患者病情、意识、合作程度和心理状态</td><td>4</td><td></td><td></td></tr>
<tr><td>2. 观察患者手术切口、腰腹部皮肤情况、腹围及体型</td><td>4</td><td></td><td></td></tr>
<tr><td rowspan="2">准备</td><td>1. 用物准备齐全,能说出该项操作的适应证</td><td>4</td><td></td><td></td></tr>
<tr><td>2. 核对身份信息,向患者解释操作目的</td><td>4</td><td></td><td></td></tr>
<tr><td rowspan="9">操作过程</td><td>1. 协助患者穿全棉无痕贴身衣服一件</td><td>1</td><td></td><td></td></tr>
<tr><td>2. 协助患者向左侧轴线翻身,使患者取左侧卧位;检查患者局部皮肤有无破损、切口有无渗血;保持衣物平整</td><td>2</td><td></td><td></td></tr>
<tr><td>3. 将腰围左侧向内卷成筒状,放入患者身下,使腰围后侧前凸、正中线正对患者脊柱中线、上缘至肋缘下、下缘至臀裂</td><td>4</td><td></td><td></td></tr>
<tr><td>4. 协助患者轴线翻身至平卧位</td><td>1</td><td></td><td></td></tr>
<tr><td>5. 协助患者向右侧轴线翻身,将腰围左侧伸展平整</td><td>2</td><td></td><td></td></tr>
<tr><td>6. 协助患者轴线翻身至平卧位,保持衣物平整,将腰围固定片粘牢</td><td>2</td><td></td><td></td></tr>
<tr><td>7. 检查腰围松紧度,观察腰围对软组织有无卡压,对皮肤有无摩擦等,询问患者有无不适</td><td>2</td><td></td><td></td></tr>
<tr><td>8. 床上坐起:协助患者轴线翻身至左侧卧位,患者左肘关节与右手掌共同支撑床面,一名护士将手伸至患者左肩下,协助患者将上身抬起,同时另一名护士协助患者双腿垂至床边,协助患者在床旁坐起</td><td>3</td><td></td><td></td></tr>
<tr><td>9. 床旁站立:静坐 3 min 后,观察患者无头晕、恶心等不适后,嘱患者双手撑床,2 名护士分别搀扶于患者腋下,协助患者缓慢起身,保持腰部挺直,协助患者站立 3 min,观察患者无头晕、恶心等不适症状后再行走</td><td>3</td><td></td><td></td></tr>
</table>

续表 8-7

项目	评分细则		得分	扣分	备注
护理技能操作(48分)	操作过程	10. 摘除腰围			
		(1)协助患者左侧卧位于床上	1		
		(2)解开腰围固定片;检查局部皮肤有无红肿、破损	2		
		(3)将腰围右侧向内卷成筒状	1		
		(4)协助患者向右侧轴线翻身至右侧卧位,取下腰围	2		
		(5)协助患者轴线翻身至平卧位;保持衣物平整	1		
		11. 告知患者及家属注意事项	4		
		12. 整理床单位	1		
人文关怀(12分)		1. 态度亲切、语言恰当	4		
		2. 沟通有效	4		
		3. 宣教内容正确	4		
团队合作(20分)		1. 医护人员衣帽整齐	4		
		2. 情景设计合理,准备充分	4		
		3. 组织有序,限时内完成操作	4		
		4. 情景模拟生动	4		
		5. 总结分析客观、全面	4		

【选择题】

1. 佩戴腰围的目的不包括 ( )
   A. 固定、限制腰椎活动　B. 减轻腰椎负荷,使腰部肌肉休息
   C. 缓解和改善椎间隙内的压力　D. 收腹、减脂,减轻腰椎负担
   E. 减轻疼痛,保持腰椎稳定性
2. 佩戴腰围的适应证不包括 ( )
   A. 腰椎术后的辅助固定　B. 严重的腰部软组织损伤
   C. 腰椎爆裂性骨折　D. 腰椎小关节紊乱
   E. 腰椎间盘突出症
3. 下列关于腰围佩戴的位置描述不正确的是 ( )
   A. 腰围正中线正对患者脊柱中线　B. 腰围上缘至肋缘下
   C. 腰围下缘至臀裂　D. 腰围后侧后凸
   E. 腰围后侧前凸
4. 下列关于腰椎术后腰围佩戴顺序描述正确的是 ( )
   A. 平卧位时佩戴,平卧位时摘除　B. 平卧位时佩戴,坐位时摘除
   C. 坐位时佩戴,平卧位时摘除　D. 坐位时佩戴,坐位时摘除

E. 以上均不对

5. 关于腰围佩戴下列说法不正确的是　　（　　）

A. 佩戴腰围期间不宜负重　　B. 佩戴腰围避免弯腰拾物，可蹲下拾物

C. 腰围佩戴时间越长越好　　D. 佩戴腰围期间，应加强腰背肌功能锻炼

E. 注意观察局部皮肤有无压迫，避免皮肤损伤，每天清洁佩戴处皮肤

【选择题答案】

1. D　2. C　3. D　4. A　5. C

【评判性思考】

1. 请结合实际操作，思考佩戴腰围时的注意事项可能还有哪些？
2. 在患者佩戴腰围期间，如何预防腰背肌的失用性萎缩？
3. 如何对患者及家属进行健康教育，提高腰围佩戴的正确性？

项目八 支架背心使用护理

【实验学时】

2 学时。

【实验类型】

综合型实验。

【学习目标】

1. 能够掌握佩戴支架背心的目的、操作方法和注意事项。
2. 能够运用跌倒/坠床风险评估表对患者进行跌倒/坠床风险评估。
3. 能够掌握预防跌倒/坠床的护理要点。
4. 能及时、正确、合理地与患者沟通,实施人文关怀,保护患者隐私。

【实验准备】

1. 物品准备　根据患者体型定制尺寸合适的支架背心。

2. 学生课前准备　每实验小班学生平均分成4 组,选出组长1 名。通过课前复习、查阅文献等方式,小组学习正确佩戴支架背心及预防跌倒/坠床的相关知识。

【情境案例】

患者,云××,女,19 岁,以"发现双肩不等高、左侧背部隆起 19 年,伴腰部疼痛 1 年"为主诉入院。诊断"先天性脊柱侧弯"。

现病史:19 年前无意中发现双肩不等高、左侧背部隆起,1 年前出现腰部疼痛,劳累时加重,休息后缓解,无双下肢疼痛,无行走跛行,四肢活动自如。

既往史:既往体健,无药物过敏史,无肝炎、结核、糖尿病、高血压、心血管疾病病史。

体格检查:患者自行步入病房,神志清楚,精神可,T 36.3 ℃,P 84 次/min,R 21 次/min,BP 109/68 mmHg,体重 45 kg。腰部疼痛,脊柱生理弯曲消失,胸椎左侧侧弯严重,左侧肩胛骨较对侧抬高,伴骨盆倾斜,四肢肌力及肌张力未见明显异常。

辅助检查:X 射线结果显示 T_7 ~ L_2 椎体形态失常、胸腰椎侧弯畸形、胸腰椎左右侧屈功能受限。

入院后完善相关检查,排除手术禁忌,于全麻下行"脊柱侧弯截骨矫形内固定术",术后给予镇痛、减轻神经根水肿、神经营养等药物治疗。术后第 5 天,遵医嘱协助患者佩戴支架背心下床活动。

【实验内容与步骤】

1.案例讨论

(1)患者初入病房,护士如何接待患者?

学生分组,每组选3位同学进行角色扮演,1名护士、1名患者、1名家属,分别进行评析。

(2)患者术后首次下床时,如何为其进行跌倒/坠床风险评估?

2名同学进行角色扮演,1名患者、1名护士,进行跌倒/坠床风险评估,讨论并评析。

(3)情境一:患者术后第5天,T 36.6 ℃,P 108次/min,R 24次/min,BP 98/57 mmHg,跌倒/坠床风险评分为高危风险,遵医嘱协助患者佩戴支架背心离床活动2 min后,自诉头晕、心悸、恶心。

分析以下问题:

1)此时患者可能出现了什么症状?能否继续佩戴支架背心下床活动?

2)如何评估和预防此症状的发生?

答:

1)此时患者可能出现了体位性低血压,不能继续佩戴支架背心下床活动。

2)为预防体位性低血压发生,应做到以下几个方面:①下床活动前为患者测量血压。②告知患者改变体位时动作应缓慢,教会患者“三步”下床法,即平躺3 min、坐起3 min、站立3 min再行走。

(4)情境二:患者术后第6天,主诉6 d未解大便,家属协助患者佩戴支架背心下床排便,便后发生一过性晕厥,跌倒在卫生间。

分析以下问题:

1)此时护士应如何做?

2)可以采取哪些措施预防该事件的发生?

答:

1)①立即通知医生,暂时不要搬动患者,就地检查受伤情况及病情。②病情允许时将患者平稳安全转运至病床。③遵医嘱给予对症处理。④严密观察、记录患者病情变化。⑤做好患者及家属的安抚工作。⑥讨论分析原因,制定改进措施。⑦按照护理安全(不良)事件报告制度逐级上报。

2)为了预防该事件发生,可以采取以下措施。①告知患者及家属正确的排便方法:尽可能使用坐便器,便后缓慢站起。如突然出现头晕、双眼发黑、下肢无力、步态不稳和不能移动时,应立即原地坐(蹲)下或靠墙,寻求他人帮助。②告知患者及家属跌倒/坠床的危险及最大伤害,增加其危机意识。③对患者进行饮食指导,保持大便通畅,预防便秘。

(5)情境三:患者出院当天,患者及家属询问护士“护士,我们躺床上戴支架背心太麻烦了,后片往身体下面不好放置,还害怕碰到伤口,能不能先坐起来再佩戴啊?”

分析以下问题:

1)此时护士应如何回答患者及家属的问题?

2)如果你是责任护士,应如何告知患者佩戴支架背心期间的注意事项?

答:

1)不能。佩戴支架背心的目的是为了减轻脊柱负荷,限制脊柱活动,保持脊柱稳定,以促进您的早日康复,所以,请您按照正确的方法佩戴支架背心。

2)注意事项:①患者须在平卧位时佩戴或摘除支架背心。②上下床时必须有人陪同保护,感到不适及时卧床休息。③佩戴支架背心期间不宜负重,且以直立行走为主。④注意观察局部皮肤有无压迫,避免压力性损伤,每日清洁支架背心佩戴处的皮肤。⑤佩戴支架背心期间,应加强腰背肌功能锻炼。⑥支架背心佩戴时间应严格遵医嘱。

2. 每组学生代表发言,教师点评分析。

3. 技能训练

(1)佩戴支架背心的操作方法

目的:固定、限制胸腰椎活动;减轻疼痛、保持胸腰椎稳定性;减轻脊柱负荷;矫正脊柱畸形。

适应证:多节段胸腰椎压缩性骨折的保守治疗;胸腰椎骨折术前固定;胸腰椎术后的辅助固定;脊柱畸形的矫正。

方法与步骤:

1)评估患者的病情、生活自理能力、跌倒/坠床风险。

2)向患者及家属说明操作目的、方法及配合要点。

3)协助患者穿全棉无痕贴身衣服 1 件。

4)协助患者向左侧轴线翻身,使患者取左侧卧位。

5)将支架背心后片放入患者身下,使后片下缘平臀裂、正中线正对患者脊柱中线。

6)固定支架背心后片,同时协助患者轴线翻身至平卧位。

7)为患者佩戴支架背心前片,使前片上缘平胸骨柄,凸起缘位于锁骨下缘 2 ~ 3 cm。

8)调整支架背心位置,使前后片侧边上缘位于腋前线顶点下 3 cm,以不影响患者上肢活动为宜,下缘位于髂前上棘上 2 ~ 3 cm,以不影响髋关节活动为宜;前片边缘压住后片,系紧支架背心襻带。

9)检查支架背心松紧度:以支架背心与皮肤间可伸入 1 指为宜。

10)床上坐起:协助患者轴线翻身至左侧卧位,患者左肘关节与右手掌共同支撑床面,一名护士将手伸至患者左肩下,协助患者将上身抬起,同时另一名护士协助患者双腿垂至床边,协助患者在床旁坐起。

11)床旁站立:静坐 3 min,观察患者无头晕、恶心等不适后,嘱患者双手撑床,两名护士分别搀扶于患者腋下,协助患者缓慢起身,保持腰部挺直,协助患者站立 3 min,观察患者无头晕、恶心等不适症状后再行走。

12)摘除支架背心:①协助患者平卧于床上;②解开支架背心襻带,取下支架背心前片;③协助患者向左侧轴线翻身至左侧卧位,取下支架背心后片;④协助患者轴线翻身至平卧位。

注意事项:①患者须在平卧位时佩戴或摘除支架背心。②上下床时必须有人陪同保护,感到不适及时卧床休息。③佩戴支架背心期间不宜负重,且以直立行走为主。④注意观察局部皮肤有无压迫，避免压力性损伤，每日清洁支架背心佩戴处的皮肤。⑤佩戴支架背心期间，应加强腰背肌功能锻炼。⑥支架背心佩戴时间应严格遵医嘱。

（2）预防跌倒/坠床的护理要点

方法与步骤：

1）评估风险：对每一位新入院患者运用跌倒/坠床风险评估表进行风险评估，根据危险因素制定出针对性的预防措施。

2）悬挂警示标识：评估结果为高危风险的患者，床头悬挂预防跌倒/坠床警示标识。

3）健康教育：①告知患者需要协助而家属暂时不在身旁时，请按床头呼叫器寻求帮助。②指导患者选择大小、长短合适的衣物，穿防滑鞋。③告知患者改变体位时动作应缓慢，教会患者“三步”起床法，即平躺 3 min、坐起 3 min、站立 3 min 再行走。④行动不便者下床活动时，家属应陪伴左右，若有紧急情况，立即通知医护人员。⑤如有夜尿频繁，可在床上或床旁排便。⑥如突然出现头晕、双眼发黑、下肢无力、行走不稳和不能移动时，应立即原地坐（蹲）下或靠墙，寻求他人帮助。

4）创造安全环境：①保持地面清洁、干燥，湿滑地板要有醒目标识。②物品摆放有序、通道畅通。③提供足够的灯光，在夜间使用夜灯。④病床需低位放置并制动床轮，将两侧床档抬起。⑤生活必需品置于患者伸手可及范围内。⑥走廊及卫生间设立稳固扶手。

5）提高安全意识：告知患者及家属跌倒/坠床的危险及最大伤害，增加其危机意识。

6）预见性护理：①对于烦躁、谵妄的患者，应加用床档，适当约束。②对患者进行饮食指导，预防便秘。③向患者讲解易引起跌倒/坠床风险的特殊药物的不良反应和注意事项，如抗痉挛药、阿片类、苯环类药物、利尿剂、降压药、镇痛药等。

7）跌倒/坠床后处理流程：①立即通知医生，暂时不要搬动患者，就地检查受伤情况及病情。②病情允许时将患者平稳安全转运至病床。③遵医嘱给予对症处理。④严密观察、记录患者病情变化。⑤做好患者及家属的安抚工作。⑥讨论分析原因，制定改进措施。⑦按照护理安全（不良）事件报告制度逐级上报。

（3）支架背心的性能检查与日常维护

方法与步骤：

1）佩戴前检查支架背心的襻带粘贴是否牢固、有无松动，支架背心外观有无变形，内部是否平整、有无凸凹。

2）支架背心摘除后，放置于阴凉干燥处，避免受压、暴晒。

3）支架背心污染后用温水与温和清洁剂清洗，用毛巾擦干或放置阴凉处晾干备用。

【操作评分标准】

支架背心使用护理操作评分标准见表 8-8。

表 8-8　支架背心使用护理操作评分标准

项目		评分细则	得分	扣分	备注
案例分析(20 分)		1. 临床思维清晰	4		
		2. 制定病情紧急预案迅速、全面	8		
		3. 思考题回答正确	8		
护理技能操作(48 分)	评估	1. 了解患者病情、意识、合作程度和心理状态	4		
		2. 观察患者手术切口、佩戴支架背心局部皮肤情况	4		
	准备	1. 用物准备齐全,能说出该项操作的适应证	4		
		2. 核对身份信息,向患者解释操作目的	4		
	操作过程	1. 协助患者穿全棉无痕贴身衣服 1 件	1		
		2. 协助患者向左侧轴线翻身,使患者取左侧卧位;检查患者局部皮肤有无破损、切口有无渗血;保持衣物平整	2		
		3. 将支架背心后片放入患者身下,使后片下缘平臀裂、正中线正对患者脊柱中线	2		
		4. 固定支架背心后片,同时协助患者轴线翻身至平卧位	2		
		5. 为患者佩戴支架背心前片,使前片上缘平胸骨柄,凸起缘位于锁骨下缘 2～3 cm	2		
		6. 调整支架背心位置,使前后片侧边上缘位于腋前线顶点下 3 cm,以不影响患者上肢活动为宜,下缘位于髂前上棘上 2～3 cm,以不影响髋关节活动为宜;前片边缘压住后片,系紧支架背心襻带	4		
		7. 检查支架背心松紧度:以支架背心与皮肤间可伸入 1 指为宜	2		
		8. 床上坐起:协助患者轴线翻身至左侧卧位,患者左肘关节与右手掌共同支撑床面,一名护士将手伸至患者左肩下,协助患者将上身抬起,同时另一名护士协助患者双腿垂至床边,协助患者在床旁坐起	3		
		9. 床旁站立:静坐 3 min,观察患者无头晕、恶心等不适后,嘱患者双手撑床,两名护士分别搀扶于患者腋下,协助患者缓慢起身,保持腰部挺直,协助患者站立 3 min,观察患者无头晕、恶心等不适症状后再行走	3		
		10. 摘除支架背心 (1)协助患者平卧于床上 (2)解开支架背心襻带,取下支架背心前片 (3)协助患者向左侧轴线翻身至左侧卧位,取下支架背心后片 (4)协助患者轴线翻身至平卧位	 1 2 2 1		
		11. 告知患者注意事项	4		
		12. 整理床单位	1		

续表 8-8

项目	评分细则		得分	扣分	备注
人文关怀(12 分)		1. 态度亲切、语言恰当	4		
		2. 沟通有效	4		
		3. 宣教内容正确	4		
团队合作(20 分)		1. 医护人员衣帽整齐	4		
		2. 情景设计合理,准备充分	4		
		3. 组织有序,限时内完成操作	4		
		4. 情景模拟生动	4		
		5. 总结分析客观、全面	4		

【选择题】

1. 佩戴支架背心的目的不包括（　　）
   A. 保持脊柱正常的生理弯曲　　B. 固定、限制胸腰椎活动
   C. 减轻疼痛、保护胸腰椎　　D. 矫正脊柱畸形
   E. 保护植骨处以代替负重
2. 佩戴支架背心的适应证不包括（　　）
   A. 脊柱畸形的矫正　　B. 脆骨症
   C. 胸腰椎术后的辅助固定　　D. 多节段胸腰椎压缩性骨折的保守治疗
   E. 胸腰椎骨折术前固定
3. 下列关于支架背心佩戴的位置描述不正确的是（　　）
   A. 后片边缘压住前片,以支架背心与皮肤之间可伸入 1 指为宜
   B. 后片下缘位于臀裂处,以不影响坐姿为宜
   C. 前后片侧边上缘位于腋前线顶点下 3 cm,以不影响患者上肢活动为宜
   D. 前后片侧边下缘位于髂前上棘上 2 ~ 3 cm,以不影响髋关节活动为宜
   E. 前片上缘应平胸骨柄,凸起缘位于锁骨下缘 2 ~ 3 cm
4. 下列关于支架背心佩戴顺序描述正确的是（　　）
   A. 坐位时佩戴,卧位时摘除　　B. 坐位时佩戴,坐位时摘除
   C. 先佩戴前片,再佩戴后片　　D. 先佩戴后片,再佩戴前片
   E. 卧位时佩戴,坐位时摘除
5. 关于支架背心佩戴,下列说法不正确的是（　　）
   A. 佩戴支架背心的时间一定要谨遵医嘱
   B. 支架背心的固定带子一定要勒紧,越紧越有效
   C. 佩戴支架背心期间,应加强腰背肌功能锻炼
   D. 局部皮肤有过敏或擦伤时,不宜直接使用支架背心
   E. 佩戴支架背心期间不宜负重,且以直立行走为主

【选择题答案】

1. A　2. B　3. A　4. D　5. B

【评判性思考】

1. 如何对患者及其家属进行健康教育，提高其佩戴支架背心的依从性和正确性？
2. 除了跌倒/坠床，还应对佩戴支架背心患者进行哪些风险评估及预防？

项目九 关节松动机使用护理

关节松动(continuous passive motion,CPM)机是以持续被动运动理论为基础,通过模拟人体自然运动,激发人的自然复原力,发挥组织代偿作用,进行下肢关节功能恢复训练的一种机器。主要应用于下肢手术后及下肢的康复活动,其目的是使髋、膝、踝关节产生同步的连续性活动,模拟人体大腿肌肉带动骨骼的方式作用于膝关节。

【实验学时】

2 学时。

【实验类型】

技能型实验。

【学习目标】

1. 识记 CPM 机的工作原理、目的、操作要点及注意事项。
2. 理解 CPM 机的操作流程。
3. 运用 操作中能与患者交流,并对患者和家属进行健康教育,实施人文关怀。

【实验目的】

1. 提高患肢肌力和关节活动度,减轻关节粘连和关节僵硬,改善关节功能状态。
2. 促进术后患肢静脉回流,减轻肿胀,防止下肢深静脉血栓(DVT)形成。
3. 减轻术后主动锻炼时的疼痛。

【临床案例】

患者,李××,女,65 岁,主诉"左侧膝关节疼痛 10 年,加重 3 个月",诊断"左膝关节骨性关节炎"。

现病史:10 年前出现左侧膝关节疼痛,活动后疼痛加重,休息后缓解,口服止痛药物有效。膝关节疼痛症状逐渐加重,近 3 个月来疼痛加重明显,口服止痛药物无效。

既往史:患者既往有冠心病史,规律服药。既往无药物过敏史,无肝炎、肺结核、糖尿病、高血压病史。

体格检查:T 36.9 ℃,P 76 次/min,R 19 次/min, BP 132/75 mmHg,左膝关节内翻畸形,伸直 0°,屈曲 50°,内翻 10°,肌力 4 级。

辅助检查:X 射线检查示左膝关节间隙变窄、内侧间隙明显、膝关节周围骨质增生。双下肢血管彩超未见异常。血常规显示 WBC 5.9×10^9/L、血沉 25 mm/h。

入院后完善相关检查，在全麻下行“左侧人工膝关节置换术”。术后第4天，未留置引流管，左膝关节活动受限，伸直0°，屈曲40°，遵医嘱应用“左下肢CPM机功能锻炼30 min，2次/d”。

【操作流程图】

操作前准备

用物准备：CPM机1台、电源线1根、配电盘1个、软尺1个、治疗巾2个、棉垫2块。

（1）护士准备：仪表端庄，服装整洁，戴口罩、帽子，洗手。
（2）患者评估：评估病情、意识、心理状态及合作程度。评估患肢切口的渗血、渗液情况。评估有无膝关节感染、下肢DVT。
（3）CPM机：机身清洁，电源线无老化，固定带粘性良好，各部件螺丝无松动，机器性能完好。
（4）环境准备：安静、清洁、光线明亮、温度适宜，注意保护患者的隐私。

↓

核对

（1）核对医嘱，确认操作项目。
（2）核对床头卡及腕带信息。

↓

解释

参考解释语：您好，请问您叫什么名字？（患者：李××。）能让我看一下您的腕带吗？（患者：好的。）李女士，为了增加您左膝关节活动度，促进您的早期康复，现遵医嘱为您进行CPM机功能锻炼。李女士，您不用害怕，CPM机可协助您进行膝关节的屈伸运动，在锻炼的过程中，如果您感觉疼痛加重或有其他不适，请告诉我。您现在需要去卫生间吗？（患者：不需要。）李女士，我先检查一下您左下肢的切口情况，可以吗？（患者：可以。）

↓

安置体位

（1）协助患者取平卧位，身体移至健侧，测量患侧肢体长度，调节CPM机杆长度。
（2）患肢放于CPM机上，膝关节与支架夹角处于同一水平。
（3）固定大腿、小腿、足部。

↓

预调试CPM机参数

（1）再次核对、调试起始角度、终止角度、最低运行速度。
（2）CPM机运行2个周期，观察患者的反应。
（3）调整CPM机运行速度。
参考解释语：李女士，进行CPM机功能锻炼时，您的臀部不要自行抬起或向上移动身体，以免影响锻炼效果。我已经为您调试好适合您的角度和速度，您觉得怎么样？疼痛是否可以忍受？（患者：可以，能忍受。）

↓

患者耐受程度（否 → 返回预调试CPM机参数）

是

正式设定CPM机参数

（1）正式设定CPM机起始角度、终止角度、运行时间及速度。
（2）观察患者的反应。
（3）核对患者信息。
（4）交代注意事项：CPM机运行期间不可自行调节角度和速度。

停止CPM机

（1）设定时间到，CPM机自动停止运行，核对床头卡及腕带信息，向患者说明原因及配合方法。
（2）启动机器，使CPM机支架复位。
（3）松解固定带，关闭电源。
（4）再次评估患肢切口的渗血、渗液情况。

操作后处理

（1）安置患者：整理床单位，协助患者取舒适体位。
（2）整理用物：分类、统一处理。
（3）洗手，记录。
参考解释语：李女士，已经为您做完CPM机功能锻炼。晚上休息时，可以把您的左下肢抬高以促进静脉回流。您现在还有其他需要吗？（患者：没有）

操作后评价

（1）CPM机运行正常，患者安全。
（2）患者对CPM机设定角度能够耐受，达到锻炼要求。
（3）护士操作熟练，动作轻柔。
（4）操作中给予心理护理。

【操作要点】

1. 患肢放于CPM机支架上，脚套松紧适宜，与水平线呈90°，患肢脚到膝关节距离要与脚套到机器夹角的距离相等，患肢膝关节与机器夹角要处于同一水平线。

2. 固定带与患侧肢体皮肤之间可伸入2指为宜。

3. CPM机功能锻炼时，根据医嘱循序渐进增加训练角度和速度。

4. 手术患者行CPM机功能锻炼前后均需评估切口渗血、渗液情况。

【注意事项】

1. 使用前检查CPM机各部件及电源线性能处于良好状态，运行过程中不可自行调节角度和速度，确保患者在使用过程中的安全。

2. 由小角度0°～30°开始，逐步增加活动度，每天增加5°～10°，增加角度以患者不感到剧痛和疲劳为宜，直至患者的最大耐受程度。

3. CPM机功能锻炼时，臀部不要自行抬起或向上移动身体，以免影响功能锻炼效果。

4. CPM机功能锻炼的频率为2～4次/d，30～60 min/次，不能随意增减锻炼的时间与次数，保证锻炼的有效性。

5. 对疼痛敏感的患者，CPM机功能锻炼前30 min给予止痛药，锻炼结束后冰敷30 min。

6. CPM机启动后应观察2个运行周期，询问患者主观感受，机器运行过程中需加强巡视。

【操作评分标准】

关节松动机使用护理操作评分标准见表8-9。

表8-9　关节松动机使用护理操作评分标准

项目	评分细则	得分	扣分	备注
评估（5分）	1. 评估患者病情、意识、心理状态和合作程度	3		
	2. 评估患肢切口渗血、渗液情况。了解有无膝关节感染、下肢DVT	2		
准备质量（5分）	1. 仪表端庄	1		
	2. 操作前洗手，戴口罩	2		
	3. 用物齐全，摆放有序	2		
操作流程质量（70分）	1. 携用物至患者床旁，核对患者信息	2		
	2. 告知患者使用CPM机的目的及配合方法	3		
	3. 询问患者有无需求，检查患肢切口情况，协助患者穿好衣裤，取平卧位，放松患肢	3		
	4. 拉起健侧床档，协助患者移至健侧床边，将盖被搭至健侧肢体上	3		
	5. CPM机放置于患肢外侧，测量患侧下肢长度，调节CPM机杆长度。连接电源线，再次检测机器性能	3		
	6. 洗手，戴口罩	3		
	7. 将治疗巾包裹于下肢手术切口周围，协助患者直腿抬高；同时另一护士将CPM机放至患肢下方，调整机身位置；将棉垫分别放于足跟、足踝、患侧坐骨结节与机器底部杠杆接触处，再次调整CPM机杆长度，拧紧旋钮，固定患肢	15		
	8. 患者体位正确、舒适	3		
	9. 核对护理单，调试起始角度及终止角度，速度调至最低，启动机器，观察机器运行，询问患者疼痛程度	10		

续表 8-9

项目	评分细则	得分	扣分	备注
操作流程质量(70分)	10. 确认患者膝关节活动角度,正式设定 CPM 机起始角度、终止角度、时间及速度,启动机器	10		
	11. 核对患者信息,整理床单位,交代注意事项,将呼叫器放于患者伸手可及处	3		
	12. 整理用物,洗手,记录	2		
	13. 停止 CPM 机			
	(1)核对床号、姓名,查看腕带,向患者说明原因及配合要点,查看 CPM 机屏幕显示,启动机器,使 CPM 机支架复位至 0°,关闭电源,松解固定带	5		
	(2)评估患肢有无异常,协助患者取舒适卧位,整理床单位	3		
	(3)整理用物,洗手,记录	2		
全程质量(20分)	1. 严格查对制度,关心患者	2		
	2. 操作熟练,动作轻柔	3		
	3. 注意事项			
	(1)运行过程中不可自行调节角度和速度	5		
	(2)使用前检查切口情况,如有渗血或敷料松脱,应更换或固定敷料后再行 CPM 机功能锻炼	4		
	(3)锻炼过程中患者出现剧烈疼痛,应停止锻炼,嘱患者休息片刻,通知医生,采取相应措施	2		
	(4)逐步增加活动度,坚持循序渐进原则	2		
	(5)CPM 机启动后,观察 2 个周期,询问患者主观感受	2		

【选择题】

1. 使用 CPM 机锻炼时应采用下列哪种体位　(　　)
   A. 半卧位　B. 平卧位
   C. 侧卧位　D. 端坐卧位
   E. 患者舒适体位
2. CPM 机功能锻炼时每日增加角度为　(　　)
   A. 0°～5°　B. 10°～20°
   C. 5°～10°　D. 5°～20°
   E. 任意增加
3. 应用 CPM 机的优点不包括　(　　)
   A. 改善关节活动度　B. 增加关节软骨代谢
   C. 防止下肢深静脉血栓形成　D. 减轻肿胀

E. 减轻关节僵硬

4. 下列哪一类患者禁忌使用 CPM 机　　(　)

A. 膝关节韧带重建术后　　B. 股骨下段骨折内固定术后

C. 膝关节镜术后　　D. 人工髋关节置换术后

E. 人工膝关节置换术后感染

5. CPM 机锻炼时的安全措施不包括　　(　)

A. 使用前检查电源线有无老化　　B. 妥善固定引流管

C. 定时巡视患者,检查机器运转情况　　D. 患者卧床活动受限,可以不使用床档

E. 如果患者出现剧烈疼痛,应立即停止使用 CPM 机

【选择题答案】

1. B　2. C　3. B　4. E　5. D

【评判性思考】

1. 进行 CPM 机功能锻炼时,如何对患者进行心理护理使其更好地配合治疗和护理?
2. 如何保证 CPM 机功能锻炼的有效性?

项目十 抗血栓压力泵使用护理

【实验学时】

2 学时。

【实验类型】

综合型实验。

【学习目标】

1. 能够正确操作抗血栓压力泵。
2. 能够运用风险评估表对患者进行深静脉血栓(DVT)风险评估。
3. 能够掌握抗血栓压力泵使用的观察要点和禁忌证。
4. 能及时、正确、合理地与患者沟通,实施人文关怀。

【实验准备】

1. 物品准备　抗血栓压力泵、电源线、配电盘。

2. 学生课前准备　每实验小班学生平均分成4组,选出组长1名。通过课前复习、查阅文献等,小组学习预防深静脉血栓及正确使用抗血栓压力泵的相关知识。

【情境案例】

患者,闫××,女,41岁,以"腰背部疼痛6年余,加重伴左下肢疼痛、麻木20余天"为主诉入院,诊断"腰椎间盘突出症"。

现病史:6年前无明显诱因出现腰背部疼痛,劳累后加重,休息后缓解,20 d前腰背部疼痛加重,伴左下肢后侧疼痛、麻木,呈放射性,不能正常行走。

既往史:既往体健,无药物过敏史,无肝炎、结核、糖尿病、高血压、心血管疾病史。

体格检查:患者神志清楚,精神可,T 37.2 ℃,P 89次/min,R 21次/min,BP 112/65 mmHg,体重75 kg。腰背部疼痛,翻身困难,脊柱查体不能配合,左小腿外侧及足背感觉麻木,左下肢直腿抬高试验阳性,加强试验阳性,右下肢直腿抬高试验阴性,加强试验阴性;余肢各关节活动均未见明显异常,四肢腱反射及肌力正常。

辅助检查结果:腰椎MRI示$L_{3\sim4}$椎间盘膨出,$L_{4\sim5}$椎间盘脱出,$L_5\sim S_1$椎间盘突出,L_4、L_5、S_1椎体终板变性,腰椎轻度骨质增生,$L_{3\sim4}$、$L_{4\sim5}$棘间软组织水肿。

入院后完善相关检查排除手术禁忌,于全麻下行"后路镜下突出髓核摘除融合器植入植骨融合术"。

【实验内容与步骤】

1. 案例讨论

(1)患者初入病房,护士如何接待患者?

学生分组,每组选3名同学进行角色扮演,1名护士、1名家属、1名患者,分别进行评析。

(2)如何为该患者进行血栓风险评估?

2名同学进行角色扮演,1名患者、1名病房责任护士,进行血栓风险评估,讨论并评析。

(3)情境一:该患者术后安返病房,DVT风险评估为高危。

分析以下问题:

1)抗血栓压力泵能否实施?正确操作流程有哪些步骤?

2)抗血栓压力泵实施时的观察要点及注意事项有哪些?

答:

1)能够实施。

正确操作流程:①携用物至患者床旁,核对患者床号、姓名、说明目的、方法及取得配合要点。②评估周围环境、光照情况;了解患者病情、意识、合作程度和心理状况,询问患者需求并协助解决。③接通电源,检查机器性能,将压力泵充气管与泵连接。④确定治疗部位,选择合适的压力护套包裹患者下肢。⑤打开气泵开关,再次核对治疗部位,按照医嘱和患者耐受程度选择治疗时间和模式。⑥整理床单位及用物,协助患者取舒适卧位,交代注意事项。⑦规范洗手、记录。⑧撤机操作:核对医嘱,向患者解释,取得配合。⑨按下启动/暂停按钮,关闭机器,小心松解压力腿套,撤离机器。⑩协助患者取舒适卧位,整理床单位。

2)观察要点:①检查主机运行是否良好,充放气是否正常。②检查压力护套是否过紧或过松、连接管是否扭结、主机和压力管连接是否稳固。③运行过程中注意观察患者的病情变化,询问患者有无不适,注意观察患肢的皮肤色泽、温度、感觉,肢体有无肿胀和疼痛等。

注意事项:①患者患侧肢体有破损应无菌包扎后再包裹一层柔软轻薄的治疗巾,以防止交叉感染。②注意主机与压力管连接是否紧密,以免影响治疗效果。③治疗过程中要注意观察患者的病情变化,如果出现头晕、头疼、胸闷、气短、心悸、面色改变等,应立即停止治疗。④在治疗过程中患者若出现患肢疼痛或不适,应首先检查足踝部是否自然放松,位置是否合适,足踝不要呈背屈位,足趾有无叠加、弯曲。

(4)情境二:患者术后1周出现左下肢红肿,皮肤温度高,彩超示左侧小腿肌间静脉、腓静脉血栓形成。

分析以下问题:

1)抗血栓压力泵能否实施?

2)此时应如何对患者进行健康宣教?

答:

1)患者处于下肢深静脉血栓形成的急性期,不宜实施抗血栓压力泵。

2)健康宣教:①患肢抬高,严格制动,禁止按摩、针刺、热敷等,避免突然改变体位。②遵医嘱急性期绝对卧床。③治疗过程中要注意,如有切口渗血、牙龈出血、皮下及鼻腔出血等症状,应及时告知医生护士。④严格戒烟,清淡饮食,多饮水,保持大便通畅。

(5)情境三:护士在为患者进行抗血栓压力泵治疗时,患者诉在治疗时腿部无受压感觉。

分析以下问题:

1)此时护士应如何做?

2)护士在为患者治疗后如何对机器进行维护?

答:

1)护士应检查主机与管道连接是否紧密、连接管有无扭结、主机和压力护套连接是否稳固、患肢是否过度弯曲导致气压不稳定使主机停止工作等。

2)使用后维护方法:及时消毒处理,使用湿抹布对主机机壳进行清洁,清洁之后,使用干抹布擦拭主机,不允许液体浸入设备。禁止洗涤护套,用柔软湿抹布轻轻擦拭干净。不允许使用油、苯、酒精、化学产品等清洁仪器,防止化学产品破坏仪器完整性,导致其脆化且易破裂。

2. 每组学生代表发言,教师点评分析。

3. 技能训练

(1)抗血栓压力泵的操作方法

适应证:卧床或制动时间超过 72 h;年龄超过 60 岁;多发创伤特别是盆腔、下肢骨折、脊髓损伤导致截瘫;大中型手术及术后;静脉血管壁损伤如静脉曲张、静脉炎患者;血液高凝状态;既往有深静脉血栓或肺栓塞病史;合并有心力衰竭、呼吸衰竭、中风或恶性肿瘤等各种高危因素的患者群。

方法与步骤:

1)携用物至患者床旁,核对患者床号、姓名、说明目的、配合方法。

2)评估周围环境、光照情况;了解患者病情、意识、合作程度和心理状况,询问患者需求并协助解决。

3)接通电源,检查机器性能,将压力泵压力管与泵连接。

4)确定治疗部位,选择合适的压力护套包裹患者下肢。

5)打开气泵开关,再次核对治疗部位。

6)整理床单位及用物,协助患者取舒适卧位,交代注意事项。

7)规范洗手、记录。

8)撤机操作:核对医嘱,向患者解释,取得配合。

9)按下启动/暂停按钮,关闭机器,小心松解压力护套,撤离机器。

10)协助患者取舒适卧位,整理床单位。

(2)预防深静脉血栓的护理要点

预防措施:基本预防、物理预防及药物预防。

方法与步骤:根据患者预防深静脉血栓评分,确定深静脉血栓风险级别,对患者采取不同的护理措施。使用 DVT 风险评估单对患者实施评估。低危:采取基本预防(鼓励多活动,尤其是下床活动);中危:基本预防+物理预防+药物预防(鼓励多活动并使用弹力袜、抗血栓压力泵及低分子肝素治疗等);高危:基本预防+物理预防+药物预防(鼓励多活动并使用弹力袜、抗血栓压力泵及低分子肝素治疗,必要时口服抗凝药),如有出血危险因素,按医嘱采取相关预防措施。

(3)抗血栓压力泵的性能检查与日常维护

方法与步骤:

1)性能检查:连接电源,将压力充气管与泵连接,并确保在连接插扣处听到一声“咔嚓”,将型号选择好的压力护套扣于患者合适位置,将与压力泵相连的压力管的另一端连接到压力护套上,并确保在连接时听到一声“咔嚓”,证明压力护套和泵连接紧密;打开压力泵开关,绿色指示灯亮起,此时压力泵开始运行。

2)日常维护:①操作人员应认真阅读仪器操作说明书,熟悉机器性能,掌握正确的使用方法;严格按照操作流程开、关机器,使机器始终保持在良好的运行状态。②每次使用完机器后,及时消毒处理,使用湿抹布对主机机壳进行清洁,清洁之后,使用干抹布擦拭主机,避免液体浸入设备。禁止洗涤护套,用柔软的湿抹布轻轻擦拭干净。禁止使用油、苯、酒精、化学产品等清洁仪器,防止化学产品破坏仪器完整性,导致其脆化且易破裂。③做好机器的维护、保养记录。内容包括机器的状态、开机或维修时间、人员等。

【操作评分标准】

抗血栓压力泵使用护理操作评分标准见表 8-10。

表 8-10　抗血栓压力泵使用护理操作评分标准

<table>
<tr><th>项目</th><th colspan="2">评分细则</th><th>得分</th><th>扣分</th><th>备注</th></tr>
<tr><td rowspan="3">案例分析(20 分)</td><td colspan="2">1. 临床思维清晰</td><td>4</td><td></td><td></td></tr>
<tr><td colspan="2">2. 制定病情紧急预案迅速、全面</td><td>8</td><td></td><td></td></tr>
<tr><td colspan="2">3. 思考题回答正确</td><td>8</td><td></td><td></td></tr>
<tr><td rowspan="9">护理技能操作(48 分)</td><td rowspan="2">评估</td><td>1. 了解患者病情、意识、合作程度和心理状况</td><td>4</td><td></td><td></td></tr>
<tr><td>2. 观察患者手术切口、管路及双下肢皮肤情况</td><td>4</td><td></td><td></td></tr>
<tr><td rowspan="2">准备</td><td>1. 用物准备齐全,能说出该项操作的适应证</td><td>4</td><td></td><td></td></tr>
<tr><td>2. 核对身份信息,向患者解释操作目的</td><td>4</td><td></td><td></td></tr>
<tr><td rowspan="5">操作过程</td><td>1. 连接电源,将主机固定于床尾板</td><td>2</td><td></td><td></td></tr>
<tr><td>2. 根据病情在患者身上连接 1 个或 2 个压力护套</td><td>2</td><td></td><td></td></tr>
<tr><td>3. 连接时保证压力护套压迫时松紧适宜,以能伸入 1 个手指为宜</td><td>4</td><td></td><td></td></tr>
<tr><td>4. 将压力护套与主机上的连接管连接,防止连接管打折</td><td>2</td><td></td><td></td></tr>
<tr><td>5. 打开开关,按下启动/暂停按钮以启动正常的运行</td><td>2</td><td></td><td></td></tr>
</table>

续表 8-10

项目		评分细则	得分	扣分	备注
护理技能操作(48分)	操作过程	6. 运行过程中观察压力护套充放气是否正常，观察肢体末端情况，运行过程中询问患者有无不适	4		
		7. 能说出压力护套过紧或过松、连接管打折等情况的影响及处理方法	4		
		8. 撤机操作：结束时按下启动/暂停按钮，关闭机器，松解压力护套，向患者交代注意事项，完善记录	4		
		9. 操作熟练，动作轻柔	4		
		10. 能说出使用禁忌证及机器维护保养的注意事项	4		
人文关怀(12分)		1. 态度亲切、语言恰当	4		
		2. 沟通有效	4		
		3. 宣教内容正确	4		
团队合作(20分)		1. 医护人员衣帽整齐	4		
		2. 情景设计合理，准备充分	4		
		3. 组织有序，限时内完成操作	4		
		4. 情景模拟生动	4		
		5. 总结分析客观、全面	4		

【选择题】

1. 以下哪项不是抗血栓压力泵的适应证　(　　)

A. 长期卧床

B. 多发创伤特别是盆腔、下肢骨折、脊髓损伤导致截瘫

C. 大中型手术及术后

D. 血液高凝状态患者

E. 制动时间超过 72 h 患者

2. 以下哪项不是抗血栓压力泵的禁忌证　(　　)

A. 怀疑有深静脉血栓存在

B. 伤口有渗血情况

C. 脚部患有急性炎症或化脓性炎症

D. 严重的动脉硬化或缺血萎缩性血管疾病

E. 下肢静脉曲张

3. 下肢深静脉血栓形成急性期不会出现　(　　)

A. 突发下肢肿胀　　B. 小腿剧痛

C. 患肢皮温降低呈青紫色　　D. 浅静脉明显曲张

E. 患肢小腿和足背出现水疱

4. 深静脉血栓哪个部位最常见 （　　）

A. 左上肢　　B. 脑部

C. 右上肢　　D. 双下肢

E. 肺部

5. 深静脉血栓患者最严重的并发症是 （　　）

A. 深静脉血栓综合征　　B. 肺栓塞

C. 出血　　D. 水肿

E. 皮肤破溃

【选择题答案】

1. D　2. E　3. D　4. D　5. B

【评判性思考】

1. 请结合实际操作，想想抗血栓压力泵操作的注意事项还有哪些？
2. 针对不同的血栓风险因素，护士如何达到准确的评估效果？
3. 除了物理治疗，目前还有哪些预防血栓的措施？
4. 抗血栓压力泵的禁忌证还有哪些？

模块九　小儿疾病外科护理技术

项目一 先天性巨结肠清洁回流灌肠

先天性巨结肠清洁回流灌肠是将灌肠导管由肛门经直肠并通过肠管狭窄段放至扩张段，一定量的液体通过该灌肠导管少量、多次、反复灌洗结肠，以帮助先天性巨结肠患儿清洁肠道、排便和排气，达到辅助治疗的目的，进而为手术做准备。

【实验学时】

2 学时。

【实验类型】

技能型实验。

【学习目标】

1. 识记　先天性巨结肠清洁回流灌肠的原理、目的和注意事项。
2. 理解　患儿实施先天性巨结肠清洁回流灌肠的方法。
3. 运用　先天性巨结肠清洁回流灌肠过程中与患儿和家属交流，并进行健康教育。

【实验目的】

1. 清洁肠道　为肠道手术及检查做准备。
2. 解除腹胀　解除或缓解腹胀的症状。
3. 减轻中毒　稀释并清除肠道内的有害物质。

【临床案例】

患儿，王××，男，21 d，代主诉“胎粪排出延迟 2 d，间断腹胀、呕吐 15 d”，诊断“先天性巨结肠”。

现病史：21 d 前即患儿出生后，2 d 无胎粪排出，伴腹胀、呕吐，呕吐物初为所进奶水，后变为黄色胆汁样液体。

既往史：既往无心脏病及脑血管病史，无手术、外伤、输血史，无食物、药物过敏史，预防接种史不详。

体格检查：患儿间断哭闹，T 36.8 ℃，P 130 次/min，R 35 次/min，BP 85/47 mmHg，体重 3.8 kg，前囟平软，脐带已脱落，腹部高度膨隆，腹壁静脉显现，四肢自主活动良好，肛诊示小拇指进入稍困难，肛管及直肠黏膜光滑，直肠壶腹部明显空虚，退出手指可见大量气体及大便排出。

辅助检查：腹部正位 X 射线平片提示小肠与结肠扩张，伴有气液平面。

入院后遵医嘱静脉给予营养支持治疗，现遵医嘱给予“先天性巨结肠清洁回流灌肠”。

【操作流程图】

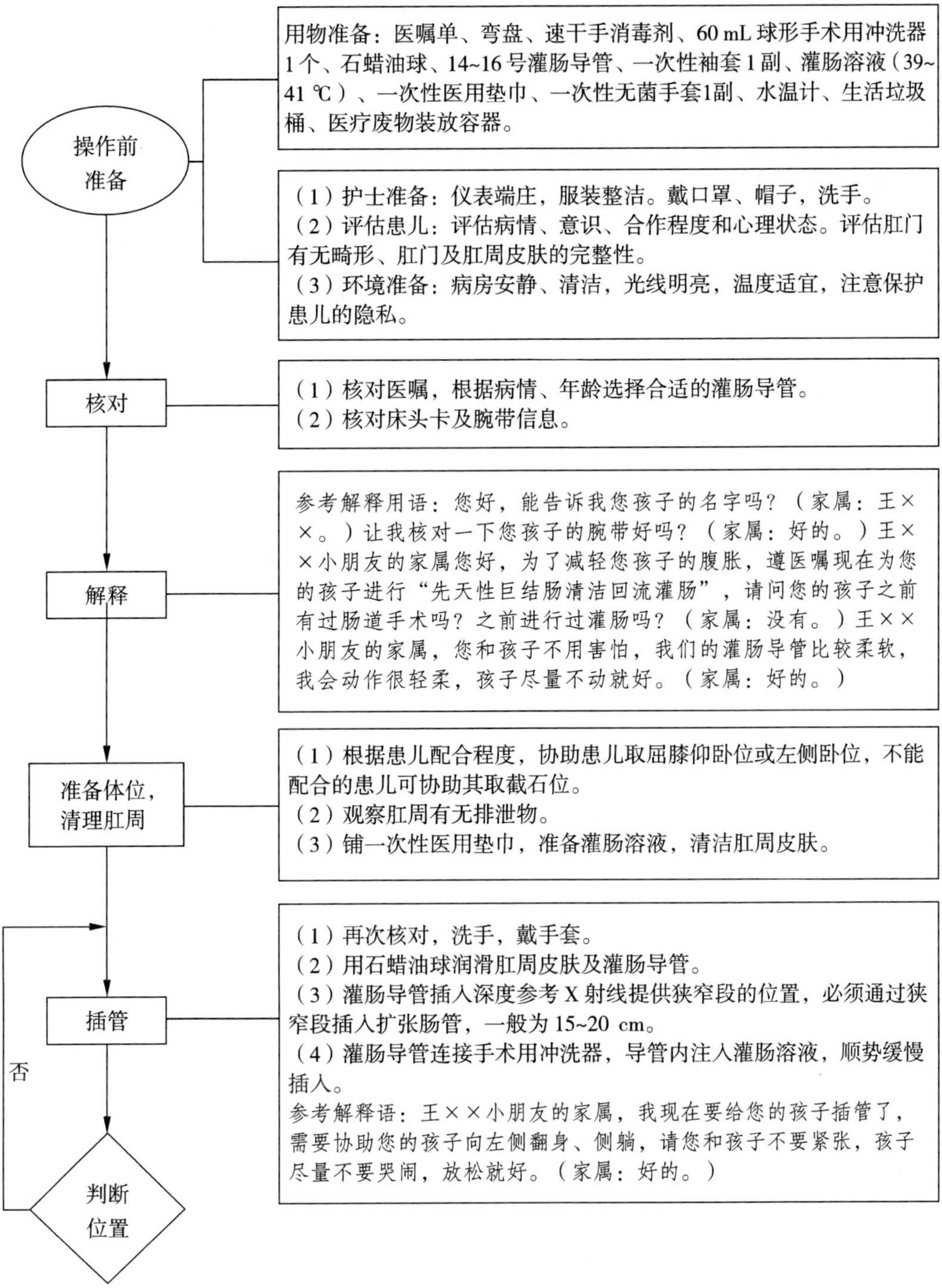

先天性巨结肠清洁回流灌肠

是

固定导管并灌洗	（1）分离灌肠导管与手术用冲洗器，间断经灌肠导管灌入灌肠溶液，每次 20~50 mL，再经手术用冲洗器灌洗出液体，反复多次。 （2）再次核对。 （3）操作过程中，应注意保暖，避免患儿受凉。
停止灌肠	（1）反复多次灌洗，直至排出清亮的灌洗液。 （2）拔管时，将手术用冲洗器与灌肠导管分离，评估灌洗溶液的出入量是否平衡，缓慢拔出导管。
操作后处理	（1）安置患儿：清洁肛周皮肤，整理床单位，协助患儿取舒适体位。 （2）注意事项：观察患儿腹胀有无缓解及大便的颜色、性状、量。 （3）整理用物：分类处理。 （4）洗手，记录。 参考解释语：王××小朋友的家属，先天性巨结肠清洁回流灌肠操作已经结束，如果有少量的稀水样大便排出，不用紧张，如有不适，请及时告知我，我会立即来看您的孩子。（家属：好的。）
操作后评价	（1）患儿和家属了解先天性巨结肠清洁回流灌肠的目的、注意事项，能够配合操作。 （2）护士操作熟练，动作轻柔。 （3）操作中给予患儿及家属心理护理。

【操作要点】

1. 根据患儿先天性巨结肠的类型选择适宜的灌肠导管，有效通过肠管狭窄段。

2. 灌洗溶液：常用 0.9% 氯化钠注射液；温度 39 ~ 41 ℃；根据体重计算灌洗量，一般 100 ~ 200 mL/kg，新生儿≤500 mL。

3. 如果插管过程中，患儿出现口唇发绀、面色苍白，反应差，应立即停止操作，采取急救措施。

4. 如果操作过程中，灌洗溶液推入受阻，排除导管打折、堵塞、扭曲或患儿用力排便，可调整导管位置；如果自灌肠导管内流出鲜红色血性液，应立即停止操作，通知医生，采取急救措施。

【注意事项】

1. 操作前评估病情。若有下消化道出血史，需在医生评估后操作。

2. 保持灌洗溶液出入量基本平衡，禁用清水或 10% 氯化钠注射液灌肠。

3. 腹胀患儿，先行腹部直立位平片，确定无肠穿孔后再行操作。

4. 操作时，动作应缓慢轻柔，保护肛周皮肤，避免皮肤破溃。

5. 常用灌洗溶液：0.9% 氯化钠注射液，如大便干结、有粪石，可应用轻质液状石蜡软化大便，注意避免发生高渗性脱水。

【操作评分标准】

先天性巨结肠清洁回流灌肠操作评分标准见表 9-1。

表 9-1　先天性巨结肠清洁回流灌肠操作评分标准

项目	评分细则	得分	扣分	备注
评估（5 分）	1. 评估患儿病情、意识状态、合作程度和心理状态	2		
	2. 评估肛门有无畸形、肛门及肛周皮肤的完整性	3		
准备质量（5 分）	1. 仪表端庄	1		
	2. 操作前洗手、戴口罩	2		
	3. 用物齐全，摆放有序	2		
操作流程质量（70 分）	1. 携用物至患儿床旁，核对患儿信息	4		
	2. 告知患儿及家属先天性巨结肠清洁回流灌肠的目的及配合方法	4		
	3. 根据患儿配合程度，取屈膝仰卧位、左侧卧位或截石位，观察肛周皮肤是否完整	10		
	4. 铺一次性医用垫巾，准备灌肠溶液，清洁肛周皮肤	8		
	5. 洗手，核对	2		
	6. 检查灌肠导管，参考 X 射线提供狭窄段的位置，预估插入深度	6		
	7. 石蜡油球润滑灌肠导管并连接手术用冲洗器，导管内注入灌肠溶液，顺势缓慢插入，固定	8		
	8. 间断经灌肠导管灌入灌肠溶液，每次 20 ~ 50 mL，再经手术用冲洗器灌洗出液体，反复多次，直至排出清亮的灌洗液	10		
	9. 评估灌洗溶液的出入量是否平衡，缓慢拔出导管，清洗肛门周围皮肤	8		
	10. 协助患儿取舒适卧位，整理床单位	4		
	11. 再次核对	2		
	12. 整理用物，洗手，记录	4		
全程质量（20 分）	1. 严格执行查对制度，关心患儿，保护患儿隐私	2		
	2. 操作熟练，动作轻柔	2		
	3. 注意事项 （1）选择合适的灌肠导管及灌洗溶液 （2）操作时动作缓慢轻柔，受阻时应调整导管位置 （3）保持灌洗溶液出入量基本平衡，禁用清水或 10% 氯化钠注射液 （4）灌肠时要密切观察患儿全身状况，有无呕吐、发热、昏迷、水中毒等症状出现	 2 4 6 4		

【选择题】

1. 在给患儿进行先天性巨结肠清洁回流灌肠时,灌洗溶液的温度是 (　　)

A. 39 ~ 41 ℃　　B. 36 ~ 38 ℃

C. 49 ~ 51 ℃　　D. 41 ~ 43 ℃

E. 50 ~ 52 ℃

2. 先天性巨结肠清洁回流灌肠期间护理操作不正确的是 (　　)

A. 操作过程中,动作轻柔

B. 注意观察出入量是否平衡

C. 根据患儿的病情、年龄选择适宜的灌肠导管

D. 灌洗溶液可选用清水

E. 灌肠导管内若流出鲜红色血性液,应立即采取急救措施

3. 在行先天性巨结肠清洁回流灌肠前,需要评估的内容不包括 (　　)

A. 评估患儿的病情和意识　　B. 评估肛周皮肤的完整性

C. 评估患儿合作程度　　D. 评估病房环境是否安静清洁,光线明亮

E. 不评估是否有肠穿孔,直接行操作治疗

4. 腹胀患儿,确定有无肠穿孔可行哪项便捷、有效的检查 (　　)

A. 腹部正位 X 射线平片　　B. 腹部 CT

C. 心电图　　D. 腹部彩超

E. 腹部 MRI

5. 先天性巨结肠清洁回流灌肠的注意事项不包括 (　　)

A. 禁用清水

B. 灌肠的体位:屈膝仰卧位、左侧卧位或截石位

C. 掌握灌洗溶液的量:新生儿≤600 mL

D. 选择合适的灌肠导管及灌洗溶液

E. 若患儿有下消化道出血史,需评估后再行操作

【选择题答案】

1. A　2. D　3. E　4. A　5. C

【评判性思考】

1. 进行先天性巨结肠清洁回流灌肠时,为使患儿能够更好地配合治疗和护理,如何对患儿及家属进行心理护理?

2. 进行先天性巨结肠清洁回流灌肠时,除了文中已提到的情况,出现哪些情况也应立即停止操作?

项目二　生物反馈治疗护理

【实验学时】

2 学时。

【实验类型】

综合型实验。

【学习目标】

1. 能正确应用生物反馈治疗的护理技术。
2. 能掌握生物反馈治疗的操作流程和护理要点。
3. 能及时、正确、合理地与患儿及家属沟通，实施人文关怀。

【实验准备】

1. 测试测压导管、石蜡油球、75%医用酒精、2%戊二醛消毒液、一次性医用垫、治疗盘、20 mL无菌注射器、生活垃圾桶、医疗废物装放容器。

2. 学生课前准备：每实验小班学生平均分成4组，选出组长1名。小组学生通过课前预习、查阅文献等方法，学习生物反馈治疗的相关知识。

【情境案例】

患儿，闫××，男，7岁，代主诉"先天性巨结肠根治术后5年余，大便不受自主控制1年余"，诊断"先天性巨结肠根治术后大便失禁"。

现病史：患儿5年前行"先天性巨结肠根治术"，1年前无明显诱因出现大便失禁。

既往史：既往无食物、药物过敏史，预防接种随当地进行，5年前行"腹腔镜腹会阴联合巨结肠根治术"，有输血史。

体格检查：患儿神志清楚、精神好。T 36.9 ℃，P 85次/min，R 19次/min，BP 102/58 mmHg，体重16 kg，腹平软，肛周皮肤潮红、糜烂。

辅助检查：腹部立位平片显示病变肠段以上肠管扩张；肛门直肠测压示直肠肛门抑制反射弱。

入院后遵医嘱给予流质饮食，保持肛周皮肤清洁干燥，生物反馈治疗。

【实验内容与步骤】

1. 案例讨论

(1)患儿初入病房,护士如何接待患儿?

学生分组,每组选3位同学进行角色扮演,1名护士、1名家属、1名患儿,分别进行评析。

(2)情境一:患儿出现大便失禁,由医生判断是否需要行生物反馈治疗的护理技术,遵医嘱给予实施。

分析以下问题:

1)正确操作流程包括哪些步骤?

2)生物反馈治疗技术的护理要点有哪些?

答:

1)正确的操作流程:①打开"肛肠动力检测"软件系统并排气。②经肛门向直肠插入测试测压导管,出水口距肛缘1.5 cm左右,固定。③机器调零及设置基线。④按排便动作检测模式连接训练装置,点击调零按钮,待波形稳定后打开"生物反馈训练"文件夹,选择好训练项目,屏幕上即出现所需训练的三维动画界面,具体有3种生物反馈训练模式,即腹压和肛门括约肌协调训练、腹压训练、肛门括约肌松弛训练。腹压和肛门括约肌协调训练为嘱咐患儿做收腹动作,收腹时间必须坚持6 s以上,在做收腹动作的同时,协调做肛门松弛动作,松弛时间亦须坚持6 s以上。腹压训练为嘱咐患儿做收腹动作,收腹时间必须坚持6 s以上。肛门括约肌松弛训练为嘱咐患儿做肛门松弛动作,松弛时间亦须坚持6 s以上。患儿均需练习3种生物反馈训练模式。⑤生物反馈治疗完毕后,点击屏幕右上方的"结束"按钮,再点"存盘"按钮,将波形存盘。

2)生物反馈治疗技术的护理要点:①操作过程中动作轻柔,保护患儿肛周皮肤。②操作过程中保护患儿隐私,注意保暖,避免发生上呼吸道感染。

(3)情境二:护士在给患儿行生物反馈治疗护理操作时,在拔出测试测压导管时,导管末端的球囊坠入肛门。

分析以下问题:

1)此时护士应该如何安抚患儿及家属?

2)出现此情况,护士应该怎样处理坠入肛门的球囊?

答:

1)此时护士应该:①应镇定,安抚患儿及家属,避免患儿过分紧张,转移患儿注意力。②告知患儿及家属不要过于担心,球囊在患儿肠道内不会对患儿造成危害,球囊会随着大便排出。

2)肛门内球囊的处理方法:①制动,避免患儿剧烈活动导致球囊在直肠内移位,可应用开塞露纳肛,促使患儿排便。②若仍未排出,应立即告知医生,密切观察患儿排便时球囊的排出情况,必要时行电子结肠镜取出。

(4)情境三:护士在操作时,点击"开始"按钮后,灌注压始终未达到300 mmHg。

分析以下问题:

1)当压力值未达到,可能出现了哪些情况?

2)当压力未达到,会影响哪些测试的结果?

答:

1）原因分析：①储水瓶密封不完整。②排气插孔的接头未连接好。③测试导管密封不完整。

2）设置基线后，行生物反馈治疗时，显示屏里的动画无反应，结果有偏差。

2. 每组学生代表发言，教师点评分析。

3. 技能训练

（1）生物反馈治疗的操作方法

1）检测前准备：先将蒸馏水加入机器的储水瓶中，拧紧瓶盖，使之不漏气，再将所有接插件正确连接相对应器件接口。

2）打开“肛肠动力检测”软件系统及排气：点击“肛肠动力检测”按钮，确认系统运行后，输入患儿信息，点击屏幕右上方“开始”按钮，等灌注压达到 300 mmHg 时，点击右下方“水阀”按钮，打开水阀，轻捏压力传感器上的橡胶钮进行排气。

3）经肛门向直肠插入石蜡油球润滑后的测试：测压导管，出水口距肛缘 1.5 cm 左右，固定。

4）机器调零及设置基线：对每个通道上的压力传感器进行调零，调整完毕，待波形稳定后设置基线。

5）按排便动作检测模式连接训练装置：点击调零按钮，待波形稳定后打开“生物反馈训练”文件夹，选择好训练项目，屏幕上即出现所需训练的三维动画界面，具体有 3 种生物反馈训练模式，即腹压和肛门括约肌协调训练、腹压训练、肛门括约肌松弛训练。①腹压和肛门括约肌协调训练，嘱咐患儿做收腹动作，收腹时间必须坚持 6 s 以上，在做收腹动作的同时，协调做肛门松弛动作，松弛时间亦须坚持 6 s 以上。②腹压训练，嘱咐患儿做收腹动作，收腹时间必须坚持 6 s 以上。③肛门括约肌松弛训练，嘱咐患儿做肛门松弛动作，松弛时间亦须坚持 6 s 以上。患儿均需练习 3 种生物反馈训练模式。

6）生物反馈治疗完毕后，点击屏幕右上方的“结束”按钮，再点“存盘”按钮，将波形存盘。

（2）生物反馈治疗仪器的性能检查与日常维护

1）使用前检查仪器性能，给储水瓶充水时，需缓慢进行。充水完毕，拧紧瓶盖，以防漏气。

2）使用本仪器时，医务人员应将各测压件准备好，按要求接好各接头，使传感器和测压水路保持一定的压力。将显示值调至某一数值，观察 3 min，其数值应保持变化至 3.75 mmHg。

3）操作后将测试测压导管用清水清洗干净，将测试测压导管检查端放入 2% 戊二醛消毒液中消毒 60 min，再用清水清洗，最后用 75% 医用酒精擦拭消毒，将测试测压导管密封保存。

【操作评分标准】

生物反馈治疗护理操作评分标准见表 9-2。

表9-2　生物反馈治疗护理操作评分标准

项目		评分细则	得分	扣分	备注
案例分析(20分)		1. 临床思维清晰	4		
		2. 制定病情紧急预案迅速、全面	8		
		3. 思考题回答正确	8		
护理技能操作(48分)	评估	1. 了解患儿病情、意识、合作程度和心理状态	2		
		2. 观察患儿肛周皮肤情况	2		
	准备	1. 用物准备齐全,能说出该项操作的适应证	4		
		2. 核对患儿身份信息,向患儿及家属解释操作目的	4		
	操作过程	1. 着装规范,戴无菌手套,必要时穿隔离衣	2		
		2. 开机,检测操作系统及灌注系统正常	2		
		3. 协助患儿采取左侧卧位,背对仪器	2		
		4. 打开系统输入患儿信息,点击“开始”按钮	4		
		5. 灌注压达到300 mmHg时,开启水阀,排气	2		
		6. 石蜡油球润滑测试测压导管前端,经肛门插入,出水口离肛缘1.5 cm,固定	4		
		7. 协助患儿取屈膝仰卧位,休息2～10 min	4		
		8. 设置基线,如有干扰,取消,重新设置	2		
		9. 将导管的第八导联连接三通接口,注入30 mL气体至刺激球内,关闭三通开关,打开“生物反馈训练”按钮,选择训练项目,逐个练习	4		
		10. 结束后点击“结束”和“存盘” 按钮,保存数据	2		
		11. 打开三通开关,排出球囊内的气体和水,嘱患儿深呼吸,做排便动作,同时缓慢拔出导管,清洗后浸泡消毒	4		
		12. 能说出操作及机器维护保养的注意事项	4		
人文关怀(12分)		1. 态度亲切、语言恰当,关心患儿	4		
		2. 沟通有效	4		
		3. 宣教内容正确	4		
团队合作(20分)		1. 医护人员衣帽整齐	4		
		2. 情景设计合理,准备充分	4		
		3. 组织有序,限时内完成操作	4		
		4. 情景模拟生动	4		
		5. 总结分析客观、全面	4		

【选择题】

1. 行生物反馈治疗的护理技术前,准备事项中不包括哪一项 ( )
A. 有心电图结果
B. 患儿排便 1 次
C. 有传染病结果
D. 患儿排尿 1 次
E. 有肝功能的结果

2. 打开系统,点击“开始”按钮后,等灌注压达到多少数值,才可以开启水阀 ( )
A. 300 mmHg
B. 100 mmHg
C. 200 mmHg
D. 250 mmHg
E. 350 mmHg

3. 插入测试测压导管后,出水口距离肛缘 ( )
A. 1 cm
B. 1.5 cm
C. 2 cm
D. 2.5 cm
E. 3 cm

4. 生物反馈治疗的护理技术中,下列哪项是训练协调能力的 ( )
A. 腹压训练
B. 肛门括约肌收缩训练
C. 肛门括约肌松弛训练
D. 腹压和肛门括约肌松弛训练
E. 腹压和肛门括约肌协调训练

5. 下列哪项不是生物反馈治疗的护理技术适应证 ( )
A. 肌源性大便失禁
B. 原发性大便失禁
C. 新生儿巨结肠
D. 其他肛肠严重器质性疾病
E. 功能性便秘

【选择题答案】

1. E　2. A　3. B　4. E　5. D

【评判性思考】

1. 请分析侧卧位与屈膝仰卧位哪种更有利于操作生物反馈治疗的护理技术?
2. 操作过程中,患儿突然哭闹,护士该如何处理?

项目三 小儿会阴部中药化敷治疗护理

【实验学时】

2 学时。

【实验类型】

综合型实验。

【学习目标】

1. 能正确实施小儿会阴部中药化敷治疗技术。
2. 能掌握小儿会阴部中药化敷治疗技术的操作要点。
3. 能及时、正确、合理地与患儿及家属沟通,实施人文关怀。

【实验准备】

1. 物品准备　无菌纱布、无菌手套、医用胶布、医用剪刀、无菌治疗巾、湿润烧伤膏、生活垃圾桶、医疗废物装放容器等。

2. 学生课前准备　每实验小班学生平均分成 4 组,选出组长 1 名。小组学生通过课前预习、查阅文献等方法,学习正确实施小儿会阴部中药化敷治疗技术的相关知识。

【情景案例】

患儿,韩××,男,3 岁,代主诉"发现排尿口位置异常 3 年余",诊断"先天性尿道下裂"。

现病史:患儿尿道外口位于阴茎体根部,阴茎下弯。

既往史:无药物过敏史,无肝炎、肺结核病史,预防接种按计划进行,无手术、外伤、输血史。

体格检查:T 36.5 ℃,P 96 次/min,R 24 次/min,BP 96/53 mmHg,体重 16.5 kg。发育正常,营养良好。尿道外口位于阴茎体根部,阴茎下弯,背侧包皮堆积。

辅助检查:彩超检查示双侧睾丸体积偏小。

入院完善相关检查后行"尿道成形术+筋膜组织瓣成形术+阴茎下弯矫治术+会阴部负压封闭引流(vacuum sealing drainage,VSD)置入术",术后给予抗生素、营养药物应用。切口愈合良好,主管医生拆除会阴部 VSD,打开阴茎切口处敷料,给予 0.5% 碘伏消毒,1 d 后出现血痂,遵医嘱给予患儿应用小儿会阴部中药化敷治疗技术。

【实验内容与步骤】

1. 案例讨论

(1)患儿术后返回病房，护士如何接待患儿?

学生分组，每组选3名同学进行角色扮演，1名护士、1名家属、1名患儿，分别进行评析。

(2)如何为该患儿创面愈合情况进行评估?

2名同学进行角色扮演，1名患儿、1名护士，进行创面愈合情况评估，讨论并评析。

(3)情境一：该患儿术后拆除会阴部VSD负压引流装置，会阴部出现血痂，遵医嘱行会阴部中药化敷治疗技术。

分析以下问题：

1)小儿会阴部中药化敷治疗技术正确操作流程有哪些?

2)小儿会阴部中药化敷治疗技术实施时的注意事项有哪些?

答：

1)正确操作步骤：①护士仪表端庄，着装规范，洗手，戴口罩，用物准备齐全，摆放有序。②环境安静、清洁，光线明亮，温度适宜，注意保护患儿隐私。③核对患儿信息，向患儿及家属解释操作目的。④评估患儿病情、意识、合作程度和心理状态；观察患儿会阴部血痂及切口情况，告知患儿及家属配合方法、取平卧位。⑤洗手，铺无菌治疗巾，裁剪合适大小的无菌纱布，给予0.5%碘伏消毒会阴部，涂抹厚度1 mm的湿润烧伤膏，范围大于血痂面积，敷料缠绕、医用胶布固定，松紧适宜，以龟头血运良好、颜色正常为宜，操作过程中询问患儿有无不适。⑥4～6 h后拆除会阴部中药化敷敷料，给予0.5%碘伏消毒，观察血痂情况，必要时继续给予会阴部中药化敷治疗技术。⑦再次核对，向患儿及家属交代注意事项，安抚患儿情绪，避免剧烈活动导致敷料脱落。⑧清洁患儿会阴部，协助患儿取舒适体位，整理床单位。⑨整理用物，洗手，记录。

2)实施时注意事项：①根据患儿会阴部血痂情况，裁剪合适大小的无菌纱布，以免遮挡尿道口，导致尿液污染敷料。②涂抹湿润烧伤膏厚度为1 mm，范围大于血痂面积。③敷料缠绕松紧适宜，以免影响血运。④修剪血痂时，需操作熟练，动作轻柔，避免强行拉扯导致出血。⑤告知患儿及家属，避免剧烈活动，以防敷料脱落。

(4)情境二：护士为患儿进行中药化敷治疗过程中，患儿家属询问“敷料打开后，会阴部出现的白色黏稠物是什么?”

分析以下问题：

1)此时护士应如何解答?

2)中药化敷治疗过程中的观察要点有哪些?

答：

1)处理方式：①做好患儿和家属的解释工作，告知家属白色黏稠物是中药化敷后残留的药物及液化物(药物在创面上促使坏死层液化，自动向外排出，堆积于创面上，即形成白色黏稠液化物)，使患儿及家属对中药化敷治疗技术有所了解，缓解其紧张焦虑情绪。②给予0.5%碘伏消毒会阴部，清除已软化血痂，动作准确、轻柔细致。

2）观察要点：①密切观察患儿敷料是否出现渗血、龟头血运是否良好，必要时打开敷料。②观察患儿会阴部血痂是否软化脱落，清除已脱落血痂。③观察患儿会阴部敷料有无污染、潮湿，以防创面感染；如有化脓感染，及时告知医生给予相应处理。

（5）情境三：护士为患儿进行中药化敷治疗，在周期换药过程中，患儿会阴部切口出现血性渗出液。

分析以下问题：

1）小儿会阴部中药化敷治疗技术能否继续实施？

2）如何预防切口出现血性渗液？

答：

1）不能实施。

2）做好健康宣教：①告知患儿及家属，避免剧烈活动及哭闹。②清洁干燥。③保持大便通畅，避免用力排便。

2. 每组学生代表发言，教师点评分析。

3. 技能训练

（1）小儿会阴部中药化敷治疗技术的实施方法及步骤

适应证：阴茎术后切口出现血痂。

方法与步骤：

1）护士仪表端庄，着装规范，洗手，戴口罩，用物准备齐全，摆放有序。

2）环境安静、清洁，光线明亮，温度适宜，注意保护患儿的隐私。

3）核对患儿信息，向患儿及家属解释操作目的。

4）评估患儿病情、意识、合作程度和心理状态，观察患儿会阴部血痂及切口情况，告知患儿及家属配合方法、取平卧位。

5）洗手，铺无菌治疗巾，裁剪合适大小的无菌纱布，给予0.5%碘伏消毒会阴部，涂抹厚度1 mm的湿润烧伤膏，范围大于血痂面积，敷料缠绕、医用胶布固定松紧适宜，以龟头血运良好、颜色正常为宜，操作过程中询问患儿有无不适。

6）4～6 h后拆除会阴部中药化敷敷料，给予0.5%碘伏消毒，观察血痂情况，必要时继续给予会阴部中药化敷治疗技术。

7）再次核对，向患儿及家属交代注意事项，安抚患儿情绪，避免剧烈活动导致敷料脱落。

8）清洁患儿会阴部，协助患儿取舒适体位，整理床单位。

9）整理用物，洗手，记录。

（2）小儿会阴部中药化敷治疗技术的操作要点

1）裁剪大小合适的无菌纱布，涂抹湿润烧伤膏的厚度为1 mm、范围大于血痂面积为宜，敷料松紧适宜。

2）修剪未完全脱落的血痂，操作熟练，动作轻柔，避免强行牵拉导致出血。

【操作评分标准】

小儿会阴部中药化敷治疗护理操作评分标准见表9-3。

表9-3　小儿会阴部中药化敷治疗护理操作评分标准

项目		评分细则	得分	扣分	备注
案例分析(20分)		1. 临床思维清晰	4		
		2. 制定病情紧急预案迅速、全面	8		
		3. 思考题回答正确	8		
护理技能操作(48分)	评估	1. 评估患儿病情、意识、合作程度和心理状态	3		
		2. 观察患儿会阴部血痂及切口情况	3		
	准备	1. 仪表端庄,着装规范,洗手,戴口罩	3		
		2. 用物准备齐全,摆放有序	3		
	操作过程	1. 核对患儿信息,向患儿及家属解释操作目的	3		
		2. 告知患儿及家属配合方法、采取平卧位	3		
		3. 洗手,铺无菌治疗巾,裁剪合适大小的无菌纱布	4		
		4. 给予0.5%碘伏消毒会阴部,涂抹厚度1 mm、范围大于血痂面积的湿润烧伤膏	4		
		5. 敷料缠绕、胶布固定松紧适宜,以龟头血运良好、颜色正常为宜,实施过程中询问患儿有无不适	4		
		6. 4~6 h后拆除会阴部中药化敷敷料,给予0.5%碘伏消毒,观察血痂情况,必要时遵医嘱继续给予会阴部中药化敷治疗技术	4		
		7. 协助患儿取舒适体位,整理床单位	4		
		8. 再次核对,向患儿及家属交代注意事项	4		
		9. 操作熟练,动作轻柔	3		
		10. 整理用物,洗手,记录	3		
人文关怀(12分)		1. 态度亲切,语言恰当,关心患儿	4		
		2. 沟通有效	4		
		3. 宣教内容正确	4		
团队合作(20分)		1. 医护人员衣帽整齐	4		
		2. 情景设计合理,准备充分	4		
		3. 组织有序,限时内完成操作	4		
		4. 情景模拟生动	4		
		5. 总结分析客观、全面	4		

【选择题】

1. 实施小儿会阴部中药化敷治疗技术,最重要的是　(　　)

A. 取半卧位　　B. 保持大便通畅

C. 禁食,静脉输液　　D. 准确记录出入量
E. 观察血痂清除和龟头血运情况

2. 关于小儿会阴部中药化敷治疗,正确的说法是（　　）
A. 绝对卧床　　B. 患儿应禁食
C. 给予静脉高营养支持　　D. 应保持体液平衡
E. 随时观察会阴部切口处是否有血性液渗出

3. 小儿会阴部中药化敷治疗的观察要点不包括（　　）
A. 密切观察患儿会阴部切口处是否有血性液渗出
B. 准确记录出入水量
C. 密切观察患儿会阴部创面愈合情况
D. 充分保持创面清洁
E. 湿润烧伤膏涂抹厚度、面积适宜

4. 小儿会阴部中药化敷治疗技术主要适用于哪一种疾病（　　）
A. 肾积水　　B. 先天性尿道下裂
C. 腹部损伤　　D. 鞘膜积液
E. 肾母细胞瘤

5. 实施小儿会阴部中药化敷治疗技术时,湿润烧伤膏厚度为（　　）
A. 0.5 mm　　B. 2 mm
C. 1 mm　　D. 5 mm
E. 0.1 mm

【选择题答案】

1. E　2. E　3. B　4. B　5. C

【评判性思考】

1. 请结合实际操作,在小儿会阴部中药化敷治疗过程中,敷料被尿液浸湿后应如何处理?

2. 进行小儿会阴部中药化敷治疗时,如何对患儿及其家属进行心理护理,使其更好地配合治疗?

项目四 小儿会阴部负压封闭引流护理

【实验学时】

2 学时。

【实验类型】

综合型实验。

【学习目标】

1. 能正确操作负压封闭引流(VSD)冲洗技术。
2. 能掌握小儿会阴部 VSD 冲洗技术的观察要点。
3. 能掌握小儿会阴部 VSD 冲洗技术的相关并发症。
4. 能及时、正确、合理地与患儿及家属沟通,实施人文关怀。

【实验准备】

1. 物品准备　负压引流装置(包括负压引流瓶、负压吸引表阀、一次性使用吸引引流管)、止血钳、一次性使用输液器、0.9% 氯化钠注射液、无菌手套 1 副、医用管道标识、生活垃圾桶、医疗废物装放容器等。

2. 学生课前准备　每实验小班学生平均分成 4 组,选出组长 1 名。小组学生通过课前预习、查阅文献等方法,学习小儿会阴部 VSD 冲洗技术的正确操作方法及观察要点等相关知识。

【情景案例】

患儿,贺××,男,6 岁,代主诉"发现排尿口位置异常 6 年余",诊断"先天性尿道下裂"。

现病史:患儿尿道外口位于阴茎体冠状沟处,阴茎略微下弯。

既往史:无药物过敏史,无肝炎、肺结核病史,预防接种按计划进行,无手术、外伤、输血史。

体格检查:T 36.4 ℃,P 84 次/min,R 21 次/min,BP 98/64 mmHg,体重 25 kg。发育正常,营养良好。尿道外口位于阴茎体冠状沟处,阴茎体下弯,背侧包皮堆积。

辅助检查:DR 检查,心肺膈未见明显异常。

入院完善相关检查后,行"尿道成形术+筋膜组织瓣成形术+阴茎下弯矫治术+会阴部 VSD 置入术",术后遵医嘱给予抗生素、营养支持治疗,应用小儿会阴部 VSD 冲洗技术。

【实验内容与步骤】

1. 案例讨论

(1)尿道下裂患儿术后返回病房,护士如何接待患儿及家属?

学生分组,每组选3名同学进行角色扮演,1名护士(需要观察患儿阴茎部情况,询问小便时有无特殊现象)、1名患儿、1名家属,分别进行评析。

(2)如何为该患儿实施VSD冲洗技术?

2名同学进行角色扮演,1名患儿、1名护士,进行VSD冲洗技术演练。讨论并评析。

(3)情境一:患儿术后返回病房,T 36.6 ℃,P 88 次/min,R 22 次/min,BP 98/64 mmHg,遵医嘱行会阴部VSD冲洗技术。

分析以下问题:

1)小儿会阴部VSD冲洗技术正确操作流程有哪些?

2)小儿会阴部VSD冲洗技术观察要点有哪些?

答:

1)正确操作步骤:①护士仪表端庄,着装规范,洗手,戴口罩,用物准备齐全,摆放有序。②环境清洁、明亮,温度适宜,保护患儿的隐私。③评估患儿病情、意识、合作程度和心理状态。④核对患儿信息,向患儿及家属解释操作目的及配合方法,协助患儿取平卧位。⑤检查负压引流装置是否完好,检查一次性使用输液器内液体有无气泡,排气成功。⑥洗手,戴无菌手套,用止血钳夹闭患儿会阴部引流管,并将负压吸引表阀调零。⑦正确消毒后连接患儿会阴部引流管与负压引流瓶,连接患儿会阴部引流管与一次性使用输液器,遵医嘱调节滴速,引流瓶低于会阴部创面60~100 cm。⑧调节负压吸引表阀,使其压力维持在0.02~0.04 MPa,松开止血钳,负压引流装置的护创敷料快速塌陷,内部管型清晰可见,观察引流液的颜色、性质和量,引流管保持通畅,固定妥善。⑨协助患儿取舒适卧位,整理床单位,再次核对,向患儿及家属交代注意事项,整理用物,洗手,记录。

2)观察要点:①给予妥善固定,避免打折、阻塞。②使负压引流管处于密闭状态。③保持持续负压吸引,压力维持在0.02~0.04 MPa之间。④观察引流液的颜色、性质及量,如引流液为鲜红色血性液,则提示有活动性出血,应停止吸引,立即通知医生。⑤保持护创敷料清洁干燥,如有污染立即更换。

(4)情境二:术后第3天,护士巡视病房,发现患儿会阴部负压引流装置的护创敷料鼓起。

分析以下问题:

1)此时护士应该如何处理?

2)小儿会阴部VSD冲洗技术潜在并发症有哪些?

答:

1)处理方式:①检查是否引流物堵塞管腔、引流管有无打折。如有堵塞,夹闭患儿会阴部引流管,再关闭负压吸引表阀,向堵塞管道内注射适量生理盐水抽吸引流物,必要时更换引流管。②检查负压引流装置的护创敷料是否因护创敷料封闭不严而导致漏气,如有漏气,告知医生给予更换。③检查负压引流装置是否损坏,中心负压是否异常,必要时给予更换负压引流装置及负压吸引表阀。

2)潜在并发症:疼痛、引流不畅、活动性出血等。

(5)情境三:护士巡视病房时,患儿诉会阴部疼痛,查看负压吸引表阀压力大于0.04 MPa。

分析以下问题：

1）此时护士应如何做？

2）护士如何正确、合理地与患儿及家属沟通？

答：

1）正确评估疼痛程度，调节负压吸引表阀，压力维持在0.02～0.04 MPa，用缓慢阶梯式方法调节负压，逐步减轻患儿疼痛。必要时可遵医嘱给予镇痛药物。

2）沟通方式：①保持和蔼的态度、友好的语言与患儿及家属进行沟通。②加强巡视，做好患儿和家属的解释工作，通过健康宣教，使患儿及家属对会阴部VSD冲洗技术有所了解，缓解其紧张焦虑情绪。

2. 每组学生代表发言，教师点评分析。

3. 技能训练

（1）小儿会阴部VSD冲洗技术的实施方法

适应证：会阴部二类或三类切口、会阴部感染性创面等。

方法与步骤：

1）护士仪表端庄，着装规范，洗手，戴口罩，用物准备齐全，摆放有序。

2）环境清洁、明亮，温度适宜，保护患儿的隐私。

3）了解患儿病情、意识、合作程度和心理状态。

4）核对患儿信息，向患儿及家属解释操作目的，告知患儿及家属配合方法、取平卧位。

5）检查负压引流装置是否完好，检查一次性使用输液器内液体有无气泡，排气成功；洗手，戴无菌手套；用止血钳夹闭患儿会阴部引流管，并将负压吸引表阀调零。

6）正确消毒后连接患儿会阴部引流管与负压引流瓶；连接患儿会阴部引流管与一次性使用输液器，遵医嘱调节滴速，引流瓶低于会阴部创面60～100 cm。

7）调节负压吸引表阀，使其压力维持在0.02～0.04 MPa，松开止血钳，负压引流装置的护创敷料快速塌陷，内部管型清晰可见，观察引流液的颜色、性质和量，挤捏各引流管通畅，固定妥善。

8）协助患儿取舒适卧位，整理床单位，再次核对，向患儿及家属交代注意事项，整理用物，洗手，记录。

（2）小儿会阴部VSD冲洗技术的护理要点

1）严密观察引流液的颜色、性质和量。

2）使负压引流管局部处于密闭状态。

3）保持持续负压吸引，压力维持在0.02～0.04 MPa。

4）给予妥善固定，避免打折、阻塞。

5）保持护创敷料清洁干燥，如有污染立即更换。

（3）负压引流装置的性能检查、清洁与消毒

方法与步骤：

1）性能检查：将档位选择开关拨到“关闭”档位，调节旋钮逆时针旋转归零，将负压吸引表阀及真空终端插头插入真空终端插座内孔，待听到“咔嗒”声响后表示安装到位。旋

转调节旋钮,顺时针负压增大,逆时针负压减小。

2)清洁与消毒:①用物专人专用。②负压吸引瓶液体达到2/3满时及时给予更换、清倒、冲洗、消毒。如使用一次性负压引流袋,直接废弃。③负压吸引表阀用含氯消毒液清洁擦拭并设专人管理及维护。

【操作评分标准】

小儿会阴部负压封闭引流护理操作评分标准见表9-4。

表9-4　小儿会阴部负压封闭引流护理操作评分标准

项目		评分细则	得分	扣分	备注
案例分析(20分)		1.临床思维清晰	4		
		2.制定病情紧急预案迅速、全面	8		
		3.思考题回答正确	8		
护理技能操作(48分)	评估	1.评估患儿病情、意识、合作程度及心理状态	2		
		2.观察患儿会阴部VSD冲洗情况	2		
	准备	1.着装规范,洗手,戴口罩	2		
		2.用物准备齐全,摆放有序	2		
	操作过程	1.核对患儿信息,向患儿及家属解释操作目的	2		
		2.告知患儿及家属配合方法、采取平卧位	2		
		3.检查负压引流装置是否完好。检查一次性使用输液器内液体有无气泡,排气成功	4		
		4.洗手,戴无菌手套,用止血钳夹闭患儿会阴部引流管近端,并将负压吸引表阀调零	4		
		5.正确消毒后,连接患儿会阴部引流管与负压引流瓶	4		
		6.连接患儿会阴部引流管与一次性使用输液器,遵医嘱调节滴速	4		
		7.引流瓶低于会阴部创面60~100 cm	4		
		8.调节负压吸引表阀,使压力维持在0.02~0.04 MPa,松开止血钳	4		
		9.负压接通后,负压引流装置的护创敷料快速塌陷,内部管型清晰可见	3		
		10.观察引流液的颜色、性质和量,挤捏各引流管通畅,固定妥善	3		
		11.协助患儿采取舒适卧位,整理床单位	2		
		12.再次核对,向患儿及家属交代注意事项	2		
		13.整理用物,洗手,记录	2		

续表 9-4

项目		评分细则	得分	扣分	备注
人文关怀(12分)		1. 态度亲切,语言恰当,关心患儿	4		
		2. 沟通有效	4		
		3. 宣教内容正确	4		
团队合作(20分)		1. 医护人员衣帽整齐	4		
		2. 情景设计合理,准备充分	4		
		3. 组织有序,限时内完成操作	4		
		4. 情景模拟生动	4		
		5. 总结分析客观、全面	4		

【选择题】

1. 小儿会阴部 VSD 冲洗技术的护理中,最重要的一项是　　(　　)
   A. 给予静脉高营养支持　　B. 禁食,静脉输液
   C. 准确记录出入量　　D. 取半卧位
   E. 能够正确观察护创敷料干湿度和会阴部皮肤情况
2. 患儿在会阴部 VSD 冲洗期间正确的护理是　　(　　)
   A. 观察负压吸引是否有效　　B. 患儿应禁食
   C. 给予静脉高营养支持　　D. 不应调节负压
   E. 绝对卧床
3. 小儿会阴部 VSD 冲洗的护理措施不包括　　(　　)
   A. 正确观察护创敷料干湿度和阴囊颜色
   B. 充分保持创面清洁
   C. 运用 VSD 有效的负压吸引加快创面愈合
   D. 维持正常体液平衡
   E. 正确调节冲洗速度
4. 患儿行会阴部 VSD 冲洗时适宜的负压是　　(　　)
   A. 0.01 ~ 0.05 MPa　　B. 0.02 ~ 0.04 MPa
   C. 0.05 ~ 0.06 MPa　　D. 0.03 ~ 0.05 MPa
   E. 0.2 ~ 0.4 MPa
5. 小儿会阴部 VSD 冲洗技术的优点不包括　　(　　)
   A. 能够运用 VSD 有效的负压吸引加快创面愈合
   B. 会阴部 VSD 术后应用引流管冲洗,充分保持创面清洁
   C. 会阴部 VSD 的护创敷料能有效防止交叉感染的发生
   D. 能够及时、正确、合理地与患儿及家属沟通,实施人文关怀
   E. 会阴部 VSD 的透明性粘贴护创敷料能观察创面愈合情况

【选择题答案】

1. E 2. A 3. D 4. B 5. D

【评判性思考】

1. 小儿会阴部 VSD 冲洗技术实施后,如何对患儿及家属进行健康教育?

2. 小儿会阴部 VSD 冲洗技术实施后,怎样预防相关并发症的发生?

模块十　周围血管疾病护理技术

项目一 踝泵运动

踝泵运动是指踝关节用力、缓慢、全范围地跖屈、背伸、外翻、内旋活动，其能够促进下肢血液循环和淋巴回流，有效预防下肢深静脉血栓发生，对患者术后早期功能恢复至关重要。

【实验学时】

2 学时。

【实验类型】

技能型实验。

【学习目标】

1. 识记　踝泵运动的原理、目的、操作要点、注意事项。
2. 理解　踝泵运动的适应证、禁忌证、操作流程。
3. 运用　能运用所学知识与患者有效沟通，正确指导患者进行踝泵运动的练习，并对患者及家属进行健康教育。

【实验目的】

1. 通过下肢肌肉的收缩和放松，促进下肢血液循环。
2. 缓解下肢肿胀，预防下肢深静脉血栓形成。

【临床案例】

患者，丁××，女，58 岁，主诉“发作性头晕 1 周，加重 3 d”，诊断“脑梗死”。

现病史：患者 1 周前无明显诱因间断发作性头晕，休息后症状缓解，未引起重视，3 d 前加重。

既往史：患者既往有高血压 8 年、糖尿病 5 年，未规律服药，血压、血糖控制不详。

体格检查：神志清楚，精神好，T 36.4 ℃，P 92 次/min，R 23 次/min，BP 167/103 mmHg，双侧瞳孔等大等圆，对光反射灵敏。四肢肌张力正常，饮水无呛咳。

入院后遵医嘱给予抗凝、抗血小板凝集、改善循环及营养神经药物等治疗，入院第 3 天在局麻下经右股动脉穿刺行“全脑血管造影术”，术后返回病房。右股动脉穿刺处绷带加压包扎，沙袋压迫，遵医嘱实施“踝泵运动”指导。

【操作流程图】

操作前准备	（1）护士准备：仪表端庄，服装整洁。 （2）患者准备：向清醒患者解释踝泵运动的目的及注意事项，嘱其排空小便。 （3）环境准备：安静、清洁，光线明亮，温度适宜，注意保护患者的隐私。
核对	（1）核对医嘱。 （2）核对患者床尾卡及腕带信息。
解释	参考解释语：您好，请问您叫什么名字？（患者：丁××。）能让我看一下您的腕带吗？（患者：好的。）丁女士，由于您现在卧床休息,而长时间卧床容易引发下肢深静脉血栓的发生，为了促进您双下肢的血液循环，预防下肢深静脉血栓形成。请您跟随我做以下动作。您现在需要上卫生间吗？（患者：不需要。）
安置体位，暴露脚踝及足部	协助患者取舒适体位，并协助其脱掉袜子，暴露脚踝与足部。
指导患者	（1）向患者解释踝泵运动的操作要领：踝泵运动分为屈伸和绕环两组动作。 （2）屈伸运动：指导患者背伸脚踝关节，至最大限度保持 5~10 s；指导患者跖屈脚踝关节，至最大限度保持 5~10 s。 （3）绕环运动：指导患者做以脚踝关节为中心，踝关节的跖屈、内翻、背伸、外翻组合在一起的“360° 环绕运动”。
判断是否掌握	否：返回“指导患者”；是：进入“交代注意事项”
交代注意事项	（1）踝泵运动每组 10~20 次，每 1~2 h 做 1 组。 （2）注意肢体、体位的正确摆放。 （3）练习中如感觉疼痛明显，可减少锻炼的次数，足与小腿间的角度小于 90° 。 参考解释语：丁女士，请您每 1~2 h 做 1 组，每组 10~20 次；做的时候双腿要伸直，脚踝发力，小腿肌肉要有酸胀感才有效；练习中如感觉疼痛明显，可减少锻炼的次数。（患者：好的。）
操作后处理	（1）安置患者：协助患者取舒适体位，整理床单位。 （2）整理用物分类、统一处理。 （3）洗手，记录护理记录单。 参考解释语：丁女士，踝泵运动这组动作已经做完，您可稍做休息，有什么不适请及时告诉我。（患者：好的。）
操作后评价	（1）患者及家属了解踝泵运动的目的、注意事项，能够配合操作。 （2）护士操作熟练，动作轻柔。 （3）操作中给予患者心理护理。

踝泵运动

【操作要点】

1. 屈伸运动

(1)协助患者取平卧位,双下肢伸直,肌肉放松。

(2)指导患者缓缓勾起足尖,尽力使足尖朝向自己,至最大限度保持5~10 s,以患者感到酸胀感为有效。

(3)指导患者脚尖缓缓下压,至最大限度保持5~10 s,以患者感到酸胀感为有效。

(4)然后嘱患者放松,稍休息后可再次进行下一组动作。

2. 绕环运动

(1)协助患者取平卧位,双下肢伸直,肌肉放松。

(2)指导患者一侧肢体以脚踝关节为中心,脚趾做360°绕环,旋转踝关节,尽力保持动作幅度最大化,旋转1圈后放松。

3. 操作频次　踝泵运动分为屈伸和绕环两种动作。建议踝泵运动1组/(1~2)h,10~20次/组,屈伸加绕环为1次。

【注意事项】

1. 注意肢体、体位的正确摆放。

2. 踝泵运动过程中,注意检查下肢肌肉有效收缩情况,以患者感到下肢肌肉酸胀为有效。

3. 患者锻炼时,如屈伸环绕引起下肢伤口疼痛感,可减小幅度。

4. 指导患者进行主动锻炼。

5. 各种原因导致的踝关节功能不稳定者、肌腱与下肢肌肉处于挛缩状态者禁止进行踝泵运动。

6. 开始进行踝泵运动时用较小的力量,逐渐适应后再增加强度。练习中如感觉疼痛明显,可减少锻炼的次数。

7. 踝泵运动每1组/(1~2)h ,10~20次/组。

【操作评分标准】

踝泵运动操作评分标准见表10-1。

表10-1　踝泵运动操作评分标准

项目	评分细则	得分	扣分	备注
评估(6分)	1. 评估患者病情、意识状态	2		
	2. 评估患者的心理状态及合作程度	2		
	3. 患者术后穿刺部位情况	2		

续表 10-1

项目	评分细则	得分	扣分	备注
准备质量(4分)	1. 护士着装整洁、洗手、戴口罩	2		
	2. 用物齐全,摆放有序	1		
	3. 室温适宜,光线充足	1		
操作流程质量(70分)	1. 携用物至患者床旁,核对患者信息	5		
	2. 告知患者踝泵运动的目的及配合方法	6		
	3. 卫生手消毒,根据患者病情取平卧位,协助其脱掉袜子,暴露脚踝与足部	5		
	4. 观察患者下肢皮肤及足背动脉搏动情况	10		
	5. 再次卫生手消毒	5		
	6. 向患者解释踝泵运动的操作要领	5		
	7. 指导患者背伸脚踝关节,至最大限度保持 5 ~ 10 s;指导患者跖屈脚踝关节,至最大限度保持 5 ~ 10 s。指导患者一侧肢体以踝关节为中心 360°旋转脚踝关节并尽力保持动作幅度最大化	12		
	8. 踝泵运动:屈伸加绕环作为 1 组,10 ~ 20 次/组,踝泵运动每 1 组/(1 ~ 2)h	12		
	9. 协助患者穿戴衣物,取舒适卧位,卫生手消毒	5		
	10. 整理用物,洗手,记录护理记录单	5		
全程质量(20分)	1. 严格查对制度,关心患者	2		
	2. 操作熟练,指导流畅	3		
	3. 注意事项			
	(1)踝泵运动过程中,注意检查下肢肌肉有效收缩情况,以患者感到下肢肌肉酸胀为有效	3		
	(2)指导患者进行主动锻炼	5		
	(3)患者锻炼时,如伸屈环绕引起下肢伤口疼痛感,可减少幅度	3		
	(4)各种原因导致的踝关节功能不稳定者、肌腱与下肢肌肉处于挛缩状态者禁止进行踝泵运动	2		
	(5)踝泵运动每 1 组/(1 ~ 2)h ,10 ~ 20 次/组	2		

【选择题】

1. 踝泵运动分为哪两项运动　（　　）

A. 膝关节伸展运动,踝关节旋转运动　B. 踝关节跖屈运动,踝关节旋转运动

C. 膝关节伸展运动,踝关节跖屈运动　D. 踝关节跖屈运动,股四头肌功能运动

E. 髋关节跖屈运动,踝关节跖屈运动

2. 踝关节旋转运动是以哪个关节为中心,做多少度旋转,旋转时尽力保持动作幅度最大,旋转 1 圈后放松　（　　）

A. 踝关节,300°　　B. 膝关节,360°

C. 膝关节,300°　　D. 踝关节,360°

E. 膝关节,300°~360°

3. 踝泵运动的目的是什么 (　　)

A. 通过下肢肌肉的收缩和放松,促进下肢血液循环

B. 促进手术后伤口的愈合

C. 减少皮肤受力面积

D. 增加肺的通气量和咳嗽能力,防止痰液堆积

E. 使呼吸道分泌物松脱而易于排出体外

4. 护士指导患者背伸脚踝关节和跖屈脚踝关节至最大限度需要保持多久 (　　)

A. 2~3 s　　B. 5~10 s

C. 3~5 s　　D. 10~20 s

E. 10~15 s

5. 以下踝泵运动的注意事项错误的是 (　　)

A. 踝泵运动过程中,注意检查下肢肌肉有效收缩情况,以患者感到下肢肌肉酸胀为有效

B. 指导患者进行被动锻炼

C. 患者锻炼时,如伸屈环绕引起下肢伤口疼痛感,可减少幅度

D. 各种原因导致的踝关节功能不稳定者、肌腱与下肢肌肉处于挛缩状态者禁止进行踝泵运动

E. 踝泵运动每次练习1组/(1~2)h,10~20次/组

【选择题答案】

1. B　2. D　3. A　4. B　5. B

【评判性思考】

1. 为什么卧床患者会引起下肢深静脉血栓?

2. 踝泵运动为什么可以预防下肢深静脉血栓?

项目二 溶栓导管护理

溶栓导管技术是将溶栓导管置入病变血管并跨越血栓段，将溶栓药物由导管侧孔直接作用于血栓，从而达到溶解血栓的目的。该技术具有用药量少、避免麻醉、创伤性小、作用显著等优点。

【实验学时】

2 学时。

【实验类型】

技能型实验。

【学习目标】

1. 识记　导管溶栓的原理、目的、操作要点、注意事项。
2. 理解　溶栓导管护理技术操作流程。
3. 运用　溶栓导管护理过程中能与患者交流，并对患者和家属实施健康宣教。

【实验目的】

1. 为溶栓导管患者实施正确的护理措施。
2. 术后溶栓导管内注入药物，减轻肿胀，减少下肢张力，缓解疼痛，促进血栓的溶解。
3. 通过对溶栓导管的观察，更好地判断患者病情。

【临床案例】

患者，王××，男，61 岁，以“左下肢肿胀 3 d，加重伴疼痛 1 d”为主诉，诊断“左下肢深静脉血栓形成”。

现病史：患者 3 d 前无明显诱因出现左下肢肿胀，不伴有胸闷、胸痛、恶心、呕吐，未给予关注，之后持续肿胀加重伴疼痛。

既往史：患者有高血压 5 年。既往无药物过敏史，无肝炎、肺结核、糖尿病病史。

体格检查：T 37.2 ℃，P 84 次/min，R 21 次/min，BP 142/85 mmHg，心肺正常。左下肢肿胀，张力高。

辅助检查：彩超示左下肢股静脉、腘静脉、胫前后静脉低回声，未见血流信号。D-二聚体 2.8 μg/mL(正常值 0～0.5 μg/mL)。

入院后遵医嘱给予抗凝、溶栓、保护胃黏膜等药物治疗。现遵医嘱实施“溶栓导管护理技术”。

【操作流程图】

操作前准备	物品准备：治疗车、治疗盘、治疗巾、吉尔碘、棉签、注射器（50 mL）、一次性压力延长管、输液贴、巡视单、治疗单、弯盘、利器盒、溶栓药物、注射泵、电源线（必要时备配电盘）、管道标识、速干手消毒剂、生活垃圾桶、医疗废物袋装容器。
	（1）护士准备：仪表端庄，服装整洁，洗手，戴口罩。 （2）评估患者：评估病情、意识、合作程度及心理状态。评估溶栓导管周围皮肤及下肢血运情况。评估有无出血史。 （3）环境准备：安静、清洁，光线明亮，温度适宜，注意保护患者隐私。
↓ 核对	（1）核对医嘱。 （2）核对患者床尾卡及腕带信息，解释操作目的及配合方法。
↓ 解释	参考解释语：您好，请问您叫什么名字？（患者：王××。）能让我看一下您的腕带吗？（患者：好的。）王先生，为了进一步治疗，尽可能地溶解血栓，遵医嘱为您进行“溶栓导管泵入药物”，通过溶栓导管微量泵入溶栓药物，达到溶解血栓的目的。您最近有没有牙龈出血、皮肤散在出血点的情况呢？您最近有没有小便颜色发红、大便颜色发黑的情况呢？王先生，您不用害怕，我会操作很轻柔，您现在需要去卫生间吗？（患者：不需要。）
↓ 安置体位	（1）卫生手消毒，协助清醒患者取平卧位。观察溶栓导管有无移位、扭曲、脱管，溶栓导管是否通畅。 （2）卫生手消毒，准备注射泵，确保性能良好。
↓ 连接注射泵	核对药物，溶栓导管连接口处消毒，连接一次性压力延长管，排气后安装于微量泵上，再次核对患者信息及药物，设置速度，启动微量泵。 参考解释语：王先生，请您平躺。现在要给您用药了，请您不要紧张，请您的腿不要弯曲。（患者：好的。）
↓ 固定导管及注射泵管	（1）妥善固定溶栓导管，粘贴管路标识，注明留置日期及时间。 （2）连接注射器，粘贴药物标识，注明日期和时间。 （3）再次核对。
↓	

操作后处理

（1）卫生手消毒，安置患者，整理床单位，协助患者取舒适体位。
（2）交代注意事项，在溶栓期间要防止导管脱出。
（3）卫生手消毒，整理用物，医疗垃圾分类处理。
（4）洗手，记录。
参考解释语：王先生，现在溶栓药物已经给您用上了，请您在床上翻身活动时，幅度不要太大，以免溶栓导管打折、扭曲、牵拉、脱出。（患者：好的。）

↓

操作后评价

（1）患者和家属了解溶栓药物的目的、注意事项，能够配合操作。
（2）导管妥善固定，避免脱出。
（3）护士操作熟练，动作轻柔。
（4）操作中给予患者心理护理。
（5）护理记录单准确、客观、规范。
（6）指导患者及家属观察有无出血倾向。

【操作要点】

1. 患者取平卧位，暴露置管区域，核对医嘱和药液，注明药名、浓度、剂量、速度。

2. 检查微量泵性能，连接延长管，排气后安装到微量泵上。

3. 固定微量泵。

4. 遵医嘱设置输注速度、量。

5. 连接导管通路，启动微量泵。

6. 更换药液时，应先暂停微量泵输注，核对患者信息，正确无误后，更换药液，再启动微量泵开始注射。

【注意事项】

1. 置管溶栓患者应绝对卧床，以避免溶栓导管移位、扭曲、脱管。一般采用平卧位或健侧位，床尾抬高15°～30°，以利于下肢静脉回流，减轻下肢肿胀。嘱患者做踝泵运动，防止新的血栓形成。

2. 观察患肢皮肤颜色、温度及足背动脉搏动情况。

3. 严密观察患者皮肤黏膜、牙龈有无出血，尿液颜色，导管穿刺处有无出血、渗血；观察患者有无头痛、呕吐、意识障碍等，以判断有无颅脑出血倾向。

4. 观察患者有无胸闷、呼吸困难等，以判断有无肺栓塞发生。

5. 严格执行无菌操作，防止感染发生。

6. 注意皮肤受压情况，及时更换体位，预防皮肤压力性损伤。指导患者合理饮食，多饮水，保持大便通畅，戒烟限酒。

【操作评分标准】

溶栓导管护理操作评分标准见表10-2。

表 10-2 溶栓导管护理操作评分标准

项目	评分细则	得分	扣分	备注
评估（5 分）	1. 评估患者病情、意识状态、合作程度和心理状态	3		
	2. 评估溶栓导管处周围皮肤情况；了解有无出血	2		
准备质量（5 分）	1. 仪表端庄，服装整洁	1		
	2. 操作前洗手、戴口罩	2		
	3. 用物齐全，摆放有序	2		
操作流程质量（70 分）	1. 评估环境，房间消毒	2		
	2. 携用物至患者床旁，核对患者信息	3		
	3. 告知患者溶栓导管护理技术的目的及配合方法	5		
	4. 卫生手消毒，根据患者病情取平卧位，观察溶栓导管是否通畅	5		
	5. 卫生手消毒，戴手套	3		
	6. 检查溶栓导管长度并做标记	2		
	7. 观察患者溶栓置管有无移位、扭曲、受压	2		
	8. 观察患者溶栓置管处有无渗血、敷料是否清洁，局部是否出现血肿	6		
	9. 核对医嘱和药液，注明药名、浓度、剂量、速度	6		
	10. 卫生手消毒，检查微量泵性能，固定微量泵	3		
	11. 严格消毒溶栓导管连接口处，正确连接一次性延长管，排气后安装到微量泵上	6		
	12. 遵医嘱设置输注速度	6		
	13. 连接导管通路，启动微量泵	5		
	14. 更换药液时，应先暂停微量泵输注，取出注射器，更换完毕后，放回微量泵，复查注射无误后，再启动微量泵开始注射	10		
	15. 协助患者取舒适卧位，卫生手消毒，脱手套	3		
	16. 整理用物，洗手，记录	3		
全程质量（20 分）	1. 严格查对制度，关心患者	2		
	2. 操作熟练，动作轻柔	2		
	3. 全面告知注意事项			
	（1）置管溶栓患者应绝对卧床，以避免溶栓导管移位、扭曲、脱管	2		
	（2）观察患肢皮肤颜色、温度及足背动脉搏动情况	3		
	（3）严密观察患者皮肤黏膜、牙龈有无出血，尿色，导管穿刺处有无出血、渗血；观察患者有无头痛、呕吐、意识障碍，以判断有无颅脑出血倾向，如有上述症状，应立即通知医生，采取相应措施	4		
	（4）严格执行无菌操作，及时更换导管穿刺处敷料并消毒导管，绝对禁止外露的导管向血管内插入，在病情许可的情况下尽可能缩短置管时间	4		
	（5）注意皮肤受压情况，及时更换体位，预防皮肤压力性损伤	3		

【选择题】

1. 溶栓导管堵塞的常见原因　(　　)

A. 导管打折、扭曲　B. 导管内无血栓形成

C. 溶栓效果不理想　D. 血肿形成

E. 导管质量欠佳

2. 溶栓导管的护理要点不包括　(　　)

A. 密切观察给药时间及患者的病情变化，遵医嘱调节给药速度及浓度，并做好详细记录

B. 注意血压的变化，溶栓过程中严密观察患者生命体征，出现异常及时处理

C. 患者如在溶栓过程中出现烦躁、意识障碍加重、瞳孔异常等改变，并伴有鼻出血和四肢肌力瘫痪加重等各种异常反应时，应立即停止溶栓，并通知医生

D. 患者如在用药过程中出现寒战、高热等不良反应时，不应停止溶栓

E. 严格遵医嘱给药

3. 溶栓导管的注意事项不包括　(　　)

A. 观察患者有无牙龈出血、鼻出血、血尿或黑便、皮肤青紫、瘀斑，头痛、呕吐、肢体活动异常等，如有应立即告知医生

B. 避免导管移位、扭曲、脱管

C. 不用观察患者下肢皮肤、颜色、温度及血运情况，只观察导管情况

D. 卧床休息，适当抬高患者，饮食清淡，易消化，保持大便通畅

E. 避免导管接口处断裂

4. 深静脉血栓属于下肢静脉回流障碍性疾病，该疾病主要的致病因素不包括(　　)

A. 血流缓慢　B. 静脉壁损伤

C. 高凝状态　D. 外伤

E. 患者运动量少

5. 溶栓导管的禁忌证不包括　(　　)

A. 高龄且病情危重的患者要慎用　B. 近期有脑梗死、脑出血病史

C. 2 周内大手术、创伤者　D. 有消化道出血，其他活动性出血的患者

E. 轻度的肝肾功能障碍者

【选择题答案】

1. A　2. B　3. C　4. D　5. E

【评判性思考】

1. 深静脉血栓可采取哪些方法来预防？
2. 除了置管溶栓治疗深静脉血栓，目前还有哪些治疗手段？
3. 溶栓导管的禁忌证有哪些？

项目三 颈动脉内膜剥脱术后护理

【实验学时】

3学时。

【实验类型】

综合型实验。

【学习目标】

1. 正确掌握颈动脉内膜剥脱术后护理常规。
2. 熟悉颈动脉内膜剥脱术后护理注意事项。
3. 熟练运用深静脉血栓形成风险评估表对患者进行血栓风险评估。
4. 能及时、正确、合理地与患者沟通，实施人文关怀。

【实验准备】

1. 物品准备　治疗盘、治疗车、治疗巾、吉尔碘、棉签、无菌敷贴、速干手消毒剂。

2. 学生课前准备　每实验小班学生平均分成4组，选出组长1名。课前通过预习、查阅文献等学习颈动脉内膜剥脱术的相关知识。

【情境案例】

患者，张××，男，66岁，以“头晕1 d，加重伴左下肢麻木20 d”为主诉入院。诊断“右侧颈动脉狭窄”。

现病史：5年前无明显原因出现头晕、头痛，劳累后加重，休息后缓解，10 d前运动后突然头晕加重，不能正常行走，约5 min后，稍有缓解。

既往史：既往有高血压、糖尿病、高脂血症、脑梗死病史。嗜好吸烟，18支/d。

体格检查：神志清楚，精神欠佳，T 36.5 ℃，P 84次/min，R 21次/min，BP 162/102 mmHg，体重78 kg。

辅助检查：颈部超声多普勒示双侧颈动脉内中膜增厚并斑块形成，右侧颈内动脉起始处斑块并狭窄，狭窄率70%，64排CT检查示双侧颈内动脉膨大处管腔狭窄，左、右侧分别约为30%、80%。

入院5 d后在全麻下行“右侧颈动脉内膜剥脱术”，术后给予抗血小板凝集、降压类、活血化瘀等药物治疗。

【实验内容与步骤】

1. 案例讨论

(1)患者初入病房,护士如何接待患者?

学生分组,每组选 4 名同学进行角色扮演,2 名护士、1 名家属、1 名患者,分别进行评析。

(2)护士如何指导患者进行血压自我监测?

学生分组,每组选 2 名同学进行角色扮演,1 名患者、1 名护士进行血压自我监测,讨论并评析。

(3)情境一:该患者入院后 5 d 行"右颈动脉内膜剥脱术",术后安全返回病房,患者神志清,精神尚可,T 37.3 ℃ ,P 92 次/min,R 23 次/min,BP 125/72 mmHg,右颈部切口敷料清洁无渗出,保留颈部皮下引流管,血性引流液少量,尿管通畅,引流尿液清晰,呈淡黄色。

分析以下问题:

1)该患者术后的护理措施有哪些?

2)如何对该患者进行出院前健康教育?

答:

1)护理措施:①观察生命体征,术后每小时测量血压、心率、脉搏、呼吸、血氧饱和度,重点监测血压。血压过高可引起脑高灌注综合征;过低引起脑缺血,从而导致脑梗死。并注意观察神志情况,伸舌情况以及双侧瞳孔情况。②体位,患者需绝对卧床,术后患者床头抬高 30°,头偏向一侧,预防术后呕吐引起窒息。③手术切口:观察颈部切口敷料有无渗血,引流物的颜色、性质和量,观察局部有无肿胀不适;询问患者有无呼吸困难,颈部不适等症状,必要时床旁备气管切开包;术后密切观察,一旦出现切口活动性出血或张力性血肿、呼吸道受压性呼吸困难等症状,应使用床边备用的气管切开包紧急拆除切口缝线,解除血肿压迫,必要时气管切开。④术后观察患者意识、四肢肌力,手术对侧肢体有无感觉、运动障碍,有无视力障碍及失语、口角歪斜、吞咽功能障碍等。⑤疼痛:观察疼痛的性质、持续时间、部位,必要时给予药物治疗。⑥监测凝血功能,严密观察皮肤及黏膜出血、手术切口出血、便血、颅内出血等,并监测出凝血时间。⑦观察尿量改变,必要时记录 24 h 出入水量。⑧皮肤的护理:定时翻身,必要时应用气垫床,预防压力性损伤。

2)出院前健康教育:①饮食指导,给予高蛋白、高纤维素、高维生素、低盐、低脂的饮食,保持大便通畅。②日常生活方式指导,戒烟、保持生活规律、情绪稳定,避免劳累,出院后 3 ~4 周内限制重体力活动,避免剧烈活动。③药物指导,出院后遵医嘱按时服药。监测是否出现牙龈易出血、便血、皮下血肿等出血倾向,如有上述情况应及时就诊。④定期随访,嘱患者术后 1、3、6 个月和以后每半年门诊随访。

(4)情境二:患者术后 1 d 出现右颈部肿胀,体温 39.5 ℃,彩超示右颈部皮下血肿。

分析以下问题:

1)该患者出现了哪些并发症?

2)该患者的观察要点是什么?

答：

1）并发症：术后出现了右颈部伤口的皮下血肿。

2）观察要点：注意观察切口敷料有无渗血，引流管是否通畅，维持有效的负压引流，观察并记录引流液的颜色、性状及量，如短时间内引流大量的鲜红色血性液体，警惕是否是活动性出血并及时通知医生。

（5）情境三：护士术后第1天在为患者进行治疗时，发现患者间断出现乱语，所答非所问，不能正确回答问题，诉头痛欲裂、恶心呕吐。

分析以下问题：

1）此时患者可能发生了什么？

2）患者出现这种情况，护士应如何进行护理？

答：

1）患者出现了脑高灌注综合征。

2）护理措施：①体位，床头抬高30°，头偏向健侧，保持呼吸道通畅。②引流管，密切观察引流物的颜色、性质和量，保持引流管通畅，避免患者因脑部高灌注烦躁而拔管。③密切监测生命体征，结合患者基础血压，遵医嘱严格控制血压在一定范围内。④药物治疗，遵医嘱给予20%甘露醇进行脱水药物应用。

2. 每组学生代表发言，教师点评分析。

3. 技能训练　更换皮下引流袋的操作方法。

适应证：留置皮下引流管的患者。

方法与步骤：

1）携用物至床旁，核对床号、患者姓名、住院号、腕带，做好解释并让患者取合适体位，做好心理护理。

2）观察引流袋引流液的颜色、性状及量，并做好记录。

3）卫生手消毒，戴手套，引流管下铺无菌巾，用止血钳夹闭引流管尾端；从接口处由近端向远端，环形消毒引流管接口两遍，取无菌纱布包裹接口处进行分离，将已更换的引流袋放入医疗废物装放容器。

4）先消毒引流管接口横断面，再由近端向远端环形消毒接口两遍，将引流管与待换引流袋紧实连接，松开止血钳。

5）挤压引流管，确认引流通畅，保持引流袋低于切口平面，妥善固定，标识清楚。

6）协助患者取舒适卧位，向患者讲解注意事项。

7）脱手套，洗手，记录更换日期、时间。

【操作评分标准】

颈动脉内膜剥脱术后护理操作评分标准见表10-3。

表 10-3 颈动脉内膜剥脱术后护理操作评分标准

项目		评分细则	得分	扣分	备注
案例分析(20分)	1. 临床思维清晰		4		
	2. 制定病情紧急预案迅速、全面		8		
	3. 思考回答正确		8		
护理技能操作(48分)	评估	1. 了解患者病情、意识状态、合作程度和心理状态	4		
		2. 观察患者切口、管路及下肢皮肤情况	4		
	准备	1. 用物准备齐全,能说出该项操作的适应证	4		
		2. 核对身份信息,向患者解释操作目的	2		
	操作过程	1. 协助患者取舒适体位	2		
		2. 观察患者生命体征及意识、声音,有无头痛、呕吐等症状	6		
		3. 观察患者手术切口敷料有无渗血、固定是否完好	6		
		4. 观察颈部是否肿胀,观察手术切口皮下引流管是否通畅,引流液的颜色、性状、量	6		
		5. 向患者交代注意事项,完善记录	4		
		6. 操作熟练,动作轻柔	4		
		7. 能陈述颈动脉内膜剥脱术后注意事项	6		
人文关怀(12分)		1. 态度亲切、语言恰当	4		
		2. 沟通有效	4		
		3. 宣教内容正确	4		
团队合作(20分)		1. 医护人员衣帽整齐	4		
		2. 情景设计合理,准备充分	4		
		3. 组织有序,限时内完成操作	4		
		4. 情景模拟生动	4		
		5. 总结分析客观、全面	4		

【选择题】

1. 颈动脉内膜剥脱术后需密切监测不包含 （　　）

A. 生命体征　　B. 头痛、呕吐

C. 四肢活动障碍、伸舌异常　　D. 意识障碍

E. 皮肤情况

2. 颈动脉内膜剥脱术后患者出现声音嘶哑、进食呛咳、说话费力、音调降低、鼻唇沟变浅、鼓腮漏气、霍纳综合征(患侧眼球轻微下陷,瞳孔缩小,上睑下垂,同侧面部无汗)等表现,判断为患者出现 （　　）

A. 神经损伤　　B. 高灌注综合征

C. 四肢活动障碍、伸舌异常　　D. 血肿

E. 低血糖反应

3. 颈动脉内膜剥脱术后出院宣教指导不包含　　（　　）

A. 出院后 3 ~4 周内限制重体力活动，避免剧烈活动。术后 7 d 练习颈部运动，术后 10 d 内禁止泡浴，防止伤口裂开及感染

B. 保持情绪稳定，避免过度紧张、兴奋以及情绪波动。养成良好的生活习惯，戒烟戒酒，合理饮食，劳逸结合

C. 药物治疗很重要，应遵医嘱按时服药。监测是否出现牙龈易出血、便血、皮下血肿等出血倾向，如有上述情况应及时就诊

D. 定期进行复查

E. 出院带药服完就不再继续服用

4. 在脑血管意外中，占比例最高的疾病是　　（　　）

A. 脑出血　　B. 颈动脉狭窄、闭塞

C. 动脉瘤　　D. 缺血性脑中风

E. 脑梗死

5. 颈动脉内膜剥脱术的指征不包括　　（　　）

A. 6 个月内 1 次或多次短暂性脑缺血发作，颈动脉狭窄 ≥70%

B. 6 个月内 1 次或多次轻度非残性脑卒中，颈动脉狭窄 ≥70%

C. 无症状性颈动脉狭窄>70%

D. 颈动脉狭窄<70%，但血管造影或其他检查提示狭窄病变处于不稳定状态，如狭窄表面不光整、溃疡或有血栓形成

E. 脑卒中后遗症

【选择题答案】

1. E　2. A　3. E　4. D　5. E

【评判性思考】

1. 请结合实际操作，想想颈动脉内膜剥脱术对颈动脉化学感受器有无影响？
2. 除了颈动脉内膜剥脱术，目前还有哪些方法可以治疗颈动脉内膜狭窄？
3. 颈动脉内膜剥脱术的禁忌证有哪些？

项目四　下肢深静脉血栓形成术前护理

【实验学时】

3 学时。

【实验类型】

综合型实验。

【学习目标】

1. 掌握下肢深静脉血栓形成术前护理常规，能够使用 Autar DVT 风险评估表对患者进行血栓风险评估。

2. 掌握下肢深静脉血栓形成术前的护理流程。

3. 掌握下肢深静脉血栓形成术前护理技术，观察肢体的皮肤颜色、温度、血运情况及肿胀、疼痛程度。

【实验准备】

1. 物品准备　模型人、卷尺、皮温计、笔、术前评估表、下肢垫。必要时备抢救车、床旁彩超。

2. 学生课前准备　每实验小班学生平均分成 4 组，选出组长 1 名。小组通过课前预习、查阅参考文献等学习下肢深静脉血栓形成的相关知识。

【情境案例】

患者，李××，男，72 岁，以"突发左下肢肿胀 3 d"为主诉入院。

现病史：患者 10 d 前因车祸致左侧胫骨骨折，遂于当地医院行左侧胫骨骨折手法复位支具外固定术。3 d 前突然出现左下肢肿胀、疼痛，家属给予热敷、按摩等措施，未见好转。

既往史：患者静脉血栓史，高血压 5 年[口服降压药，维持血压（120～140）/（80～90 mmHg）]，嗜好吸烟（15 支/d）及高脂饮食。无药物过敏史，无肝炎、肺结核、糖尿病病史。

体格检查：神志清楚，精神好，T 37.5 ℃，P 88 次/min，R 18 次/min，BP 160/80 mmHg。

辅助检查：实验室检查 D-二聚体 6.35 mg/L。下肢血管超声多普勒示左侧股总、股浅、股深、腘、胫前、胫后及肌间静脉局部管腔增宽，管腔内均可探及附壁低回声，CDFI 示左侧股总静脉腔内可见血流信号通过，左侧股浅、股深静脉腔内可见条状血流信号，左侧腘、胫前、胫后及肌间静脉未见血流信号。

入院后遵医嘱给予抗凝、活血化瘀等药物治疗，嘱患者患肢应用下肢体位垫，抬高腿，禁止患肢热敷、按摩等治疗。拟进行“下肢深静脉AnjioJet血栓抽吸术”，现遵医嘱实施该手术术前护理。

【实验内容与步骤】

1. 案例讨论

(1) 患者初入病房，护士如何接待患者？

学生分组，每组选4名同学进行角色扮演，2名护士、1名家属、1名患者，分别进行评析。

依据患者入院流程管理要求，病房值班护士主动、热情接待患者及其家属，及时安排床位，通知医生。带领患者及家属熟悉病室环境，将患者送至床旁，妥善安置。给予入院环境介绍，责任护士对新入院患者进行首次护理评估，应用Autar DVT风险评估表，进行风险评估并填写风险评估表。关注患者的心理、情绪状态，认真履行告知程序，取得患者主动配合，满足其心理、身体上的安全需要，消除紧张情绪。

(2)如何为该患者进行专科检查？

3名同学进行角色扮演，1名患者、1名家属、1名病房责任护士，评估下肢患肢的皮肤温度、颜色、血运情况及肿胀、疼痛程度。进行下肢静脉血栓形成专科检查，讨论并评析。

(3)情境一：该患者入住病房，神志清楚，T 37.3 ℃，P 92次/min，R 23次/min，BP 125/72 mmHg，左下肢肿胀明显。

分析以下问题：

1)该患者发生下肢深静脉血栓形成的原因及高危因素有哪些？

2)下肢深静脉血栓形成的护理要点有哪些？

答：

1)外伤导致血管壁损伤、手术后长期卧床而导致血流缓慢、因患者有静脉血栓史，可能引起患肢血液凝血及溶血机制异常。该患者发生血栓的高危因素有高龄、卧床时间长、静脉血栓史、手术、创伤、吸烟。

2)下肢深静脉血栓形成的护理要点：①心理护理，医务人员向患者讲解疾病有关知识，消除患者因患肢疼痛、肿胀、长期卧床等原因导致情绪抑郁，增加自信心，积极配合治疗，共建良好护患关系。②环境，给患者一个安静、舒适、整洁的环境，保持适宜的温度和相对湿度，室温应保持在22～25 ℃，注意保暖。③饮食，如病情允许，进食低脂、高纤维、易消化食物，避免血液黏稠度增高，造成血液淤滞；严格戒烟，因烟草中的尼古丁可引起血管收缩，影响患肢血液循环；保持大便通畅，避免因腹压增高而影响下肢静脉回流。④静脉穿刺，常规静脉输液时应避免患肢穿刺，因患肢静脉回流缓慢，在穿刺过程中特别是大隐静脉穿刺，容易损伤静脉内膜。⑤患侧肢体护理，发病后5～7 d内绝对卧床休息；禁止按摩，以免造成血栓脱落，发生肺栓塞危及生命；严禁冷、热敷，因冷敷可减少组织代谢，同时会引起血管收缩，不利于解除痉挛和建立静脉的侧支循环，热敷会促进组织代谢,加快血液循环刺激栓子脱落,且栓塞后患肢感觉迟钝,易造成皮肤的烫伤;抬高患肢高于心脏水平 20 ~30 cm,膝关节微屈,给予下肢垫应用,足背屈伸运动,每日数十次,每次 3 ~5 min;密切观察肢体皮温、颜色、水肿及足背动脉搏动情况;患肢供血障碍,局部压迫易引起缺血、缺氧,要注意保持床单的平整、清洁,预防压疮。⑥遵医嘱给予术前常规护理,评估患者是否对头孢及碘造影剂过敏;手术视野的皮肤准备:按穿刺部位做好双侧腹股沟及其他部位的毛发处理,督促清洗干净;术前 1 d 晚 8 时和术日早 8 时加测体温、脉搏、呼吸、血压各 1 次,如有异常及时报告医生进行处理或暂停手术;术前准备药品、敷料和 1 kg 重的沙袋;一般患者术前 4 h 禁食水,以防术中呕吐,全麻患者术前 8 h 禁食水。

(4)情境二:患者入院后 1 d 出现突发胸闷、憋喘。

分析以下问题:

1)该患者为何会突发胸闷、憋喘的表现?

2)发生肺栓塞急救措施有哪些?

答:

1)该患者发生了肺栓塞。

2)急救措施:①制动,立即卧床休息。患侧肢体严禁按摩,防止血栓再次脱落。②吸氧,给予高流量吸氧。如缺氧明显并伴有高碳酸血症者,则给予面罩吸氧,必要时用人工呼吸机。③建立静脉通路,立即建立 2 条静脉通路,保证急救药品的供给。④止痛,剧烈胸痛的患者可肌内注射吗啡(昏迷、休克、呼吸衰竭者禁用),也可肌内注射哌替啶。⑤解痉,支气管平滑肌与肺血管痉挛的患者,可皮下或者静脉注射阿托品或肌内注射氢溴酸山莨菪碱、罂粟碱等。⑥对症治疗,治疗低血压,给予抗休克、抗感染治疗溶栓药物应用。⑦心脏复苏,对于突然呼吸、心脏骤停的患者,立即心肺复苏、胸外心脏按压。

(5)情境三:患者入院后 2 d 出现患肢疼痛加剧,肿胀明显,皮肤张力高、皮肤颜色青紫、皮温降低、皮肤发凉。下肢血管超声多普勒示左侧股总、股浅、股深、腘、胫前、胫后及肌间静脉局部管腔增宽,管腔内均可探及附壁低回声,CDFI 示左侧股总静脉腔内未见血流信号通过,左侧股浅、股深静脉腔内未见条状血流信号,左侧腘、胫前、胫后及肌间静脉未见血流信号。

分析以下问题:

1)此时患者发生了什么?

2)患者出现这种情况,护士应该如何进行护理?

答:

1)患者出现了急性左下肢深静脉血栓形成。

2)急性期绝对卧床休息,抬高患肢高于心脏水平 20 ~30 cm,膝关节微屈,给予下肢垫应用,做踝泵运动,促进静脉回流,减轻肢体肿胀及疼痛,但不可按摩、挤压患肢,防止栓子脱落;观察患肢温度、肤色、足背动脉搏动情况,测量下肢不同水平的周径并做记录对照,如有异常,及时通知医生协助进行处理;给予患者心理护理,让患者减轻心理负担;饮食清淡易消化,富含维生素、高纤维的水果蔬菜等,保持大便通畅。

2. 每组学生代表发言,教师点评分析。

3. 技能训练　下肢腿围测量的操作方法。

适应证:下肢肿胀者。

方法与步骤:

1)将患者长裤腿卷至腹股沟处或脱掉长裤。

2)标记:取髌骨上下缘各 15 cm,用油性记号笔做好标记。

3)测量:协助将患者抬离床面约 15°,并嘱患者放松下肢、勿用力。操作者沿着标识测量肿胀部位的周径,并用油性记号笔在标识线旁记录首次测量下肢腿围数值和日期,以同样的方法测量对侧并记录。

4)抬高患肢:测量完毕,协助患者穿好裤子,要求患肢抬高于心脏水平 20~30 cm。

【操作评分标准】

下肢深静脉血栓形成术前护理操作评分标准见表 10-4。

表 10-4 下肢深静脉血栓形成术前护理操作评分标准

项目	评分细则		得分	扣分	备注
案例分析(20 分)	1. 临床思维清晰		4		
	2. 制定病情紧急预案迅速、全面		8		
	3. 思考题回答正确		8		
护理技能操作(48 分)	评估	1. 了解患者病情、意识状态、配合程度及发病原因	4		
		2. 观察患者患肢皮肤颜色、温度、血运情况及肿胀、疼痛程度	4		
	准备	1. 用物准备齐全,能说出该项操作的适应证	4		
		2. 核对身份信息,向患者解释操作目的	2		
	操作过程	1. 卫生手消毒,再次核对身份信息	2		
		2. 协助患者取舒适体位,观察患者生命体征及意识,有无胸闷、胸痛等情况发生	4		
		3. 观察患者下肢肿胀部位	8		
		4. 观察肿胀测肢体皮肤温度、颜色、动脉搏动情况	4		
		5. 观察下肢肿胀程度,测量腿围	4		
		6. 向患者交代注意事项,完善记录	4		
		7. 操作熟练,动作轻柔	4		
		8. 能说出下肢深静脉血栓术前护理的注意事项	4		
人文关怀(12 分)		1. 态度亲切、语言恰当	4		
		2. 沟通有效	4		
		3. 宣教内容正确	4		

续表 10-4

项目	评分细则		得分	扣分	备注
团队合作(20分)		1. 医护人员衣帽整齐	4		
		2. 情景设计合理,准备充分	4		
		3. 组织有序,限时内完成操作	4		
		4. 情景模拟生动	4		
		5. 总结分析客观、全面	4		

【选择题】

1. DVT 的主要病因不包括　(　　)

A. 静脉壁的损伤　B. 血流缓慢

C. 血液高凝状态　D. 血小板聚集

E. 制动时间过长患者

2. DVT 的预防措施中的药物预防指的是　(　　)

A. 普通肝素　B. 低分子肝素

C. 维生素 K 拮抗剂　D. 抗血小板药物

E. 营养心肌类药物

3. 下列哪项不是肺栓塞的典型症状　(　　)

A. 呼吸困难　B. 胸痛

C. 咯血　D. 出冷汗

E. 头晕

4. 预防血栓脱落的护理措施,不包括下列哪项　(　　)

A. 患肢禁忌按摩和使用间歇充气加压装置

B. 保持大便通畅,避免用力大便

C. 卧床休息,患肢制动,尤其是有漂浮血栓者

D. 减少搬运和翻身拍背

E. 经常揉揉腿部疼痛处

5. 下肢深静脉血栓的易患人群,不包括下列哪项　(　　)

A. 肺癌患者　B. 产妇

C. 骨科术后患者　D. 瘫痪卧床者

E. 年龄小于 18 岁的患者

【选择题题答案】

1. D　2. B　3. D　4. E　5. E

【评判性思考】

1. 请结合实际操作,想想下肢深静脉血栓形成术前的注意事项可能还有哪些?
2. 针对不同的风险因素,护士如何达到准确的评估效果?
3. 下肢深静脉血栓形成是否能引起静脉溃疡?

模块十一　损伤患者护理技术

项目一　皮瓣护理

【实验学时】

3 学时。

【实验类型】

综合型实验。

【学习目标】

1. 能够对皮瓣进行全面有效的评估。
2. 能够掌握皮瓣护理的观察要点、注意事项,皮瓣血管危象的观察及处理。
3. 能够与患者及家属进行有效沟通并实施人文关怀。

【实验准备】

1. 物品准备　速干手消剂、记录单、笔、无菌棉签、软尺。
2. 课前准备　课前通过预习、查阅文献等方式学习皮瓣观察和护理的相关知识。

【情境案例】

患者,王××,女,45 岁,主诉“高空坠落伤术后颅骨钛板外露半年余”,诊断“①头皮溃疡,钛板外露;②高空坠落伤术后”。

现病史:患者半年前行左侧颅骨修补术,术后伤口感染,钛板外露。

既往史:无药物过敏史,无肝炎、肺结核、高血压和糖尿病病史。

体格检查:患者神志清、精神可, T 36.2 ℃, P 96 次/min, R 24 次/min, BP 105/60 mmHg,体重 55 kg。

辅助检查:血常规示红细胞计数 3.5×10^{12}/L、白细胞计数 13.6×10^{9}/L,其他检查及化验结果均正常。

在全麻下行“游离皮瓣移植术”,术后遵医嘱给予抗生素、镇痛、抗凝、扩血管等药物应用,并给予红外线烤灯持续照射术区皮瓣,每 1 h 观察皮瓣血运。

【实验内容与步骤】

1. 案例讨论

(1)患者皮瓣移植术后返回病房,护士如何接诊患者?

学生分组,每组选 3 名同学进行角色扮演,1 名护士、1 名患者、1 名家属,分别进行评析。

(2)如何为该患者进行皮瓣护理评估?

2名同学进行角色扮演,1名患者,1名病房责任护士,进行皮瓣护理评估,讨论并评析。

(3)情境一:患者术后安返病房,T 36.3 ℃,P 80 次/min,R 20 次/min, BP 135/62 mmHg。头部皮瓣皮温凉,色淡红,毛细血管充盈试验<2 s,皮瓣稍肿胀。

分析以下问题:

1)患者皮瓣是否存在血管危象?从哪些方面可以反映?

2)皮瓣的观察要点是什么?

答:

1)存在血管危象。患者头部皮瓣皮温凉,色淡红,毛细血管充盈试验<2 s,皮瓣稍肿胀,判断患者应为静脉血管危象。

2)皮瓣五大观察要点:颜色、张力、肿胀、毛细血管充盈试验和温度。

(4)情境二:术后第2天,患者皮瓣皮温高,边缘呈紫红色,皮瓣中心皮肤散在红斑,毛细血管充盈试验约4 s,血管探查术示静脉血管栓塞。

分析以下问题:

1)患者体位如何摆放?

2)发生静脉血管危象的原因有哪些?

3)静脉血管危象的护理要点?

答:

1)患者取右侧卧位,注意避免压迫皮瓣影响血液循环。床头抬高30°,利于皮瓣的动脉充盈及静脉回流。

2)静脉血管危象的原因:环境温度过低、血管吻合张力过大、血管局部受压等原因造成皮瓣吻合口血管发生痉挛或栓塞,血流不畅,出现缺血或淤血。

3)静脉血管危象护理要点:①室温保持在23~25 ℃。②房间空气消毒2次/d。③安抚患者,消除紧张情绪。④患者体位避免压迫皮瓣影响血运。⑤绝对禁烟,烟草中尼古丁可使小血管痉挛,血流阻力增加,血流减慢,诱发血管痉挛。⑥遵医嘱使用镇痛药,疼痛可使患者情绪紧张,诱发血管痉挛。⑦调整红外线烤灯灯距及温度,保证环境温度适宜,观察皮瓣血运,做好记录。⑧嘱患者多进食高蛋白、高热量、高维生素饮食,避免剧烈运动。

(5)情境三:术后第3天,患者皮瓣皮温凉,呈灰白色,边缘呈黑紫色,毛细血管不充盈,血管探查术示动脉血管痉挛。

分析以下问题:

1)红外线烤灯与皮瓣距离应为多少?

2)发生动脉血管危象的原因有哪些?

3)动脉血管危象的护理要点有哪些?

答:

1)皮瓣烤灯灯距:30~40 cm。

2)动脉血管危象的原因:①环境因素,寒冷,温差大,烟尘及尼古丁。②体位不当,皮瓣受压。③术后血容量不足。④伤口感染。⑤疼痛。⑥精神因素。

3）动脉血管危象的护理要点：①检查皮瓣有无受压。②监测皮瓣温度并与健侧对比，如温度比健侧皮温低 3 ℃以上，说明存在血管危象。③观察皮瓣颜色：皮瓣是否呈大理石花纹或苍白、灰白色。④观察皮瓣的张力：观察张力有无减小，皮纹明显或者皮肤塌瘪。⑤红外线烤灯灯距是否在 30～40 cm。⑥必要时行血管探查术。⑦皮瓣血管危象常发生在夜间，故夜间护士一定要勤观察并给予相应处理。

2. 每组学生代表发言，教师点评分析。

3. 技能训练

（1）皮瓣护理的操作方法

适应证：各种部位、轴型皮瓣及任意型皮瓣手术后护理。

方法与步骤：①评估患者手术部位皮瓣皮肤受压情况及周围皮肤血液循环和邻近动脉血管波动情况。②评估皮瓣的颜色、温度、张力、毛细血管充盈试验和肿胀情况，做好记录。③严格遵守操作流程，避免患者皮瓣受压或末梢血液循环障碍。④告知患者皮瓣术后注意事项，取得配合。

（2）皮瓣术后护理要点

1）预防静脉血管危象护理措施：①室温保持在 23～25 ℃。②房间空气消毒 2 次/d。③安抚患者，消除紧张情绪。④患者体位，注意避免压迫皮瓣影响血运。⑤绝对禁烟，烟草中尼古丁可使小血管痉挛，血流阻力增加，血流减慢，诱发血管痉挛。⑥遵医嘱使用镇痛药，疼痛可使患者情绪紧张，诱发血管痉挛。⑦调整红外线烤灯灯距及温度，保证环境温度适宜，观察皮瓣血运，做好记录。⑧嘱患者多进食高蛋白、高热量、高维生素饮食，避免剧烈运动。

2）预防动脉血管危象护理措施：①检查皮瓣有无受压。②监测皮瓣温度并与健侧对比，如温度比健侧皮温低 3 ℃以上，说明存在血管危象。③观察皮瓣颜色：皮瓣是否呈大理石花纹或苍白、灰白色。④观察皮瓣的张力：观察张力有无减小，皮纹明显或者皮肤塌瘪。⑤红外线烤灯灯距是否在 30～40 cm。⑥必要时行血管探查术。⑦皮瓣血管危象常发生在夜间，故夜间护士一定要勤观察并给予相应处理。

方法与步骤：

a. 全身情况观察：每小时监测一次神志和生命体征。

b. 血容量的观察：术后密切观察血压变化，收缩压保持在 100 mmHg 以上，如有下降立即补充血容量，切忌使用升压药。

c. 出入量观察：每小时观察尿量，维持水、电解质平衡，保证皮瓣成活的基本条件。

d. 心理护理：安抚患者，讲解皮瓣手术的成功案例，缓解紧张恐惧心理，尽量满足患者的生理需求。

e. 皮瓣护理：皮瓣术后每小时观察皮瓣变化。①颜色：术后移植皮瓣复温后，色泽较健侧稍红，如色泽青紫表示静脉回流障碍，苍白表示动脉供血不足（观察颜色变化避免在强光下进行，以防出现偏差）。②毛细血管充盈试验：用棉棒或小指指腹压迫皮瓣皮肤至苍白，压迫物移开后，皮瓣颜色应在 2 s 内转红润。③温度：术后 3～5 d 每 2 h 监测皮瓣温度，测量时应先移去烤灯，皮瓣温度与健侧皮肤对比温度会稍高 0.5～1 ℃，如皮瓣温度低于健侧温度 3 ℃以上并有颜色改变，提示有血液循环障碍。④肿胀：皮瓣术后会比健侧皮肤厚，应每小时观察皮瓣肿胀情况，用软尺测量皮瓣长度和宽度并记录。⑤张力：皮瓣术后皮肤有生理皮纹，观察皮瓣皮肤有无皮纹消失或塌瘪的表现。⑥体位：一般使术区高于心脏水平 15°，利于血液循环。

【操作评分标准】

皮瓣护理操作评分标准见表 11-1。

表 11-1　皮瓣护理操作评分标准

项目	评分细则		得分	扣分	备注
案例分析(20 分)	1. 临床思维清晰		4		
	2. 制定病情紧急预案迅速、全面		8		
	3. 思考题回答正确		8		
护理技能操作(48 分)	评估	1. 了解患者病情、意识、合作程度和心理状态	4		
		2. 观察患者手术切口、皮瓣皮肤情况	4		
	准备	1. 用物准备齐全，能讲述适应证	2		
		2. 核对身份信息，解释操作目的	2		
	操作过程	1. 关闭门窗，保护隐私	2		
		2. 洗手，戴口罩	2		
		3. 观察评估皮瓣情况	4		
		4. 摆放体位	4		
		5. 放置红外线烤灯(灯距 30～40 cm，功率 40～60 W)	6		
		6. 告知注意事项，完善记录	4		
		7. 操作熟练，动作轻柔	4		
		8. 能讲述预防皮瓣危象的注意事项	4		
		9. 移除红外线烤灯	4		
		10. 终末处置、洗手	2		
人文关怀(12 分)		1. 态度亲切、语言恰当	4		
		2. 沟通有效	4		
		3. 宣教内容正确	4		
团队合作(20 分)		1. 医护人员衣帽整齐	4		
		2. 情景设计合理，准备充分	4		
		3. 组织有序，限时内完成操作	4		
		4. 情景模拟生动	4		
		5. 总结分析客观、全面	4		

【选择题】

1. 皮瓣使用红外线烤灯的合适灯距为 （ ）
   A. 40 ~ 50 cm
   B. 30 ~ 45 cm
   C. 30 ~ 50 cm
   D. 20 ~ 40 cm
   E. 30 ~ 40 cm
2. 以下哪项不属于皮瓣观察的护理要点 （ ）
   A. 颜色
   B. 湿度
   C. 张力
   D. 肿胀程度
   E. 毛细血管充盈试验
3. 以下哪项不属于皮瓣的相关并发症 （ ）
   A. 血管痉挛
   B. 感染
   C. 水肿
   D. 疼痛
   E. 栓塞
4. 血管危象发生于术后多长时间 （ ）
   A. 12 h 内
   B. 24 h 内
   C. 36 h 内
   D. 48 h 内
   E. 76 h 内
5. 皮瓣术后患者禁止使用哪些药物 （ ）
   A. 抗生素
   B. 抗凝类
   C. 营养类
   D. 氨基酸类
   E. 凝血类

【选择题答案】

1. E　2. B　3. D　4. E　5. E

【评判性思考】

1. 请结合实际操作，思考皮瓣观察和护理要点？
2. 针对不同的血管危象，护士如何做到准确的评估？
3. 皮瓣观察和护理的注意事项有哪些？

项目二　翻身床使用护理

【实验学时】

3 学时。

【实验类型】

综合型实验。

【学习目标】

1. 能够对患者进行全面评估，能与患者进行有效沟通并实施人文关怀。
2. 能够正确使用翻身床，掌握翻身床使用的禁忌证及注意事项。
3. 能够掌握使用翻身床过程中风险的预防措施。

【实验准备】

1. 物品准备　翻身床、约束带、翻身垫等。
2. 学生课前准备　课前通过预习、查阅文献等方式，学习翻身床使用的相关知识。

【情境案例】

患者，秦 ××，男，52 岁，以“全身多处火焰烧伤 5 d”为主诉，以“全身烧伤体表面积 60%，Ⅱ度 40%，Ⅲ度 20%”为诊断入院。

现病史：在当地医院给予补液抗休克，双下肢切开减张，全身磺胺嘧啶银涂抹，保痂治疗，顺利度过休克期，转我院继续治疗。

既往史：无药物过敏史，无肝炎、肺结核、糖尿病、高血压病史。

体格检查：患者神志清、精神可，T 37 ℃，P 98 次/min，R 21 次/min，BP 112/65 mmHg，体重 75 kg。

患者在全麻下行“植皮术”，术后遵医嘱给予翻身床应用，静脉给予抗感染、营养等药物应用。

【实验内容与步骤】

1. 案例讨论

(1)遵医嘱给予患者应用翻身床，护士如何进行健康宣教？

学生分组，每组选 3 名同学进行角色扮演，1 名护士、1 名家属、1 名患者，分别进行讨论。

(2)如何为该患者进行翻身风险评估?

2 名同学进行角色扮演,1 名患者、1 名病房责任护士,进行风险评估,讨论并分析。

(3)情境一:上午 11 点时患者仰卧位 6 h 后,遵医嘱给予翻身,取俯卧位。患者神志清, T 36.9 ℃,P 92 次/min,R 23 次/min,BP 145/75 mmHg,血氧饱和度 99%。

分析以下问题:

1)能否使用翻身床为患者实施翻身?正确操作流程是什么?

2)翻身床注意事项有哪些?

3)使用翻身床为患者翻身时,有哪些风险?应采取哪些预防措施?

答:

1)能实施。操作流程:①铺好烧伤垫,用小棉垫将受压凹窝处垫高。②放置床片,床片的便孔对应患者的会阴部。③旋紧床片两头固定螺丝,使上下床片合拢。④用护带将患者固定,松紧适宜(过紧患者感到不适,过松患者翻身时易滑动或上下肢滑出碰伤)。⑤将输液架移至对侧,氧气管及尿管分别从床两头小孔内留出后固定。⑥拔出安全弹簧,移开左右托板及杂物。⑦1 人双手扶住上下床面,另 2 人分别将支撑调节杆松开放倒,拔出床两头固定板上的拔销,随后 3 人协力匀速将上、下床面反转 180°。⑧ 翻身后立即固定安全弹簧,固定支撑架,拧松床片螺丝,取出护带,上层床片及敷料。

2)注意事项:①操作前先做好健康宣教,检查翻身床性能是否良好。②防窒息,首次俯卧时间不宜超过 30 min,密切观察生命体征变化。③防止管道滑脱,翻身前妥善处理并调整各种管道的位置。④做好植皮区的护理,尽量减少躯体和床面之间的摩擦,防止植皮皮片移位。⑤预防压力性损伤,掌握好翻身的时间间隔。⑥防坠床,对于烦躁及意识模糊不配合的患者,做好约束。

3)风险预防措施:①有窒息的风险,首次俯卧位时间不宜超过 30 min,密切观察生命体征变化,保持呼吸道通畅,必要时吸痰。②有导管滑脱的风险,翻身前妥善处理并调整各种管道的位置,避免滑脱。③有皮肤完整性受损的风险,做好植皮区的护理,尽量减少躯体和床面之间的摩擦,防止植皮皮片移位,可以加软垫。④有压力性损伤的风险,掌握好翻身的时间间隔,在患者骨隆突处垫软垫。⑤有坠床的风险,对于烦躁及意识模糊不配合的患者,做好约束,必要时遵医嘱应用镇静药。

(4)情境二:下午 16 时患者俯卧位 6 h 后,遵医嘱给予翻身,取仰卧位。患者神志清, T 36.2 ℃,P 90 次/min, R 22 次/min,BP 141/72 mmHg,血氧饱和度 98%。经锁骨下静脉穿刺置管给予抗生素和营养药物。留置尿管通畅,给予妥善固定。

分析以下问题:

1)能否使用翻身床为患者实施翻身?

2)使用翻身床为患者翻身时管路的护理要点有哪些?

答:

1)能实施。

2)管路护理要点:翻身前调节好液体滴速,检查液体余量或暂时关闭液体,妥善固定输液管路,评估输液管的长度,检查穿刺部位固定是否牢固;调整输液管路的位置,单管输液或同侧双管输液时,输液管应跨过床片,向对侧翻身;双管双侧输液时应先将管道调成同侧，再将输液管跨过床片向对侧翻身。留置尿管者，暂夹闭，放于床尾。

(5)情境三：下午 17 点时患者取俯卧位，诉胸闷，呼吸不畅。查 T 36.9 ℃，P 120 次/min，R 32 次/min，BP 170/85 mmHg，血氧饱和度 92%。

分析以下问题：

此时护士应采取哪些护理措施？

答：护士应立即告知主管医生，备好抢救用物，将患者调至仰卧位，评估呼吸困难的原因，保持呼吸道通畅，必要时吸痰，密切观察生命体征及病情变化，配合医生进行抢救。

2. 每组学生代表发言，教师点评分析。

3. 技能训练

(1)翻身床的操作方法

禁忌证：有呼吸功能衰竭、全身严重水肿、血流动力学不稳定的患者禁止使用。

方法与步骤：详见操作过程。

(2)翻身床使用时风险的预防措施

1)翻身床使用前做好健康宣教，检查翻身床性能是否良好。

2)防窒息，首次俯卧时间不宜超过 30 min，密切观察生命体征变化。

3)防止管道滑脱，翻身前妥善处理并及时调整各种管道的位置。

4)做好植皮区的护理，尽量减少躯体和床面之间的摩擦，防止植皮皮片移位。

5)防压力性损伤，掌握好翻身的时间间隔。

6)防坠床，对于烦躁及意识模糊不配合的患者，做好约束。

方法与步骤：详见操作过程

(3)翻身床的性能检查与日常维护

方法与步骤：每周检查 1 次翻身床，主要检查各销、轴、螺钉、升降装置是否良好，脚轮是否灵活。轮轴需半年加 1 次润滑油；床体表面污渍可用中性清洁剂擦除，再用棉柔干布擦拭干净。

【操作评分标准】

翻身床使用护理操作评分标准见表 11-2。

表 11-2　翻身床使用护理操作评分标准

项目	评分细则	得分	扣分	备注
案例分析(20 分)	1. 临床思维清晰	4		
	2. 制定病情紧急预案迅速、全面	8		
	3. 思考题回答正确	8		

续表 11-2

项目	评分细则		得分	扣分	备注
护理技能操作(48分)	评估	1. 了解患者病情、意识、合作程度和心理状态	4		
		2. 观察患者伤口部位、管路及受压部位皮肤情况	4		
	准备	1. 用物准备齐全,能说出该项操作的适应证及禁忌证	4		
		2. 核对身份信息,解释操作目的,评估患者是否符合使用翻身床的指征,患者是否接受翻身	2		
	操作过程	1. 2 名护士共同检查翻身床的性能,正确铺设翻身床	2		
		2. 评估患者气道,翻身前后及过程中密切观察呼吸,必要时吸痰,翻身前停止吸氧并去除吸氧管	4		
		3. 评估各种管道,妥善固定输液管路,检查尿管是否通畅,暂夹闭,放于床尾	8		
		4. 将上层床面放在上层床垫上,并用调节螺杆和锁紧螺母将上层床面锁紧在转板上,用安全带将上、下层床面和床垫及患者一起固定	4		
		5. 松开托板紧固手柄,将托板落下移出,1 人双手扶住上下床面,另外 2 人分别将支撑调节杆松开放倒,然后拔出床两头固定板上的拔销,3 人协力将上、下床面反转 180°,拔销锁住转板,支撑调节杆支撑在床边上,将床平面调平锁紧,移去上层床面	4		
		6. 翻身过程中密切观察患者的病情变化,询问患者有无不适	2		
		7. 能讲述翻身床使用时风险的预防措施	2		
		8. 翻身后评估患者的生命体征,询问患者有无不适,协助患者取舒适体位,妥善固定各种管路,向患者讲述注意事项,完善记录	4		
		9. 操作熟练,动作轻柔	2		
		10. 能讲述翻身床使用禁忌证及维护保养的注意事项	2		
人文关怀(12分)		1. 态度亲切、语言恰当	4		
		2. 沟通有效	4		
		3. 宣教内容正确	4		
团队合作(20分)		1. 医护人员衣帽整齐	4		
		2. 情景设计合理,准备充分	4		
		3. 组织有序,限时内完成操作	4		
		4. 情景模拟生动	4		
		5. 总结分析客观、全面	4		

【选择题】

1. 翻身床的禁忌证不包括　　（　　）

A. 烧伤患者　　B. 严重心脑血管疾病患者

C. 严重头面部烧伤　　D. 吸入性损伤

E. 大面积烧伤急性液体渗出期

2. 应用翻身床时不会出现以下哪种并发症　　（　　）

A. 压力性损伤　　B. 坠床

C. 下肢深静脉血栓　　D. 导管滑脱

E. 感染

3. 以下哪项不是翻身床的使用目的　　（　　）

A. 避免创面长时间受压

B. 减轻患者痛苦,便于处理大小便,便于换药

C. 减轻护理工作人员劳动强度,节约时间

D. 促进创面愈合

E. 有利于患者睡眠

4. 以下有关使用翻身床的注意事项,正确的是　　（　　）

A. 第一次俯卧位时间不宜过长　　B. 夜间为保证睡眠,仰卧时间越长越好

C. 患者神志不清,烦躁时一定不能翻身　　D. 患者进行膀胱冲洗时不能翻身

E. 手术后患者 12 h 内未完全清醒可以翻身

5. 应用翻身床时,以下有关管道护理的做法哪项不正确　　（　　）

A. 翻身前应评估输液管长度,检查穿刺部位的贴膜是否牢固

B. 翻身时尿管应夹闭

C. 翻身时密切关注患者生命体征变化

D. 单管输液或同侧双管输液时,应将输液管妥善置于床边,向输液侧肢体对侧翻身

E. 翻身时对于烦躁及意识模糊不配合的患者,可以不约束

【选择题答案】

1. A　2. E　3. E　4. A　5. E

【评判性思考】

1. 请结合实际操作,思考翻身床使用的注意事项。
2. 针对使用翻身床的各种风险因素,护士如何进行评估?
3. 如何做好意识不清或烦躁患者的翻身护理?

项目三　悬浮床使用护理

【实验学时】

3 学时。

【实验类型】

综合型实验。

【学习目标】

1. 能够运用 Braden 危险因素评估量表对患者进行评估。
2. 能够观察并判断压力性损伤创面情况。
3. 能够正确操作悬浮床。
4. 能够掌握悬浮床的使用禁忌证、压力性损伤的护理要点。
5. 能够与患者进行有效沟通并实施人文关怀。

【实验准备】

1. 物品准备　悬浮床、床头支架、大单、中单等。

2. 学生课前准备　课前通过预习、查阅文献等方式学习压力性损伤的预防和护理要点，以及如何正确使用悬浮床。

【情境案例】

患者，王××，女，62 岁，主诉“先天性脊柱裂，骶尾部破溃 50 余天，近期加重”，诊断“①骶尾部压力性损伤；②先天性脊柱裂”。

现病史：近日来，患者骶尾部创面黄色分泌物增多，并伴有恶臭。

既往史：无药物过敏史，无肝炎、肺结核、高血压和糖尿病病史。

体格检查：患者神志清楚、精神差，T 37.2 ℃，P 89 次/min，R 21 次/min，BP 112/65 mmHg，体重 55 kg。骶尾部有一约 10 cm×10 cm 不可分期压力性损伤，有黄色分泌物，表面黑色结痂覆盖，伴恶臭。

在全麻下行“骶尾部压力性损伤清创术”，术后给予抗生素、维生素、改善微循环等药物应用。

【实验内容与步骤】

1. 案例讨论

(1)如何对该患者进行压力性损伤风险评估?

2 名同学进行角色扮演,1 名患者、1 名病房责任护士,进行压力性损伤风险评估,讨论并评析。

(2)根据悬浮床的适应证及禁忌证,分析该患者是否适合使用悬浮床?

2 名同学进行护士角色扮演,讨论该患者是否适合使用悬浮床,大家讨论并评析。

(3)情境一:患者入院时测 T 37.2 ℃,P 89 次/min,R 21 次/min,BP 112/65 mmHg,Braden 评分为 12 分。

分析以下问题:

1)该患者是否适合使用悬浮床治疗? 操作流程有哪些?

2)应用悬浮床的观察要点及注意事项?

3)对该患者治疗压力性损伤还应采取哪些措施?

答:

1)适合。操作流程:①接通电源,打开开关,将控制面板温度设定为 32 ~ 36 ℃,流化 4 h 后,目测床体内颗粒呈现均匀流态化,床体实际温度达到设定值后方可使用。②床体铺大单及中单,以免渗液污染床体内颗粒。③患者仰卧于悬浮床,如有会阴部及四肢烧伤,应伸展四肢,呈“大”字型。④头面部创伤者应调节床头支架至适当高度。

2)观察要点:观察悬浮床控制面板显示的温度、床面的实际温度、悬浮床漂浮情况,有无漏沙、漏水。注意观察控制面板显示的温度与床面实际温度是否相符。对于清醒患者,护士应听取其对床面温度高低的描述;对于昏迷患者,护士应定时用手触摸、感知床面实际温度及漂浮情况。注意有无漏沙、漏水。

3)对该患者治疗压力性损伤还应采取的措施:①每班检查患者皮肤情况,特别是受压部位。②协助患者根据病情变换体位。③移动患者时,注意技巧,避免拖、拉、拽,减少局部摩擦力。④保持患者皮肤清洁,床单平整无渣屑。⑤受渗出液浸润的皮肤可涂氧化锌软膏保护,干性皮肤涂润肤霜。⑥改善机体营养状况。⑦鼓励患者适当活动。

(4)情境二:悬浮床使用 20 h 后,患者诉悬浮床温度高,护士查看控制面板温度显示为 37.5 ℃。

分析以下问题:

1)悬浮床能否继续使用?

2)如何解决该问题?

答:

1)暂停使用,查找温度过高的原因。

2)调低控制面板上的设定温度,1 h 后若温度降至正常,可继续使用。若床面温度未下降,将患者暂时移至气垫床上,查找其他原因,及时联系厂家检查维修。

(5)情境三:患者应用悬浮床时感觉无支撑点,夜间入睡困难。

分析以下问题:

针对该问题护士如何处理?

答:

向患者讲述悬浮床的应用原理,加强心理护理。如果患者仍有睡眠障碍可遵医嘱给予镇静药。

2. 每组学生代表发言，教师点评分析。

3. 技能训练

(1)悬浮床的操作方法

1)适应证：①大面积烧伤。②背部、腰部、臀部、双下肢的烧伤、慢性溃疡或压力性损伤。③危重或瘫痪患者。④各种复杂手术后不宜变换体位的患者。

2)禁忌证：①体重超过 150 kg 或身高超过 2.1 m 的患者。②骨折后需固定肢体者。③颈部牵引的患者。④非稳定性脊髓损伤。⑤低血压或休克期患者。

3)方法与步骤：①接通电源，打开开关，将控制面板温度设定为 32 ~ 36 ℃，流化 4 h 后，目测床体内颗粒呈现均匀流态化，床体实际温度达到设定值后方可使用。②床体铺设大单及中单，以免渗液污染床体内颗粒。③患者仰卧于悬浮床上，如有会阴部及四肢烧伤，应伸展四肢，呈“大”字型。④头面部创伤者应调节床头支架至适当的高度。

(2)压力性损伤的护理要点

预防措施：①每班检查患者皮肤情况，特别是受压部位。②协助患者根据病情变换体位。③移动患者时，注意技巧，摩擦处注意保护。④保持患者皮肤清洁，床单平整无渣屑。⑤受渗出液浸润的皮肤涂氧化锌软膏保护，干性皮肤涂润肤霜。⑥改善机体营养状况。⑦鼓励患者适当活动。

方法与步骤：详见操作流程。

(3)悬浮床的性能检查与日常维护

方法与步骤：

1)维护保养：滤单上一般污渍的处理。关闭风机，用蘸有热肥皂水的毛巾擦洗，再用湿毛巾擦去肥皂沫，干毛巾吸干多余的水分，打开风机，颗粒流化时流动的空气可使滤布很快干燥。本操作 1 周可进行数次以降低滤单的更换次数。

2)滤单更换：大面积烧伤或严重压力性损伤需长期卧床的患者卧床期间每 1 ~ 2 周更换 1 次，污损严重随时更换。每位患者使用后必须更换。

3)颗粒的使用和保养：定期(4 ~ 6 个月)用筛网对床体内所有颗粒进行一次全面筛选。

4)颗粒泄漏的发现和防范措施：安装滤单时，操作者应避免佩戴戒指、手表等金属饰物以免划破滤单。对患者进行护理操作时，避免注射器具，器械和尖锐的物品划破滤单。检查颗粒是否泄漏，如有泄漏，立刻查找原因。如滤单破损，应停止使用，找出泄露点，清理泄露颗粒，用胶带将破损处粘贴修补后继续使用或更换新的滤单。

【操作评分标准】

悬浮床使用护理操作评分标准见表 11-3。

表 11-3　悬浮床使用护理操作评分标准

项目	评分细则		得分	扣分	备注
案例分析(20分)	1. 临床思维清晰		4		
	2. 制定病情紧急预案迅速、全面		8		
	3. 思考题回答正确		8		
护理技能操作(48分)	评估	1. 了解患者病情、意识、合作程度和心理状态	4		
		2. 观察患者创面及皮肤受压情况	4		
	准备	1. 用物准备齐全,能讲述悬浮床使用的适应证	4		
		2. 核对身份信息,向患者解释操作目的	4		
	操作过程	1. 连接电源,调整控制面板温度,铺设床单,流化 4 h	4		
		2. 根据病情调整床头支架的高度	4		
		3. 患者仰卧于悬浮床,如有会阴部及四肢烧伤,应伸展四肢,呈“大”字型	8		
		4. 头面部有创面的患者应用床头支架;有肺部感染的患者定时给予翻身叩背	4		
		5. 观察患者病情、创面、皮肤受压和自主感觉情况	4		
		6. 操作熟练	4		
		7. 能讲述悬浮床的使用禁忌证及维护保养的注意事项	4		
人文关怀(12分)		1. 态度亲切、语言恰当	4		
		2. 沟通有效	4		
		3. 宣教内容正确	4		
团队合作(20分)		1. 医护人员衣帽整齐	4		
		2. 情景设计合理,准备充分	4		
		3. 组织有序,限时内完成操作	4		
		4. 情景模拟生动	4		
		5. 总结分析客观、全面	4		

【选择题】

1. 压力性损伤发生的内源性因素是　(　　)

A. 压力　　B. 剪切力

C. 运动能力减退　　D. 摩擦力

E. 体温正常

2. 压力性损伤Ⅰ期又称为　(　　)

A. 淤血红润期　　B. 炎症浸润期

C. 浅度溃疡期　　D. 深度溃疡期

E. 不可分期

3. Ⅱ期炎症浸润期已经侵及皮肤的 (　　)

A. 真皮层　B. 表皮层
C. 肌肉层　D. 皮下脂肪层
E. 全层

4. 仰卧位最易发生压力性损伤的部位是 (　　)

A. 肩胛部　B. 骶尾部
C. 肘部　D. 足跟部
E. 椎体隆突处

5. 预防压力性损伤的关键在于 (　　)

A. 消除诱因　B. 合理安排治疗
C. 高热量进食　D. 合理应用气垫床
E. 进行皮肤评估

【选择题答案】

1. C　2. A　3. A　4. B　5. A

【评判性思考】

1. 请结合实际操作,思考应用悬浮床的注意事项有哪些?
2. 针对不同的压力性损伤风险因素,护士如何进行准确的评估?
3. 除了悬浮床治疗,目前还有哪些预防压力性损伤的措施?
4. 悬浮床应用的适应证和禁忌证有哪些?

模块十二 皮肤病患者护理技术

项目一　涂药法

涂药法是使用工具把外用药物均匀地涂抹在皮损表面的护理操作技术，目的是通过药物在皮肤的渗透吸收来治疗及预防皮肤疾病。

【实验学时】

2 学时。

【实验类型】

技能型实验。

【学习目标】

1. 识记　涂药法的原理、目的、操作要点、注意事项。
2. 理解　涂药法的操作流程。
3. 运用　涂药过程中能与患者交流，并对患者和家属做好健康教育。

【实验目的】

1. 治疗皮肤科疾病，达到抗炎、抗过敏、消肿、止痒、镇痛等作用。
2. 使药物直接作用于皮损，发挥药物的局部治疗作用，降低系统药物治疗的副作用。
3. 预防皮肤科疾病，通过保湿、营养皮肤从而保护皮肤屏障。

【临床案例】

患者，王××，女，55 岁，主诉“躯干四肢红斑、丘疹伴瘙痒反复发作 2 年余，加重 1 周”，诊断“慢性湿疹”。

现病史：患者近 1 周因精神压力大出现躯干、四肢弥漫性红斑、丘疹伴瘙痒。

既往史：患者既往无药物过敏史，无肝炎、肺结核、糖尿病、高血压病史。

体格检查：T 36.7 ℃，P 88 次/min，R 20 次/min，BP 119/88 mmHg，心肺无异常、腹软、四肢无畸形，活动自如。躯干、四肢弥漫性红斑、米粒大小的红色丘疹，边界不清晰，部分皮损融合成大片状，有抓痕。

辅助检查：血清过敏原虾 0.89 IU/mL，总 IgE 152 IU/mL。

入院后遵医嘱给予抗炎、抗过敏、止痒等药物治疗。现遵医嘱实施“涂药”。

【操作流程图】

操作前准备

用物准备：治疗盘、相关药剂、一次性换药包、无菌手套、无菌棉签、一次性压舌板、一次性毛刷、速干手消毒剂、生活垃圾桶、医疗废物装放容器。

（1）护士准备：仪表端庄，服装整洁。洗手，戴口罩、帽子。
（2）评估患者：评估病情、意识、合作程度和心理状态。详细了解外用药使用情况。
（3）环境准备：安静、清洁，光线明亮，温度适宜，注意保护患者的隐私。

↓

核对

（1）核对医嘱，遵医嘱正确选择外用药。
（2）核对患者床头卡及腕带信息。

↓

解释

参考解释语：您好，请问您叫什么名字？（患者：王××。）能让我看一下您的腕带吗？（患者：好的。）王女士，为了减轻您的皮肤瘙痒，促进皮肤恢复健康，遵医嘱为您涂抹糠酸莫米松乳膏。请问您对什么药物过敏吗？（患者：没有。）请问您以前用过什么外用药物吗？（患者：有，×××。）王女士，请您不要紧张，我的动作很轻柔，操作过程中请您尽量不要移动身体，您现在需要去卫生间吗？（患者：不需要。）

涂药法

↓

安置体位，暴露涂药部位

（1）协助患者取舒适体位，调节室温（26~28 ℃），关闭门窗，屏风遮挡，保护患者隐私，暴露皮损部位（头部涂药时需遮挡眼睛）。
（2）评估患者皮损部位、程度、范围。

↓

涂抹药物

（1）再次核对，根据皮损部位，正确选择外用药。
（2）洗手，戴无菌手套。
（3）打开一次性换药包，将需要混合使用的药膏混合均匀，一次不可配制过多。
（4）刺激性强或首次使用的药物先选小片皮损试涂。
（5）洗剂使用前先摇匀，采用点涂法。
（6）膏剂涂抹需用压舌板稍用力研磨，顺时针方向揉擦于皮损表面。
（7）膏剂涂抹厚度正确，能透露一定皮色。
（8）油剂用前充分摇匀，用毛刷涂在皮损处，范围略大于皮损。
（9）粉剂用镊子或止血钳夹棉球蘸粉撒布。
（10）酊剂用棉签蘸取涂在皮损表面。
（11）乳剂用棉签直接均匀涂在皮损处。
（12）如涂药过程中出现刺激性疼痛，应立即停止，通知医生，遵医嘱处理。
（13）再次核对。
参考解释语：王女士，现在我来为您涂药，如果您有什么不舒服，或者皮肤灼热、疼痛，请您及时告诉我。（患者：好的。）

↓

操作后处理

（1）交代注意事项：嘱患者涂药后暴露 5 min 待干，观察有无不良反应。
（2）安置患者：整理床单位，取舒适体位。
（3）整理用物：分类处置。
（4）洗手，记录。
参考解释语：王女士，现在药物已经为您涂好，需要暴露 5 min 后再穿上衣物。（患者：好的。）

↓

操作后评价

（1）患者和家属了解涂药目的、注意事项，能够配合操作。
（2）操作严格按照涂药流程，手法正确。
（3）护士操作熟练，动作轻柔。
（4）操作中给予患者心理护理，体现人文关怀，保护患者隐私。

【操作要点】

1. 涂抹药物厚度为触之有药，能透露一定皮色。涂抹软膏可使用指尖单位法（fingertip unit，FTU），定义为由 5 mm 直径的药瓶喷嘴挤出软膏涂至示指的远端第三指节（从远侧指间关节到指尖）的量。一指尖单位约等于 0.5 g，大约可涂 2 个手掌大小的皮疹面积。

2. 刺激性强的药物先选小片皮损试涂，再大面积使用。

3. 涂抹洗剂采用“点涂法”，以免损伤正常皮肤。

4. 两种以上药物同时涂抹时，先涂水剂再涂膏剂；若两种均为膏剂，应先涂激素类。

5. 两种药膏混用时需现配现用，30 min 内用完。

【注意事项】

1. 涂药前详细了解药物的使用方法及禁忌证。

2. 对皮肤敏感性强的患者，要选择温和、无刺激性药物，宜先用低浓度药物，后逐步提高药物浓度。

3. 用药前，对于痂皮，应先消毒并用食用油软化后拭去；对脓性分泌物多的皮损处，应先用生理盐水清洗；毛发部位应剃毛后用药。

4. 洗剂不用于糜烂渗液、有痂皮或皮肤肥厚干燥、苔藓样变的慢性皮损；膏剂不用于毛发部位；酊剂不用于糜烂、渗出皮损；毛发部位、皮肤干燥或有皲裂者不宜用粉剂。

5. 由于角质屏障作用，药物在皮肤表面达到一定饱和度即停止吸收，因此间断用药比连续用药效果好，每日外用 1～2 次。

6. 硬膏直接敷贴在皮损上，但范围应略大于皮损；涂膜剂易挥发，应避免与明火、热源接触，宜置阴凉处，用后立即密封保存；撒布粉剂前应清除既往残存的粉剂，每日数次，但不可将药粉撒在开放的伤口，以免刺激伤口，影响愈合。

【操作评分标准】

涂药法操作评分标准见表 12-1。

表 12-1　涂药法操作评分标准

项目	评分细则	得分	扣分	备注
评估（5 分）	1. 评估患者病情、意识状态、合作程度和心理状态	2		
	2. 评估患者外用药使用情况，询问患者药物过敏史	3		
准备质量（5 分）	1. 仪表端庄	1		
	2. 操作前洗手、戴口罩	2		
	3. 用物齐全，摆放有序	2		
操作流程质量（70 分）	1. 携用物至患者床旁，核对患者信息及医嘱单	3		
	2. 向患者解释涂药目的及方法，告知涂药过程中可能发生的问题	5		
	3. 为患者选择舒适的涂药体位	3		
	4. 暴露涂药部位	5		
	5. 评估皮损的部位、程度、范围	5		
	6. 查对一次性换药包、药品	3		
	7. 洗手，戴无菌手套	5		
	8. 根据皮损部位，遵医嘱正确选择外用药	2		
	9. 刺激性强或首次使用的药物先选小片皮损试涂	5		
	10. 洗剂使用前先摇匀，采用点涂法	5		
	11. 膏剂涂抹方法正确，顺时针方向揉擦于皮损表面。涂抹厚度正确，能透露一定皮色	5		
	12. 粉剂、油剂、酊剂、乳剂等按要求涂抹	4		
	13. 询问患者有无不适，如涂药后出现刺激性疼痛，应立即停止操作	5		
	14. 外用药使用顺序正确	5		
	15. 向患者讲解涂药后的注意事项	5		
	16. 整理用物，洗手，记录	5		
全程质量（20 分）	1. 严格执行查对制度，关心患者，体现人文关怀	2		
	2. 操作熟练，动作轻柔	3		
	3. 注意事项			
	（1）刺激性强的药物先选小片皮损试涂，再大面积使用	3		
	（2）毛发部位应剃毛后用药。洗剂不用于糜烂渗液、有痂皮或皮肤肥厚干燥、苔藓样变的慢性皮损，毛发部位亦不宜使用；膏剂不用于毛发部位；酊剂糜烂、渗出处禁用	4		
	（3）两种药膏混用时需现配现用，30 min 内用完	3		
	（4）涂抹洗剂采用“点涂法”，以免损伤正常皮肤	2		
	（5）由于角质屏障作用，药物在皮肤表面达到一定饱和度即停止吸收，因此间断用药比连续用药效果好，每日外用 1～2 次	3		

【选择题】

1. 下列影响皮肤吸收作用的因素哪项不正确 （ ）
A. 皮肤的厚薄
B. 皮肤的颜色
C. 皮肤的部位
D. 皮肤的含水量
E. 被吸收物的理化性质

2. 下列哪一部位皮肤的吸收能力最好 （ ）
A. 掌跖
B. 阴囊
C. 大腿内侧
D. 前臂
E. 上臂屈侧

3. 皲裂性湿疹用哪种制剂治疗 （ ）
A. 酊剂
B. 水溶液
C. 洗剂
D. 粉剂
E. 软膏

4. 正确选用外用药物剂型,下列错误的是 （ ）
A. 急性皮炎仅有红斑、丘疹而无渗液时可选用粉剂或洗剂
B. 急性皮炎糜烂、渗出较多时宜用糊剂
C. 亚急性皮炎渗出不多者宜用糊剂或油剂,如无糜烂宜用乳剂或糊剂
D. 慢性皮炎可选用乳剂、软膏、硬膏、酊剂、涂膜剂等
E. 单纯瘙痒无皮损者可选用乳剂、酊剂等

5. 选用外用药物的种类,下列错误的是 （ ）
A. 细菌性皮肤病应选用抗菌药物
B. 真菌性皮肤病可选抗真菌药物
C. 超敏反应性疾病选择糖皮质激素或抗组胺药
D. 角化不全者选用角质促成剂
E. 角化过度者不宜选用角质剥脱剂

【选择题答案】

1. B　2. B　3. E　4. B　5. E

【评判性思考】

1. 涂药法是治疗皮肤科疾病的基本治疗方法,如何教会患者居家规范涂药,达到良好的治疗效果?

2. 如何教会患者正确选用外用药物的种类和剂型?

项目二 皮损湿敷护理

皮损湿敷护理技术是将溶液与纱布、棉垫等敷料结合，进行局部冷敷、热敷的护理操作技术。湿敷是皮肤科常用的一种局部治疗方法，湿敷具有减轻充血水肿和清除分泌物及痂等作用，如溶液中含有抗菌药物可发挥抗菌、消炎作用，主要用于急性皮炎、湿疹类疾病。

【实验学时】

2 学时。

【实验类型】

技能型实验。

【学习目标】

1. 识记　皮损湿敷护理技术原理、目的、操作要点、注意事项。
2. 理解　皮损湿敷护理技术操作流程。
3. 运用　皮损湿敷过程中能与患者交流，并对患者和家属进行健康教育。

【实验目的】

1. 减少渗出，减轻皮损部位充血、水肿。
2. 软化、清洁、收敛皮损、抗感染。
3. 冷湿敷可达到止血、降温、止痒、止痛的目的。

【临床案例】

患者，李××，女，55 岁，主诉"面部水疱伴皮肤糜烂、渗出 2 d"，诊断"接触性皮炎"。

现病史：患者 2 d 前使用新防晒霜后出现面部弥漫红斑、水疱、糜烂渗出伴瘙痒。

既往史：患者既往无药物过敏史，无肝炎、肺结核、糖尿病、高血压病史。

体格检查：T 37.1 ℃，P 84 次/min，R 21 次/min，BP 117/71 mmHg，心肺无异常、腹软、四肢无畸形，活动自如。面部对称性红斑、巴掌大小，边界清，压之褪色，表面 3 处黄豆大小水疱，疱液清，疱壁薄，1 处花生大小糜烂面，表面少许透亮渗出物。

辅助检查：斑贴试验铅(+)，余(-)。

入院后遵医嘱给予抗炎、抗过敏、止痒等药物治疗。现遵医嘱实施"皮损湿敷"。

【操作流程图】

操作前准备

用物准备：治疗盘、湿敷溶液、一次性换药包、无菌纱布、无菌手套、治疗巾、速干手消毒剂、必要时备一次性垫巾、生活垃圾桶、医疗废物装放容器。

（1）护士准备：仪表端庄，服装整洁。洗手，戴口罩、帽子。
（2）评估患者：评估病情、意识、合作程度和心理状态。详细了解药物过敏史。
（3）环境准备：安静、清洁，光线明亮，温度适宜，注意保护患者的隐私。

↓

核对

（1）核对医嘱，遵医嘱正确选择湿敷溶液。
（2）核对床头卡及腕带信息。

皮损湿敷护理

↓

解释

参考解释语：您好，请问您叫什么名字？（患者：李××。）能让我看一下您的腕带吗？（患者：好的。）李女士，为了减轻您的面部瘙痒，减少渗出，预防感染，遵医嘱为您进行生理盐水湿敷。请问您对什么药物过敏吗？（患者：没有。）李女士，请您不要紧张，生理盐水没有刺激性，请您不要随意移动头部，您需要去卫生间吗？（患者：不需要。）

↓

安置体位，暴露湿敷部位

（1）协助患者取舒适体位，调节室温 26~28 ℃，关闭门窗，屏风遮挡，保护患者隐私，暴露皮损。
（2）评估患者皮损部位、程度及范围。

↓

湿敷

（1）再次核对湿敷药液及医嘱单。
（2）打开一次性换药包，铺治疗巾，必要时加铺大治疗巾。
（3）配制完好的湿敷溶液，温度适宜。
（4）换药盘内倒入适量湿敷溶液。
（5）洗手，戴无菌手套。
（6）用 6~8 层无菌纱布制成湿敷垫，药液浸透湿敷垫，不滴水为宜，敷贴于创面。
（7）过程中，保持纱布清洁和潮湿。
（8）过程中，询问患者有无不适，如湿敷后出现刺激性疼痛，应立即停止。
（9）每隔 5~10 min 更换纱布 1 次，每日湿敷 2~3 次，每次 10~30 min。
（10）毛发部位应剪除后再行湿敷。
（11）再次核对。
参考解释语：李女士，现在为您湿敷，为了防止药液流入耳道，需要两耳道塞干棉球，请您闭上眼睛，头部不要随意移动，湿敷过程中如果您有什么需要或者有什么不舒服，请您举手示意。（患者：好的。）

↓

操作后处理

（1）交代注意事项：撤下湿敷纱布，暴露5 min，晾干。
（2）安置患者：整理床单位，协助取舒适体位。
（3）整理用物：分类处置。
（4）洗手，记录。
参考解释语：李女士，现在面部湿敷已经结束，请您不要抓挠，以免感染。（患者：好的。）

↓

操作后评价

（1）患者和家属了解湿敷目的、注意事项，能够配合操作。
（2）湿敷方法正确，湿敷垫与创面紧密贴合，没有移位。
（3）护士操作熟练，动作轻柔。
（4）操作中给予患者心理护理，体现人文关怀，保护患者隐私。

【操作要点】

1. 有创面的湿敷必须严格执行无菌操作。

2. 应用片剂配制湿敷溶液时,应待其充分溶解后使用。

3. 根据创面渗液的情况,湿敷过程中每隔5～10 min浸透或更换纱布1次,湿敷每次10～30 min。根据皮损渗出情况每日湿敷2～3次。

4. 用6～8层纱布制成湿敷垫,在无菌治疗盘中倒入适量的湿敷溶液,浸透湿敷的纱布,拧至半干,以不滴水为宜,敷贴于皮损处。

5. 湿敷纱布应与创面紧密贴合,保持纱布清洁和潮湿。

【注意事项】

1. 湿敷护理主要用于糜烂、渗液处,毛发部位剪除后再湿敷。

2. 每次湿敷面积不超过全身体表面积的1/3,以免因药液大量吸收而引起中毒。

3. 头面部湿敷时,注意保护患者眼睛,两耳塞好干棉球,防止药液流入耳道造成中耳炎。

4. 调节室内温度,冬季注意保暖。使用屏风遮挡,保护患者隐私。

5. 腹部、后颈部、心前区和足底等部位禁忌冷湿敷。

6. 皮肤肥厚、干燥或有苔藓样变的皮损不宜湿敷。

【操作评分标准】

皮损湿敷护理操作评分标准见表12-2。

表12-2 皮损湿敷护理操作评分标准

项目	评分细则	得分	扣分	备注
评估（5分）	1. 评估患者病情、意识状态、合作程度和心理状态	2		
	2. 评估患者药物过敏史，评估湿敷药物对皮肤的影响程度	3		
准备质量（5分）	1. 仪表端庄	1		
	2. 操作前洗手、戴口罩	2		
	3. 用物齐全，摆放有序	2		
操作流程质量（70分）	1. 携用物至患者床旁，核对患者信息及医嘱单，查对湿敷药液	3		
	2. 向患者或家属解释湿敷目的、方法、配合要点、注意事项及湿敷过程中可能发生的问题	5		
	3. 调节室内温度，冬季室温26～28 ℃	3		
	4. 为患者选择舒适的湿敷体位	5		
	5. 暴露湿敷部位，注意保护患者隐私	5		
	6. 评估患者皮损糜烂、渗出的部位、程度、范围	3		
	7. 再次查对湿敷药液及医嘱单	5		
	8. 打开一次性换药包，铺治疗巾，必要时加铺大治疗巾	2		
	9. 配制完好的湿敷溶液，温度适宜	5		
	10. 换药盘内倒入适量湿敷药液	5		
	11. 洗手，戴无菌手套	5		
	12. 用6～8层无菌纱布制成湿敷垫，药液浸透湿敷垫，不滴水为宜，敷贴于创面	4		
	13. 纱布与创面应紧密贴合，过程中保持纱布清洁和潮湿	5		
	14. 询问患者有无不适，如湿敷后出现刺激性疼痛，应立即停止	3		
	15. 每隔5～10 min更换纱布一次，每日湿敷2～3次，每次10～30 min	3		
	16. 湿敷方法正确，用于糜烂、渗液处；毛发部位剪除后再湿敷	3		
	17. 撤下纱布，协助患者取舒适体位	2		
	18. 向患者交代注意事项，湿敷后暴露5 min，晾干	2		
	19. 整理用物，洗手，记录	2		
全程质量（20分）	1. 严格执行查对制度，关心患者，体现人文关怀	3		
	2. 操作熟练，动作轻柔	2		
	3. 注意事项			
	（1）湿敷方法正确，用于糜烂、渗液处；毛发部位剪除后再湿敷	5		
	（2）湿敷垫是由6～8层纱布制成，拧至以不滴水为宜，敷贴于皮损处	3		
	（3）根据创面渗液的情况，湿敷过程中每隔5～10 min更换纱布1次，湿敷每次10～30 min。每日2～3次，渗出较多时可增加湿敷次数	3		
	（4）湿敷纱布应与创面紧密贴合，保持纱布清洁和潮湿	2		
	（5）每次湿敷面积不超过全身体表面积的1/3，以免因药液大量吸收而引起中毒	2		

【选择题】

1. 皮肤出现红斑、水肿、糜烂、渗液时，外用药首选　　(　　)
   A. 软膏　　B. 洗剂
   C. 酊剂　　D. 油剂
   E. 溶液
2. 常用的湿敷方法是什么　　(　　)
   A. 热湿敷　　B. 加热水袋湿敷
   C. 加冰湿敷　　D. 冷湿敷
   E. 冷热湿敷交替
3. 下列哪个部位不宜采用冷湿敷　　(　　)
   A. 阴囊　　B. 手心
   C. 心前区　　D. 前臂屈侧
   E. 颈部
4. 下列湿敷的操作步骤不正确的是　　(　　)
   A. 根据湿敷面积大小，准备适宜的纱布
   B. 湿敷的纱布拧至半干，以不滴水为宜
   C. 湿敷过程中每隔 5 ~ 10 min 浸透或更换纱布 1 次，湿敷每次 10 ~ 30 min
   D. 湿敷纱布应紧贴于皮损
   E. 湿敷每日不超过 3 次
5. 下列湿敷的注意事项哪项不正确　　(　　)
   A. 湿敷垫是由 6 ~ 8 层纱布制成，拧至以不滴水为宜，敷贴于皮损处
   B. 湿敷用于糜烂、渗液处
   C. 湿敷纱布应与创面紧密贴合，保持纱布清洁和潮湿
   D. 每隔 5 ~ 10 min 更换纱布一次，每日湿敷 2 ~ 3 次，每次 10 ~ 30 min
   E. 每次湿敷面积不超过全身体表面积的 1/2，以免因药液大量吸收而引起中毒

【选择题答案】

1. E　2. D　3. C　4. E　5. E

【评判性思考】

1. 皮损湿敷护理技术适用于皮肤科哪些疾病？对于不同皮损湿敷液如何选择？
2. 如何根据患者的病情及创面渗液的情况，确定湿敷的面积、时间及次数？

项目三 皮损局部封包护理

皮损局部封包护理技术是使用塑料薄膜包裹涂药后的局部皮损的护理操作技术，目的是增加皮肤水合作用，促进外用药物的吸收，增强疗效。

【实验学时】

2 学时。

【实验类型】

技能型实验。

【学习目标】

1. 识记　皮损局部封包的原理、目的、操作要点、注意事项。
2. 理解　皮损局部封包护理技术操作流程。
3. 运用　皮损局部封包过程中能与患者交流，并对患者和家属进行健康教育。

【实验目的】

1. 提高皮损局部的湿度、温度，促进药物的吸收利用。
2. 减少皮肤组织水分蒸发，软化皮损，提高药物渗透性。

【临床案例】

患者，李××，男，35 岁，主诉“全身反复红斑、鳞屑 12 年，再发伴加重 1 个月”，诊断“银屑病”。

现病史：患者 1 个月前感冒后出现全身散在红斑、鳞屑。

既往史：患者既往有银屑病病史，既往无药物过敏史，无肝炎、肺结核、糖尿病、高血压病史。

体格检查：T 36.8 ℃，P 78 次/min，R 20 次/min，BP 103/70 mmHg，心肺无异常、腹软、四肢无畸形，活动自如。全身皮肤散在红斑、丘疹、斑块，可见蜡滴现象、薄膜现象、点状出血，皮疹以下肢为重，斑块呈蛎壳状，无关节肿胀、变形，未见脓疱、溃疡。

辅助检查：血沉 22 mm/h，降钙素原 0.177 ng/mL。组织病理学结果示角化过度伴角化不全，棘层增厚，表皮突整齐向下延伸，真皮乳头上方棘层变薄，毛细血管扩张、周围可见淋巴细胞、中性粒细胞等浸润。

入院后遵医嘱给予抗炎药物、维 A 酸类药物、糖皮质激素软膏和卡泊三醇软膏等治疗，现遵医嘱实施“双下肢肥厚部位皮损封包治疗”。

【操作流程图】

操作前准备

- 用物准备：治疗盘、相关药剂、一次性换药包、塑料薄膜、无菌手套、一次性压舌板、胶带、速干手消毒剂、生活垃圾桶、医疗废物装放容器。
- （1）护士准备：仪表端庄，服装整洁。洗手，戴口罩、帽子。
（2）评估患者：评估病情、意识、合作程度和心理状态。详细了解外用药使用情况。
（3）环境准备：安静、清洁，光线明亮，温度适宜，注意保护患者的隐私。

↓

核对

（1）核对医嘱，遵医嘱正确选择外用药。
（2）核对患者床头卡及腕带信息。

↓

解释

参考解释语：您好，请问您叫什么名字？（患者：李××。）能让我看一下您的腕带吗？（患者：好的。）李先生，为了软化您双下肢肥厚部位皮损，减少水分蒸发，促进药物吸收，遵医嘱为您进行封包治疗，请问您对什么药物过敏吗？（患者：没有。）请问您以前用过什么外用药吗？（患者：用过，×××。）李先生，请您不要紧张，我的动作很轻柔，操作过程中请您不要移动身体，您现在需要去卫生间吗？（患者：不需要。）

↓

安置体位，暴露封包部位

（1）协助患者取舒适体位，调节室温 26~28 ℃，关闭门窗，屏风遮挡，保护患者隐私，暴露皮损。
（2）评估患者皮损部位、程度及范围。

↓

涂药

（1）再次查对药物的有效期、颜色及性状。
（2）洗手，戴无菌手套。
（3）打开一次性换药包，将需混合药膏混合均匀，一次不宜过多，现配现用。
（4）涂抹膏剂需用压舌板稍用力研磨，顺时针揉擦于皮损表面，厚度为触之有药，能透露一定皮色。
参考解释语：李先生，现在我来为您涂药，如果您有什么不舒服或者皮肤灼热、疼痛，请您及时告诉我。（患者：好的。）

↓

封包

（1）涂药后用塑料薄膜包裹涂药部位，胶带包扎固定，注意松紧适宜。
（2）嘱患者 6 h 后取下塑料薄膜。
（3）再次核对。
参考解释语：李先生，药物已经涂好，现在为您包裹塑料薄膜，需要您活动一下下肢，看松紧是否合适？（患者：好的。）

↓

皮损局部封包护理

操作后处理

（1）安置患者：整理床单位，协助患者取舒适体位。
（2）交代注意事项：向患者讲解封包后的注意事项。
（3）整理用物：分类处置。
（4）洗手，记录。
参考解释语：李先生，现在封包已经结束，请您不要随意抓挠，以免塑料薄膜脱落。（患者：好的。）

操作后评价

（1）患者和家属了解皮损局部封包的目的、注意事项，能够配合操作。
（2）封包方法正确，松紧适宜。
（3）护士操作熟练，动作轻柔。
（4）操作中给予患者心理护理，体现人文关怀，保护患者隐私。

【操作要点】

1.刺激性强的药物先选小片皮损试涂，再大面积使用。

2.涂药方法正确，顺时针均匀揉擦于皮损表面。

3.涂抹药物厚度为触之有药，能透露一定皮色。可使用指尖单位法（fingertip unit，FTU），定义为由 5 mm 直径的药瓶喷嘴挤出软膏涂至示指的远端第三指节（从远侧指间关节到指尖）的量。一指尖单位约等于 0.5 g，大约可涂 2 个手掌大小的皮疹面积。

4.两种药膏混用时，需现配现用。

5.塑料薄膜包裹松紧适宜、紧贴皮肤、不影响关节活动。

【注意事项】

1.此方法适用于皮损较肥厚的四肢、背部，不可全身大面积应用。常用于斑块状银屑病、慢性湿疹、结节性痒疹、掌跖脓疱病、淀粉样变等，点滴状银屑病禁用。

2.药物剂型宜选择软膏、霜剂，药物可选用糖皮质激素类、钙调磷酸酶抑制剂等。

3.封包包裹时间可因人而宜，一般 6 ~ 8 h，最长不要超过 8 h。

4.应用硼酸软膏时，每次封包面积不超过全身体表面积的 1/3，且不可大剂量长期使用，以免引起硼酸中毒。

5.封包过程中，15 ~ 30 min 巡视患者 1 次，观察封包部位末梢血运情况及局部皮肤有无瘙痒、水疱等现象，如出现不适，应立即停止，必要时遵医嘱给予对症处理。

【操作评分标准】

皮损局部封包护理操作评分标准见表 12-3。

表 12–3　皮损局部封包护理操作评分标准

项目	评分细则	得分	扣分	备注
评估（5 分）	1. 评估患者病情、意识状态、合作程度和心理状态	2		
	2. 评估患者外用药使用情况，询问患者药物过敏史	3		
准备质量（5 分）	1. 仪表端庄	1		
	2. 操作前洗手、戴口罩	2		
	3. 用物齐全，摆放有序	2		
操作流程质量（70 分）	1. 携用物至患者床旁，核对患者信息及医嘱单	3		
	2. 向患者解释封包的目的及方法，告知封包过程中可能出现的问题	3		
	3. 协助患者取舒适的封包体位	3		
	4. 协助患者暴露涂药部位	3		
	5. 评估皮损的部位、程度、范围	3		
	6. 查对一次性换药包、药品	5		
	7. 洗手，戴无菌手套	5		
	8. 根据皮损部位，正确选择外用药	5		
	9. 膏剂涂抹方法正确，顺时针方向揉擦于皮损表面	10		
	10. 涂抹厚度正确，能透露一定皮色	10		
	11. 询问患者有无不适，如涂药后出现刺激性疼痛，应立即停止	5		
	12. 涂药后用塑料薄膜包裹涂药部位，胶带包扎固定	5		
	13. 嘱患者 6 h 后取下塑料薄膜	5		
	14. 向患者讲解封包后的注意事项	3		
	15. 整理用物，洗手，记录	2		
全程质量（20 分）	1. 严格查对制度，关心患者，体现人文关怀	5		
	2. 操作熟练，动作轻柔	3		
	3. 注意事项			
	（1）刺激性强或者首次使用的药物先选小片皮损试涂	3		
	（2）局部药物涂抹均匀，塑料薄膜松紧适宜，以免影响局部血液循环	3		
	（3）封包期间询问患者有无不适，观察封包部位有无瘙痒、水疱等现象	3		
	（4）如果出现不适，应立即停止封包，遵医嘱处理	3		

【选择题】

1. 应用硼酸软膏封包治疗时，封包面积不宜超过体表面积的　　（　　）

A. 1/2　　B. 1/3

C. 1/4　　D. 1/5

E. 1/6

2. 封包治疗期间护理不正确的是 ( )

A. 涂药后患者出现不适,应立即停止

B. 操作中观察患者血运情况、皮肤有无过敏等

C. 膏剂药顺时针方向揉擦于皮损表面

D. 刺激性强的药物首次使用应选小片皮损试涂

E. 涂药厚度越厚越好

3. 下列哪项属封包治疗禁忌证 ( )

A. 斑块型银屑病　B. 急性期有水疱、渗出性皮炎

C. 慢性湿疹　D. 结节性痒疹

E. 掌跖脓疱病

4. 封包治疗时间多久适宜 ( )

A. 30 min 以内　B. 1 ~2 h

C. 3 ~4 h　D. 6 ~8 h

E. 大于 10 h

5. 封包治疗的目的不包括 ( )

A. 防止汗液挥发,增加局部皮肤湿度　B. 软化皮损

C. 提高药物渗透性　D. 增加角质层的厚度、提高皮肤屏障功能

E. 提高外用药物疗效

【选择题答案】

1. B　2. E　3. B　4. D　5. D

【评判性思考】

1. 如何减少封包对患者日常活动的影响?
2. 如何为患者做好出院指导,使其掌握封包治疗操作要点及注意事项?

项目四 疱病清创护理

疱病清创护理技术是利用无菌物品、药品对大疱类皮肤病、重症药疹、重症多形红斑等引起的水疱、脓疱及疱壁破溃进行的专科清创、换药技术，必要时给予吹氧、理疗、创面敷料包扎。目的是清除创面分泌物、痂皮等附着物，保持创面清洁、减少摩擦、预防感染，促进新生皮肤生成。

【实验学时】

3 学时。

【实验类型】

技能型实验。

【学习目标】

1. 识记 疱病清创的原理、目的、操作要点、注意事项。
2. 理解 疱病清创护理技术操作流程。
3. 运用 疱病清创过程中能与患者交流，并对患者和家属进行健康教育。

【实验目的】

1. 清除创面分泌物、痂皮等附着物，保持创面清洁。
2. 保护创面、减少摩擦、预防感染。
3. 提高患者舒适度，促进新生皮肤生成。

【临床案例】

患者，王××，女，70 岁，主诉“全身散在水疱、糜烂 2 个月余，加重 5 d”，诊断“天疱疮”。

现病史：患者 2 个月前无明显诱因出现全身散在水疱，部分水疱破裂，近 5 d 较前加重。

既往史：患者既往患有高血压病史 15 年，既往无药物过敏史，无肝炎、肺结核、糖尿病、心脏病病史。

体格检查：T 37.0 ℃，P 90 次/min，R 22 次/min，BP 152/89 mmHg，心肺无异常、腹软、四肢无畸形，活动自如。全身可见大面积大小不等红斑、水疱，疱壁薄。疱液浑浊，尼氏征阳性，疱壁易破，露出糜烂面，伴糜烂、渗出、结痂。

辅助检查：肝功能查白蛋白 25 g/L，疱病抗体：特异性抗体 Dsg3（+），Dsg1（+），特异性抗 BP 180 抗体（-），BP 230 抗体（-）。组织病理结果示表皮棘层松解、表皮内水疱，疱腔内有棘层松解细胞；真皮浅层嗜酸性粒细胞浸润。免疫病理结果示 IgG（+）棘细胞间网状沉积,IgA(-),C3 阳性棘细胞间网状沉积。

入院后遵医嘱给予糖皮质激素、保护胃黏膜、抗炎等对症支持治疗,现遵医嘱实施“疱病清创”。

【操作流程图】

操作前准备

用物准备:治疗盘、疱病清创包(内装弯盘2个,镊子2把,剪刀1把,纱布、棉球若干,一次性垫巾1块)、无菌手套、吸氧管、一次性 10 mL 无菌注射器、生理盐水、碘伏、胶布,银离子医用抗菌凝胶、无菌凡士林纱布、速干手消毒剂、生活垃圾桶、医疗废物装放容器。

(1)护士准备:仪表端庄,服装整洁。洗手,戴口罩、帽子。
(2)评估患者:评估病情、意识、合作程度和心理状态。评估患者疼痛耐受程度。
(3)环境准备:安静、清洁,光线明亮,温度适宜,注意保护患者的隐私。

↓

核对

(1)核对医嘱,遵医嘱正确选择敷料。
(2)核对患者床头卡及腕带信息。

↓

疱病清创护理

解释

参考解释语:您好,请问您叫什么名字?(患者:王××。)能让我看一下您的腕带吗?(患者:好的。)王女士,请问您现在疼痛程度怎么样?可以忍受吗?(患者:还可以。)为了清除创面分泌物,预防感染,促进新生皮肤生成。遵医嘱为您进行疱病清创,请您不要紧张,清创的时间可能会有点长,如果您有什么不舒服,请您及时告诉我,您需要去卫生间吗?(患者:不需要。)

↓

安置体位,暴露清创部位

(1)协助患者取舒适体位,调节室温 26~28 ℃,关闭门窗,屏风遮挡,保护患者隐私,暴露皮损。
(2)评估患者皮损部位、程度及范围。

↓

清创

(1)再次核对,打开疱病清创包。洗手,戴手套。
(2)清洁并消毒局部皮肤。
(3)用镊子夹取生理盐水棉球清除表面即将脱落的痂皮、脓液、分泌物等。
(4)大疱(直径超过 1 cm)或水疱松弛者用 10 mL 注射器进行无菌抽疱。注意应低位穿刺,使疱壁覆盖于创面之上,以保护创面。
参考解释语:王女士,请您侧躺,双腿弯曲,现在我来为您进行背部疱病清创,可能会有点疼,请您放松,我会尽量轻柔一些!(患者:好的。)

↓

吹氧、理疗

(1)必要时给予吹氧,氧流量调至最大,距创面 5~10 cm,时间 3~5 min,加快干燥过程,促进肉芽生长。
(2)必要时给予理疗。

敷料与包扎

（1）糜烂创面给予银离子医用抗菌凝胶均匀涂抹，无菌凡士林纱布邮票状贴敷。
（2）外裹2层无菌纱布将创面完全覆盖，用绷带或胶布固定。
参考解释语：王女士，我现在为您涂抹抗菌凝胶，粘贴凡士林油纱，主要是为了预防感染，保护创面，如果您觉得累了，请您一定告诉我。（患者：好的。）

操作后处理

（1）安置患者：整理床单位，取舒适体位。
（2）交代注意事项：保持创面的清洁干燥，勿搔抓，防止敷料脱落。
（3）整理用物：分类处置。
（4）洗手，记录。
参考解释语：王女士，现在疱病清创操作已经结束，请您保持皮损处清洁、干燥，勿搔抓，防止敷料脱落。（患者：好的。）

操作后评价

（1）患者和家属了解疱病清创的目的、注意事项，能够配合操作。
（2）敷料无脱落，固定良好，无污染。
（3）护士操作熟练，动作轻柔。
（4）操作中给予患者心理护理，体现人文关怀，保护患者隐私。

【操作要点】

1. 先用碘伏棉球消毒局部皮肤，再用无菌生理盐水棉球清除皮损处的痂皮、脓液、分泌物及残留药物，清洁皮损。

2. 清创顺序：自上而下、由内向外。

3. 大疱（直径超过1 cm）、松弛型水疱用10 mL注射器进行抽吸，抽疱时遵循无菌操作原则，低位穿刺、避免擦破疱壁，保护皮肤屏障。

4. 面颈部厚痂涂药膏软化，脱落后予以清除；头皮厚痂用食用香油焖敷软化后清除，橄榄油或食用香油使用前需加热，冷却后焖敷。痂皮不可强行撕脱，必要时用无菌剪刀剪除。

5. 糜烂创面给予银离子医用抗菌凝胶均匀涂抹，无菌凡士林纱布邮票状贴敷，外裹两层纱布将创面完全覆盖，特殊受力部位应包扎牢固，防止反复摩擦创面。

6. 清创时，粘连处用生理盐水浸润后再轻揭敷料，根据情况每1～2 d清创1次。

【注意事项】

1. 严格执行无菌操作原则和消毒隔离制度，用物一人一用一消毒，防止交叉感染。

2. 操作时动作应轻柔，时间不宜过长，注意保暖。

3. 清创后，保持皮损处清洁、干燥，勿抓挠，防止感染。

4. 涂抹银离子敷料时勿用碘伏消毒，因银与碘接触生成碘化银，影响药性。

5. 每班交接，观察敷料有无渗出、脱落，是否出现过敏反应，发现异常及时处理。

【操作评分标准】

疱病清创护理操作评分标准见表 12-4。

表 12-4 疱病清创护理操作评分标准

项目	评分细则	得分	扣分	备注
评估 (5 分)	1. 评估患者病情、意识状态、合作程度和心理状态	2		
	2. 评估患者皮损情况、外用药使用情况,询问患者药物过敏史	3		
准备 质量 (5 分)	1. 仪表端庄	1		
	2. 操作前洗手、戴口罩	2		
	3. 用物齐全,摆放有序	2		
操作 流程 质量 (70 分)	1. 携用物至患者床旁,核对患者信息及医嘱单	3		
	2. 告知患者疱病清创的目的、注意事项及配合方法	5		
	3. 室温调至 26 ~ 28 ℃,关闭门窗,屏风遮挡,保护患者隐私	2		
	4. 协助患者取舒适体位,必要时垫治疗巾或护理垫	2		
	5. 协助患者暴露疱病清创部位,注意保护患者隐私	5		
	6. 评估患者皮损糜烂、渗出的部位、程度、范围	2		
	7. 再次核对	3		
	8. 打开疱病清创包,铺垫巾,必要时加铺大治疗巾	3		
	9. 洗手,戴无菌手套	3		
	10. 清创:①用镊子夹取碘伏棉球消毒局部皮肤;②用无菌生理盐水棉球清除皮损处即将脱落痂皮、分泌物等;③再用无菌生理盐水棉球擦拭皮损处	10		
	11. 必要时吹氧、理疗:①氧流量调至最大,距创面 5 ~ 10 cm,时间 3 ~ 5 min,加快干燥过程,促进肉芽生长;②必要时给予理疗	10		
	12. 敷料与包扎:①创面给予银离子医用抗菌凝胶均匀涂抹,外用无菌凡士林纱布邮票状贴敷;②外裹两层纱布将创面完全覆盖,用绷带或胶布固定	10		
	13. 抽疱:大疱、水疱松弛者消毒后用 10 mL 注射器低位穿刺进行抽吸,取干棉球擦拭渗出疱液	5		
	14. 协助患者取舒适卧位,整理床单位	3		
	15. 向患者讲解疱病清创术后注意事项	2		
	16. 整理用物,洗手,记录	2		

续表 12-4

项目	评分细则	得分	扣分	备注
全程质量(20 分)	1. 严格执行查对制度,关心患者,体现人文关怀	2		
	2. 操作熟练,动作轻柔	3		
	3. 注意事项			
	(1)操作过程中体现人文关怀,保护患者隐私	3		
	(2)操作时动作应熟练,时间不宜过长,注意保暖	3		
	(3)清创顺序符合自上而下,由内向外的原则,不可强行撕脱痂皮,必要时用无菌剪刀剪除	3		
	(4)粘连处用生理盐水浸润后再轻揭敷料,切勿硬揭	3		
	(5)低位穿刺抽疱,保留疱壁,使之覆盖创面之上	3		

【选择题】

1. 天疱疮的特点是　(　　)
   A. 大疱发生在基底膜带　B. Auspitz 征阳性
   C. 尼氏征阳性　D. 张力性大疱
   E. 血清中有抗基底膜带抗体
2. 天疱疮属于　(　　)
   A. 过敏性疾病　B. 自身免疫性疾病
   C. 免疫缺陷性疾病　D. 感染性疾病
   E. 传染性疾病
3. 疱病清创的目的不包括　(　　)
   A. 彻底清理创面痂皮　B. 清除创面分泌物、脓液等
   C. 保护创面　D. 预防感染
   E. 促进创面新生皮肤生成
4. 疱病清创的注意事项描述不正确的有　(　　)
   A. 小水疱可自行吸收,大水疱可用无菌注射器抽吸
   B. 护士严格执行无菌操作原则
   C. 清创顺序是自上而下、由内向外
   D. 氧疗时间越长越好,直至创面吹干
   E. 抽疱时尽量保留疱壁,使之覆盖创面之上
5. 疱病清创期间的护理不正确的有　(　　)
   A. 操作前评估患者的疼痛耐受程度,告知患者配合注意事项
   B. 渗出、糜烂较多者可选用水凝胶敷料涂抹,外用黏性高渗海绵敷料
   C. 清创时,密切观察患者病情变化,若患者不能耐受,可休息片刻,待恢复后再处理

D. 粘连处用生理盐水浸润后再轻揭敷料，切勿硬揭

E. 涂抹银离子敷料前先用碘伏消毒液消毒创面

【选择题答案】

1. C 2. B 3. A 4. D 5. E

【评判性思考】

1. 进行疱病清创时，如何减轻患者的疼痛？
2. 针对天疱疮大面积糜烂患者，如何做好健康教育，使患者更加有信心战胜疾病？

参考文献

[1]中国医生协会介入医师分会,中华医学会放射学分会介入专业委员会,中国静脉介入联盟.下肢深静脉血栓形成介入治疗规范的专家共识(第2版)[J].介入放射学杂志,2019,28(1):1-10.

[2]李娜,张秀秀,葛华平,等.游离皮瓣血管危象探查术后观察与护理的体会[J].中华显微外科杂志,2018,41(5):514-515.

[3]蒋琪霞.压疮护理学[M].北京:人民卫生出版社,2015.

[4]张明旭.医用悬浮床质量控制研究[J].中国医疗设备,2017,32(7):38-40.

[5]吴欣娟,余梦清.皮肤科护理工作指南[M].北京:人民卫生出版社,2016.

[6]李乐之,路潜.外科护理学[M].6版.北京:人民卫生出版社,2017.

[7]中华护理学会手术室护理专业委员会.手术室护理实践指南[M].北京:人民卫生出版社,2018.

[8]矫艳京.手术室护理技术规范[M].北京:人民卫生出版社,2017.

[9]李小寒,尚少梅.基础护理学[M].6版.北京:人民卫生出版社,2017.

[10]中华医学会神经外科学分会,中国神经外科重症管理协作组.神经外科脑脊液外引流中国专家共识(2018版)[J].中华医学杂志,2018,98(21):1646-1649.

[11]石丽,李庆印.冠状动脉旁路移植术后置入主动脉内球囊反搏护理专家共识[J].中华护理杂志,2017,52(12):1432-1439.

[12]陈英华,钟桂兰.重症冠心病患者围手术期护理中主动脉内球囊反搏的应用[J].世界最新医学信息文摘,2018,18(81):201-203.

[13]邹山峰,钱琳琳,管小英.急性心肌梗死行急诊PCI术后应用主动脉内球囊反搏治疗的综合护理措施[J].世界最新医学信息文摘,2018,18(01):252-256.

[14]王泠,胡爱玲.造口伤口失禁专科护理[M].北京:人民卫生出版社,2018.

[15]叶志霞,李丽.肝胆胰外科护理常规[M].上海:上海科学技术文献出版社,2017.

[16]姜小鹰.护理学综合实验[M].北京:人民卫生出版社,2014.

[17]丁炎明.泌尿外科护理工作指南[M].北京:人民卫生出版社,2017.

[18]马美丽,高晓燕,王景梅,等.专科护理技术操作流程及评分标准[M].北京:军事医学科学出版社,2014.

[19]吴欣娟,高娜.骨科护理工作指南[M].北京:人民卫生出版社, 2016.

[20]邢栋,李文毅,魏景超,等.改良持续负压引流法治疗难愈性创面的临床研究[J].中国现代医学杂志,2017,27(26):110-113.

[21]吴欣娟. 卧床患者常见并发症护理规范工作手册外科[M]. 北京:人民卫生出版社,2018.
[22]李海燕,陆清声,冯睿. 血管护理核心教程[M]. 上海:上海科学技术出版社,2018.
[23]胡大海,周琴. 烧伤临床护理实践[M]. 西安:第四军医大学出版社,2014.